实用药物学临床应用

姚云峰 ◎著

黑龙江科学技术出版社
HEILONGJIANG SCIENCE AND TECHNOLOGY PRESS

图书在版编目(CIP)数据

实用药物学临床应用 / 姚云峰著. -- 哈尔滨：黑龙江科学技术出版社，2023.7
ISBN 978-7-5719-1965-8

Ⅰ. ①实… Ⅱ. ①姚… Ⅲ. ①临床药学 Ⅳ. ①R97

中国国家版本馆CIP数据核字(2023)第107000号

实用药物学临床应用
SHIYONG YAOWUXUE LINCHUANG YINGYONG

作　　者　姚云峰
责任编辑　单　迪
封面设计　邓姗姗
出　　版　黑龙江科学技术出版社
　　　　　地址：哈尔滨市南岗区公安街70-2号　邮编：150007
　　　　　电话：（0451）53642106　传真：（0451）53642143
　　　　　网址：www.lkcbs.cn
发　　行　全国新华书店
印　　刷　黑龙江龙江传媒有限责任公司
开　　本　787mm × 1092mm　1/16
印　　张　13
字　　数　307千字
版　　次　2023年7月第1版
印　　次　2023年7月第1次印刷
书　　号　ISBN 978-7-5719-1965-8
定　　价　128.00元

前　言

随着医药科技的迅猛发展，新药品种不断涌现。药品数量急剧增加，用药的复杂性也越来越高，用药引起的社会问题也越来越多。近年来，药害事件和药源性疾病接连发生，对药师而言，要求不再满足于仅仅为患者提供安全有效的药物，而且要求提供安全有效的药物治疗。现代药学已经发展成以患者为中心，强调以改善患者生命质量的药学服务阶段。

药学服务要求药师不仅要提供合格药物，更重要的是关注临床疾病的合理治疗，要对疾病治疗过程进行决策，包括药品的选择、计量的确定、给药方法的优化、治疗效果的评估等。这就要求药学工作者除了具备很好的药学药理知识外，还必须具有一定医学知识、临床医学知识和药学交叉学科的知识。本书内容包括西医学及中医学，其中西药学包括：中枢系统、循环系统、呼吸系统等药物；中医学包括：解表药、清热药、泻下药等药物。其全面地介绍了药物的基本理论及其剂量、规格、临床应用等内容。

本书在编写过程中，借鉴了诸多药学相关书籍与资料文献，在此表示衷心的感谢。由于编写时间仓促，书中难免有错误及不足之处，恳请广大读者见谅，并给予批评指正，以更好地总结经验，以达到共同进步、提高药学工作水平的目的。

编　者

目　　录

第一篇　西药学

第二篇　中药学

第一篇　西药学

第一章　中枢神经系统药物

根据神经系统的分类，可将神经系统用药分为中枢神经系统药物和传出神经系统药物。中枢神经系统药物包括镇静催眠药、抗癫痫药和抗惊厥药、抗帕金森病药、抗阿尔茨海默病药、抗精神失常药、镇痛药、解热镇痛抗感染药等；传出神经系统药物按照其作用，可分为拟胆碱药、抗胆碱药、拟肾上腺素药和抗肾上腺素药。

第一节　镇静催眠药

能轻度抑制中枢神经系统，缓解或消除兴奋不安，恢复安静情绪的药物称镇静药；能促进和维持近似生理性睡眠的药物称催眠药。实际上镇静药和催眠药并无本质上的区别，二者只是所用剂量不同而已。同一药物，在较小剂量时起镇静作用，在较大剂量时则起催眠作用，因此统称为镇静催眠药。

镇静催眠药按化学结构，可分为巴比妥类、苯二氮䓬类及其他类镇静催眠药。传统的巴比妥类镇静催眠药随剂量的增加，可分别产生镇静、催眠、嗜睡、抗惊厥和麻醉作用，中毒量可致呼吸麻痹而死亡。但苯二氮䓬类并无上述规律，即使很大剂量也不引起麻醉。由于苯二氮䓬类有较好的抗焦虑和镇静催眠作用，安全范围大，故目前已几乎完全取代了巴比妥类等传统镇静催眠药。

一、苯二氮䓬类

临床常用的苯二氮䓬类（benzodiazepines，BZ）药物有20余种，该类药物结构相似，但不同衍生物之间，其抗焦虑、镇静催眠、抗惊厥、肌肉松弛和安定作用则各有侧重。本节只讨论主要用于镇静催眠的衍生物，包括地西泮（Diazepam，安定）、氟西泮（Flurazepam，氟安定）、氯氮䓬（Chlordiazepoxide，利眠宁）、奥沙西泮（Oxazepam，去甲羟安定）和三唑仑（Triazolam）等。

本类药物根据作用时间的长短可分为长效、中效和短效三类。

1.长效类

地西泮、氟西泮、氯氮䓬、去甲西泮。

2.中效类

硝西泮、氟硝西泮。

3.短效类

三唑仑、艾司唑仑、奥沙西泮、劳拉西泮、阿普唑仑。

(一)作用与机制

BZ 的作用机制与脑内抑制性递质 γ-氨基丁酸(GABA)受体密切相关。$GABA_A$ 是 GABA 的一个亚型,为配体-门控 Cl^- 通道。

BZ 与 $GABA_A$ 受体结合后,易化 $GABA_A$ 受体,促进 Cl^- 内流,引起突触后膜超极化,减少中枢内某些神经元的放电而产生抑制效应。此外,BZ 可抑制腺苷的摄取,导致内源性神经抑制剂作用增强。

1.抗焦虑作用

BZ 在小于镇静剂量时具有抗焦虑作用,可显著改善焦虑患者的紧张、忧虑、激动和失眠等症状,这可能是其选择性作用于边缘系统的结果。

2.镇静催眠作用

随着 BZ 类药物剂量的增加,可引起镇静和催眠作用。本类药物对快动眼睡眠时相影响较小,停药后代偿性反跳较轻,由此引起的停药困难亦较小。但近年报道,BZ 连续应用,可引起明显的依赖性而发生停药困难,应予警惕。

3.抗惊厥和抗癫痫作用

BZ 药物抗惊厥作用较强,并能抑制癫痫病灶异常放电的扩散,但不能取消病灶本身的异常放电。

4.中枢性肌肉松弛作用

本类药物具有较强的肌肉松弛作用,能抑制脊髓多突触反射和中间神经元的传递。动物实验证明,BZ 类对猫去大脑僵直有明显肌肉松弛作用,也可缓解人类大脑损伤所致的肌肉僵直。

(二)临床应用

1.焦虑症

临床常用地西泮和氯氮䓬。对持续性焦虑状态,宜选用长效类药物,如地西泮、氯氮䓬和氟西泮;对间断性严重焦虑患者,则宜选用中。短效类药物,如硝西泮、三唑仑和奥沙西泮。

2.失眠

多使用硝西泮、氟西泮及三唑仑。

3.麻醉前给药

由于本类药物安全范围大,镇静作用发生快,且可产生暂时性记忆缺失,因此用于麻醉前给药,可减轻患者对手术的恐惧情绪,减少麻醉药用量,增强麻醉药的作用及增加安全性,多用地西泮静脉注射。

4.惊厥和癫痫

临床用于辅助治疗破伤风、子痫、小儿高热惊厥和药物中毒性惊厥,以地西泮和三唑仑的作用比较明显。目前治疗癫痫持续状态首选地西泮,硝西泮主要用于癫痫肌阵挛性发作,而氯硝西泮则对失神发作和肌阵挛性发作均具有良好的疗效。

5.肌肉痉挛

可缓解由中枢神经系统病变而引起的肌张力增强或局部病变所致的肌肉痉挛。

(三)不良反应

1.中枢症状

口服安全范围大,发生严重后果者少。常见不良反应为头昏、嗜睡、乏力等。大剂量偶致共济失调、运动功能障碍,过量或急性中毒可致昏迷和呼吸抑制,同时应用其他中枢抑制药、吗啡和乙醇等可显著增强毒性。

2.耐受及成瘾

本类药物虽无明显药酶诱导作用,但长期用药仍可产生一定耐受性,需增加剂量。久服可发生依赖性和成瘾,停药时出现反跳和戒断症状(失眠、焦虑、激动、震颤等)。与巴比妥类相比,本类药物的戒断症状发生较迟、较轻。

(四)禁忌证

可透过胎盘屏障和随乳汁分泌,因此孕妇和哺乳妇女忌用。

二、巴比妥类

巴比安类(Barbiturates)药物是巴比妥酸(丙二酰脲)的衍生物。巴比妥类药物随着剂量的增大,相继出现镇静、催眠、抗惊厥和麻醉作用;苯巴比妥还有抗癫痫作用。由于该类药物易产生耐受性和依赖性,并诱导肝药酶活性而影响其他药物的代谢,现已很少用于镇静催眠,只有苯巴比妥和戊巴比妥用于控制癫痫持续状态,硫喷安用于静脉麻醉。

本类药物的镇静催眠作用机制可能与其选择性地抑制丘脑网状上行激活系统,从而阻断兴奋向大脑皮层的传导有关。其抗惊厥作用则是通过抑制中枢神经系统的突触传递,提高大脑皮层运动区的电刺激阈值来实现的。常用药物有苯巴比妥、异戊巴比妥、司可巴比妥、硫喷妥等。

巴比妥类药物的脂溶性越大,则作用越快而强,但维持时间短;脂溶性越小,作用越慢而弱,但维持时间较长。按作用时间长短,可将此类药物分为长效、中效、短效和超短效。

三、其他镇静催眠药

(一)水合氯醛(Chloral Hydrate)

水合氯醛是三氯乙醛的水合物,口服易吸收,起效快,维持时间长,主要用于治疗顽固性失眠,大剂量有抗惊厥作用,可用于小儿高热、子痫和破伤风等所引起的惊厥。水合氯醛对胃有刺激性,须稀释后口服,久服也可引起耐受性和成瘾性。

(二)佐匹克隆(Zopiclone)

佐匹克隆为环吡咯酮类的第三代催眠药,为 GABA 受体激动剂,与苯二氮䓬类结合于相同的受体和部位,但作用于不同的区域。本品作用迅速,与苯二氮䓬类相比作用更强。除具有催眠、镇静作用外,还具有抗焦虑、肌松和抗惊厥作用。

第二节　抗帕金森病药

抗帕金森病药分为拟多巴胺类药、抗胆碱药及单胺氧化酶—B抑制剂三类，其中拟多巴胺类药与抗胆碱药合用可增强疗效。

抗帕金森病药一般不能根治疾病，患者需要长期服药。由于病患多为老年人，且患有心血管疾病，故服药期间更应注意药品对心血管的不良作用，若发现异常，应减量或改用其他药品。

一、拟多巴胺类药

(一)左旋多巴(Levodopa)

1.作用与机制

本品为体内合成去甲肾上腺素及多巴胺(DA)的前体物质，其本身并无药理活性，但它通过血—脑屏障进入中枢后，经多巴脱羧酶作用转化成DA而发挥药理作用。由于外周循环中的左旋多巴只有1%进入中枢转化成DA，故欲在中枢达到足够的DA，需服大剂量的左旋多巴。如同时合用卡比多巴等外周多巴脱羧酶抑制剂，可减少左旋多巴的用量。肝功能障碍时，血中苯乙胺和酪胺升高，在神经细胞内经于羟化酶分别生成伪递质苯乙醇胺和羟苯乙醇胺，它们取代了正常递质NA，妨碍神经功能。由于左旋多巴能在脑内转变成NA，恢复正常神经活动，使患者由昏迷转为苏醒。因此，本品在临床可用于PD及肝昏迷等。

2.不良反应

左旋多巴的不良反应较多，因其在体内(外周)转变为DA所致。

(1)胃肠道反应：治疗初期可出现恶心、呕吐、食欲减退等。偶见溃疡出血或穿孔。

(2)心血管反应：出现轻度直立性低血压，也可引起心动过速或心律失常。

(3)不自主异常运动：由长期用药引起，多见于面部肌群，也可累及肢体或躯体肌群。疗程延长，发生率也相应增加。

(4)精神障碍：出现失眠、焦虑、噩梦、狂躁、幻觉、妄想、抑郁等症状，应注意调整剂量，必要时停药。

3.药物评价

用左旋多巴治疗后，约75%的患者获得较好疗效。治疗初期疗效更显著。左旋多巴的作用特点如下。

(1)对轻症及年轻患者疗效较好，而对重症及年老衰弱患者疗效差。

(2)对肌肉僵直及运动困难者疗效较好，而对肌肉震颤症状疗效差，如长期用药及较大剂量对后者仍可见效。

(3)作用较慢，常需用药2～3周才出现客观体征的改善，1～6个月以上才获得最大疗效，但作用持久，且随用药时间延长而递增。

注意：左旋多巴对其他原因引起的帕金森综合征也有效。但对吩噻嗪类等抗精神病药所引起的锥体外系症状无效，因这些药有阻断中枢DA受体的作用。

（二）卡比多巴（Carbidopa）

卡比多巴为外周脱羧酶抑制剂，通过抑制外周的左旋多巴转化为DA，使循环中左旋多巴含量增高5～10倍，从而使进入中枢的左旋多巴量也增多。这样，既能提高左旋多巴的疗效，又能减轻其外周的不良反应，所以是左旋多巴的重要辅助药。临床用于各种原因引起的帕金森病。

本品较少单独使用，多与左旋多巴合用，也可与金刚烷胺、苯海索合用。妊娠期妇女、青光眼患者、精神病患者禁用。

（三）金刚烷胺（Amantadine）

进入脑组织后，通过促进释放DA或延缓DA的代谢破坏而发挥抗震颤麻痹作用。见效快而维持时间短，用药数天即可获最大疗效，但连用6～8周后疗效逐渐减弱。其疗效不及左旋多巴，但优于胆碱受体阻断药，与左旋多巴合用有协同作用。

常见不良反应有嗜睡、眩晕、抑郁及食欲减退等；严重不良反应有充血性心力衰竭、直立性低血压、尿潴留等；偶致惊厥，故癫痫患者禁用；孕妇禁用；精神病、脑动脉硬化及哺乳妇女慎用。

二、胆碱受体阻断药

这类药物可阻断中枢胆碱受体，减弱纹状体中Ach的作用。本类药物曾是沿用已久的抗帕金森病药，但自使用左旋多巴以来，它们已退居次要地位，其疗效不如左旋多巴。现适用于：①轻症患者。②不能耐受左旋多巴或禁用左旋多巴的患者。③与左旋多巴合用，可使50%患者症状得到进一步改善。④治疗抗精神病药引起的帕金森综合征有效。传统胆碱受体阻断药阿托品、东莨菪碱对帕金森病有效，但因其抗外周胆碱的不良反应大，因此合成中枢性胆碱受体阻断药以供应用，常用者为苯海索（Trihexyphenidyl）。

苯海索：

（一）作用与机制

本品对中枢纹状体胆碱受体有阻断作用，外周抗胆碱作用较弱，为阿托品的1/10～1/3。

（二）临床应用

抗震颤疗效好，但改善僵直及动作迟缓较差，对某些继发性症状如过度流涎有改善作用。主要用于抗震颤麻痹；也可用于利血平和吩噻嗪类引起的锥体外系反应及肝豆状核变性。

（三）不良反应

口干、便秘、瞳孔散大及视力模糊等。

（四）禁忌证

青光眼、前列腺肥大患者禁用；老年人应注意控制剂量。

三、单胺氧化酶—B抑制剂

司来吉兰Selegiline：

（一）作用与机制

本品为选择性B型单胺氧化酶不可逆性抑制剂，可阻断DA的代谢，抑制其降解，也可抑制突触处DA的再摄取而延长DA的作用时间，与左旋多巴合用，可增强左旋多巴的作用，并减轻左旋多巴引起的运动障碍。

(二)临床应用

本品用于治疗PD,常作为左旋多巴、美多巴的辅助用药。

(三)不良反应

身体的不自主运动增加、情绪或其他精神改变、眩晕、失眠、口干等较常见;偶有焦虑、幻觉、高血压危象等症状。

(四)禁忌证

活动性溃疡患者应避免使用。

第三节 抗癫痫药和抗惊厥药

一、抗癫痫药

抗癫痫药能预防和控制癫痫病的发作,促使发作减少、减轻、病情缓解,一般不能根治。本类药品一般需要长期使用,不可中途骤然停用,以免癫痫复发或加剧,甚至诱发癫痫持续状态。本类药品适应证多有不同,临床应根据癫痫发作的类型选择合适的药品。

常用的抗癫痫药按化学结构可分为:乙内酰脲类、巴比妥类、苯二氮䓬类、亚芪胺类、琥珀酰亚胺类及其他类。

(一)乙内酰脲类

苯妥英钠 Phenytoin Sodium:

1.作用与机制

本品可抑制癫痫发作时神经元的高频反复放电,是治疗癫痫大发作和部分性发作的首选药,也可用于治疗单纯部分性发作和精神运动性发作。静脉注射或肌内注射可治疗癫痫持续状态;但对癫痫小发作(失神发作)不仅无效,而且有时会使病情恶化。

2.临床应用

本品能使三叉神经痛的疼痛减轻,发作次数减少。对舌咽神经痛和坐骨神经痛等也有一定的疗效,在临床上可用于治疗外周神经痛。此外,苯妥英钠还可用于治疗室性心动过速、室上性和室性期前收缩等心律失常。

3.不良反应

除对胃肠道有刺激外,苯妥英钠的其他不良反应都与血药浓度有关。一般血药浓度达10μg/mL时,可有效地控制大发作,而20μg/mL左右则可出现毒性反应。常见的不良反应如下。

(1)胃肠道刺激:本品碱性较强,对胃肠道刺激性较大,口服易引起恶心、呕吐、食欲减退等症状,宜饭后服用。

(2)牙龈增生:长期用药可致牙龈增生,多见于青少年。经常按摩牙龈,可防止或减轻症状。一般停药3~6个月后可恢复。

(3)中枢反应:长期服用或短时间内服用剂量过大(血药浓度为20～40μg/mL),可出现眩晕、共济失调、发音困难、头痛和眼球震颤等。血药浓度大于40μg/mL可致精神错乱;50μg/mL以上时出现严重昏睡甚至昏迷。

(4)抑制造血:久服可致叶酸吸收及代谢障碍,导致巨幼细胞性贫血,可通过补充甲酰四氢叶酸进行预防和治疗。少数患者可出现白细胞及血小板减少、再生障碍性贫血。长期应用应定期检查血常规。

(5)过敏反应:皮疹与药热较常见,偶见因过敏反应而导致肝脏损害。因此,长期用药应定期做肝功能检查。

(6)影响骨骼:苯妥英钠为肝药酶诱导剂,能加速维生素D的代谢,长期用药可导致低钙血症。与苯巴比妥合用时该不良反应更为明显。必要时可同时服用维生素D预防。

(7)抑制心血管:静脉注射过快时,可致心律失常、心脏抑制和血压下降,故应缓慢注射,并在心电图监护下进行。

(8)其他:妊娠早期用药,偶致畸胎,如腭裂等;久服骤停可使癫痫发作加剧,甚至诱发癫痫持续状态。

4.禁忌证

孕妇及哺乳妇女慎用。

(二)亚芪胺类

卡马西平 Carbamazepine:

1.作用与机制

本品的作用机制与苯妥英钠相似,治疗浓度时能阻滞Na^+通道,抑制癫痫病灶及其周围的神经元放电。

2.临床应用

对复杂部分发作(如精神运动性发作)有良好疗效,对大发作和部分性发作也为首选药之一。对癫痫并发的精神症状以及锂盐无效的躁狂、抑郁症也有效。本品对外周神经痛症有效,其疗效优于苯妥英钠。此外,卡马西平有抗利尿及抗心律失常作用。临床上用于治疗癫痫、三叉神经痛及舌咽神经痛、神经源性尿崩症,预防或治疗躁狂抑郁症及抗心律失常。

3.不良反应

用药早期可出现多种不良反应,如头昏、嗜睡、眩晕、恶心、呕吐和共济失调等,亦可有皮疹和心血管反应。但一般并不严重,不需要中断治疗,一周左右逐渐消退。

少见而严重的反应,包括骨髓抑制(再生障碍性贫血、粒细胞减少和血小板减少)、肝损害等。少数患者可有过敏反应,必须立即停药,并积极进行抗过敏治疗。服药期间,不宜驾驶车辆及高空作业,应定期检查血常规和肝功能。

4.禁忌证

严重肝功能不全及孕妇、哺乳妇女禁用;青光眼、严重心血管疾病患者及老年患者慎用。

5.药物评价

本品临床用途广泛,不但是常用的抗癫痫药之一,也是应用最多的治疗外周神经痛药品之一。

(三)巴比妥类

1.苯巴比妥(Phenobarbital)

本品既能抑制病灶神经元的异常高频放电,又能提高病灶周围正常组织的兴奋阈,阻止异常放电的扩散,有显著的抗癫痫作用。苯巴比妥对除失神小发作以外的各型癫痫,包括癫痫持续状态都有效。但因其中枢抑制作用明显,都不作为首选药,仅癫痫持续状态时常用以静脉注射。但临床更倾向于用戊巴比妥钠静脉注射以控制癫痫持续状态。

常见由于本药的镇静催眠作用所引起的嗜睡与精神不振。少数患者可发生皮疹、药热等过敏反应。

2.扑米酮(Primidone)

扑米酮作用与苯巴比妥相似,但作用及毒性均较低,适用于癫痫大发作和精神运动性发作,对小发作疗效差,对苯巴比妥和苯妥英钠不能控制的癫痫大发作及精神运动性发作大剂量使用本品较有效。

本品为临床较常使用的抗癫痫药,与苯妥英钠合用可增强疗效,但不能与苯巴比妥合用,否则毒性增加。常见不良反应为呕吐、嗜睡、共济失调等;久服可引起白细胞减少、肝功能减退、血小板减少、骨质疏松及佝偻病等;严重肝功能不全者禁用。

(四)侧链脂肪酸类

丙戊酸钠 Sodium Valproate:

1.作用与机制

本品为广谱抗癫痫药,对各种类型的癫痫发作都有一定疗效。

2.临床应用

临床多用于其他抗癫痫药无效的各型癫痫患者,对失神小发作的疗效优于乙琥胺,但因丙戊酸钠有肝毒性,临床仍首选乙琥胺。对全身性肌强直一阵挛性发作有效,但不及苯妥英钠和卡马西平。对非典型小发作的疗效不及氯硝西泮。对复杂部分性发作的疗效近似卡马西平。对其他药物未能控制的顽固性癫痫有时可能奏效。

3.不良反应

常见胃肠道反应,如厌食、恶心、呕吐等;由于本品主要经肝脏代谢,少数患者出现肝脏毒性,国外报道有中毒致死的病例(尤以儿童为甚,多数死于肝衰竭),故用药期间应定期检查肝功能;极少数患者出现淋巴细胞增多、血小板减少、无力、共济失调等。

4.其他

本药通常可与其他抗癫痫药合用,但应避免与氯硝安定、阿司匹林、抗过敏药品和镇静药合用,宜与食物同服,孕妇及哺乳期妇女等慎用。

(五)琥珀酰亚胺类

乙琥胺(Ethosuximide):只对失神小发作有效。乙琥胺疗效不及氯硝西泮,但不良反应较少,至今仍是治疗小发作的首选药,对其他型癫痫无效。

常见不良反应有嗜睡、眩晕、呃逆、食欲匮乏和恶心呕吐等。偶见嗜酸性粒细胞增多症和粒细胞缺乏症。严重者可发生再生障碍性贫血。

(六)苯二氮䓬类

苯二氮䓬类用于癫痫治疗者有地西泮、氯硝西泮和硝西泮。苯二氮䓬类的不良反应是中枢抑制作用明显,甚至发生共济失调,久用可产生耐受性。

1.地西泮(Diazepam)

地西泮是控制癫痫持续状态的首选药之一。静脉注射见效快,安全性较大。但偶可引起呼吸抑制,宜缓慢注射(1mg/min)。

2.硝西泮(Nitrazepam)

硝西泮对肌阵挛性癫痫、不典型小发作和婴儿痉挛有较好疗效。

3.氯硝西泮(Clonazepam)

氯硝西泮对各型癫痫都有效,尤以对失神小发作、肌阵挛性发作和不典型小发作为佳。

二、抗惊厥药

惊厥是各种原因引起的中枢神经过度兴奋的一种症状,表现为全身骨骼肌不自主的强烈收缩。常见于小儿高热、破伤风、癫痫大发作、子痫和中枢兴奋药中毒等。

常用抗惊厥药有巴比妥类、水合氯醛和地西泮等,已在镇静催眠药中讨论。本处只介绍硫酸镁(Magnesium Sulfate)。

(一)作用与机制

1.抗惊厥

其作用机制除抑制中枢神经系统外,主要由于 Mg^{2+} 不仅能进入运动神经末梢,竞争性拮抗 Ca^{2+} 促进囊泡释放乙酰胆碱的作用,而且能降低神经纤维和骨骼肌的兴奋性,阻断神经肌肉接头处的传递,使其功能活动减弱,产生骨骼肌松弛作用。

2.降血压

血中 Mg^{2+} 浓度过高时,可抑制血管平滑肌,扩张小动脉、微动脉,从而使外周阻力降低,动脉血压下降。

3.致泻

硫酸镁口服难吸收,在肠道形成高渗透压而促进排便反射或使排便顺利。

(二)临床应用

硫酸镁可用于治疗各种原因所致的惊厥,治疗高血压危象,口服用作泻药。

(三)不良反应

过量时,引起呼吸抑制、血压骤降以至死亡。一旦中毒,应立即进行人工呼吸,并静脉缓慢注射氯化钙或葡萄糖酸钙,可立即消除 Mg^{2+} 的作用。

第四节　抗精神失常药

精神失常(Psychiatric Disorders)是由多种原因引起的精神活动障碍的一类疾病。治疗这类疾病的药物统称为抗精神失常药。根据临床用途,分为三类,即抗精神病药、抗躁狂和抗抑郁症药及抗焦虑药。

一、抗精神病药

抗精神病药是指能够减轻或消除精神患者的精神症状(如各种幻觉、妄想、思维障碍、孤僻、退缩、兴奋躁动等),使患者恢复理智的药物,其主要用于治疗精神分裂症及其他精神失常的躁狂症状。

根据化学结构的不同,可将本类药品分为如下。

1.吩噻嗪类,如氯丙嗪、奋乃静、氟奋乃静、硫利达嗪、三氟拉嗪等。

2.硫杂蒽类,如氯普噻吨、氯哌噻吨等。

3.丁酰苯类,如氟哌啶醇、氟哌利多等。

4.其他类,如舒必利、氯氮平、奥氮平、利培酮等。

(一)吩噻嗪类

吩噻嗪是由硫、氮原子联结两个苯环(称为吩噻嗪母核)的一类化合物。根据其侧链基团不同,分为二甲胺类、哌嗪类及哌啶类。其中以哌嗪类抗精神病作用最强,其次是二甲胺类,哌啶类最弱。目前国内临床常用的有氯丙嗪、氟奋乃静及三氟拉嗪等,以氯丙嗪应用最广。

1.氯丙嗪(Chlorpromazine)

(1)作用与机制:本品为吩噻嗪类的代表药品,主要对中枢DA受体有阻断作用,另外也能阻断α受体和M受体等。因此,其药理作用广泛而复杂。

1)抗精神病作用:主要是由于拮抗了与情绪思维有关的边缘系统的DA受体所致,而拮抗网状结构,上行激活系统的α受体,则与镇静安定有关。患者用药后,可迅速控制兴奋躁动,继续用药,可使幻觉、妄想、躁狂及精神运动性兴奋逐渐消失,理智恢复,情绪安定。氯丙嗪抗幻觉及抗妄想作用一般需连续用药6周至6个月才充分显效。但连续用药后,安定及镇静作用则逐渐减弱,出现耐受性。

2)镇吐作用:抑制延脑催吐化学敏感区的DA受体或直接抑制呕吐中枢,对各种原因引起的呕吐及顽固性呃逆有效,但对前庭刺激所致的呕吐无效。

3)体温调节:抑制下丘脑体温调节中枢,使体温调节失灵。既能降低发热体温,也能使正常体温略降。

4)α受体阻断作用:可拮抗外周α受体,直接扩张血管,引起血压下降。

5)影响内分泌:调控下丘脑某些激素的分泌,导致乳房肿大、溢乳、延迟排卵等。

(2)临床应用

1)治疗各型精神分裂症,也用于治疗更年期综合征。

2)治疗多种疾病引起的呕吐,如癌症、放射病、药物引起的呕吐以及顽固性呃逆。

3)低温麻醉和“人工冬眠”,与哌替啶、异丙嗪配成冬眠合剂用于创伤性休克、严重感染、中毒性高热及甲状腺危象等病症的辅助治疗。

(3)不良反应:氯丙嗪安全范围大,但长期大量应用,不良反应较多。

1)一般反应:主要有口干、嗜睡、便秘、心悸、乳房肿大、闭经及生长减慢等;静脉注射或肌内注射后,可出现直立性低血压。

2)毒性反应:一次大量服用,可发生急性中毒,出现昏睡、血压下降、心动过速、心电图异常等。

3)过敏反应:少数人可发生皮疹、光敏性皮炎等过敏反应。

4)锥体外系反应:长期大量应用时最常见,如震颤、运动障碍、静坐不能及流涎等,其发生率与药物剂量、疗程和个体因素有关,胆碱受体阻断药苯海索可缓解之。

5)其他:近年来发现氯丙嗪还可引起迟发性运动障碍或迟发性多动症,表现为不自主的刻板运动,停药后不消失,抗胆碱药可加重此反应。长期用药应定期检查肝功能。

(4)禁忌证:有过敏史、癫痫病史、严重肝功能损害及昏迷患者禁用;尿毒症、高血压及冠心病患者慎用。

(5)药物评价:为第一个应用于临床的抗精神病药,至今仍为抗精神病的首选药品,安全可靠,临床应用极为广泛。

2.氟奋乃静(Fluphenazine)

抗精神病作用比奋乃静强,且较持久;镇吐作用也较强;镇静、降低血压作用微弱。适用于妄想、紧张型精神分裂症及躁狂症;也可用于控制恶心、呕吐。

用药后容易出现锥体外系反应,可加服苯海索加以解除;偶有低血压、粒细胞减少等。年老体弱、脑器质性病变及严重心、肝、肾功能不全患者慎用。

3.硫利达嗪(Thioridazine)

抗精神病作用与氯丙嗪相似,但稍弱;无明显镇静、镇吐、降压作用;抗幻觉作用差,但有一定的情感调节作用,并有明显抗胆碱作用。适用于急慢性精神分裂症及更年期精神病;也可用于焦虑症、抑郁症及神经官能症。

长期使用可出现闭经、血小板降低等症状。注意事项参见氯丙嗪。

因锥体外系反应不明显,老年患者对其耐受性较好而广泛应用。

4.奋乃静(Perphenazine)

奋乃静作用与氯丙嗪相似,但其抗精神病作用、镇吐作用较强而镇静作用较弱。对幻觉、妄想焦虑、紧张、激动等症状有效。主要用于精神分裂症、躁狂症;也可用于症状性精神病。

毒性较低,约为氯丙嗪的1/3。但锥体外系反应较多,一般可服用苯海索或东莨菪碱加以解除。不良反应及注意事项参见氯丙嗪。

5.三氟拉嗪(Trifluperazine)

抗精神病作用较强而镇静、催眠作用均较弱。用于治疗精神分裂症,对幻觉、妄想型、木僵型疗效较好。

锥体外系反应较多(60%),其次有心动过速、失眠等,少数患者可发生黄疸、中毒性肝炎及粒细胞缺乏症。肝功能不全者慎用。

(二)硫杂蒽类

硫杂蒽类基本化学结构与吩噻嗪类相似,其代表药物为氯普噻吨。

氯普噻吨(Chlorprothixene):本品作用与氯丙嗪相似,抗精神病作用不及氯丙嗪,但镇静作用较强,并有较弱的抗抑郁及抗焦虑作用,适用于伴有焦虑或焦虑性抑郁症的精神分裂症、更年期抑郁症、焦虑性神经官能症等。不良反应为锥体外系反应,与氯丙嗪相似。

(三)丁酰苯类

氟哌啶醇(Haloperidol):其作用与氯丙嗪相似,有较强的DA受体拮抗作用。其特点为抗焦虑症、抗精神病作用强而久,镇吐作用较强,镇静、降压作用弱。临床用于治疗各种急、慢性精神分裂症,呕吐及持续性呃逆等。本品锥体外系反应高达80%,常见急性肌张力障碍和静坐不能。大量长期应用可致心肌损伤。孕妇及基底神经节病变患者禁用;肝功能不全者慎用。

(四)其他类

1.五氟利多(Penfluridol)

具有较强的抗精神病作用、镇吐作用和拮抗α受体的作用,为长效抗精神病药。每周口服一次即可维持疗效。疗效与氟哌啶醇相似,但无明显镇静作用。适用于急、慢性精神分裂症,尤适用于慢性精神分裂症患者维持与巩固疗效。主要不良反应为锥体外系反应。

2.舒必利(Sulpiride)

舒必利属苯甲酰胺类化合物,为非典型抗精神病药。对木僵、退缩、幻觉和妄想症状的效果较好,适用于急、慢性精神分裂症,对长期使用其他药物无效的难治病例也有一定疗效。锥体外系反应轻微,不良反应少。本药还有抗抑郁作用,也可用于治疗抑郁症。

3.氯氮平(Clozapine)

抗精神病作用较强,对其他药物无效的病例仍有效,适用于急、慢性精神分裂症和以兴奋躁动为主要症状的各类精神病;也可用于周期性精神病和各种神经官能症。常见不良反应为流涎(不能被阿托品类药品抑制)、嗜睡、口干及消化道症状;偶见粒细胞减少症,应予警惕。几乎无锥体外系反应,这可能与氯氮平有较强的抗胆碱作用有关。用药期间应定期检查血常规,癫痫及严重心血管病患者慎用。

二、抗躁狂和抗抑郁症药

躁狂抑郁症又称情感性精神障碍,是一种以情感病态变化为主要症状的精神病。躁狂抑郁症表现为躁狂或抑郁两者之一反复发作(单相型),或两者交替发作(双相型)。其病因可能与脑内单胺类功能失衡有关,但5-HT缺乏是其共同的生化基础。在此基础上,NA功能亢进为躁狂,发作时患者情绪高涨,联想敏捷,活动增多。NA功能不足则为抑郁,表现为情绪低落,言语减少,精神、运动迟缓,常自责自罪,甚至企图自杀。

(一)抗抑郁症药

目前,临床抗抑郁药主要分为四类:三环类抗抑郁药、单胺氧化酶抑制剂、选择性5-HT再摄取抑制剂、非典型抗抑郁药。常用抗抑郁药有三环类,包括丙咪嗪(Imipramine)、阿米替林(Amitriptyline)、多塞平(Doxepin),选择性5-HT再摄取抑制剂,如氟西汀(Fluoxetine)以及非典型抗抑郁药马普替林(Maprotiline)、米安色林(Mianserin)等。

1.阿米替林(Amitriptyline)

(1)作用与机制:本品因对中枢突触前膜5-HT和NA再摄取的拮抗作用,增加突触间NA和5-HT的含量而起到抗抑郁作用。其对5-HT再摄取的抑制作用强于对NA再摄取的抑制,镇静作用及抗胆碱作用也较明显。

(2)临床应用:适用于各类抑郁症的治疗,可使患者情绪提高,从而改善其思维缓慢、行为迟缓及食欲匮乏等症状,对兼有焦虑的抑郁症患者,疗效优于丙米嗪(见其他抗抑郁药);还可用于小儿遗尿症。

(3)不良反应

1)常见的有口干、嗜睡、便秘、视力模糊及排尿困难等;偶见直立性低血压、肝功能损害及迟发性运动障碍等。

2)超剂量服用,可发生严重的毒性反应,导致呼吸抑制和心搏骤停等;使用本品剂量宜个体化;宜采取在1～2个月内逐渐停药的方法。

3)本品可增加抗胆碱药的作用,不得与单胺氧化酶抑制剂合用。

(4)禁忌证:严重心脏病、青光眼及排尿困难者禁用。

(5)药物评价:本品为抗抑郁症的首选药,在三环类药品中镇静效应最强。

2.丙咪嗪(Imipramine)

本品有较强的抗抑郁作用,但兴奋作用不明显,镇静作用微弱。主要用于治疗各种抑郁症,对内源性、反应性及更年期抑郁症疗效较好,而对精神分裂症的抑郁状态疗效较差;也可用于儿童多动症及遗尿症等。

常见不良反应为口干、心动过速、出汗、视力模糊等;有时可出现精神紊乱、胃肠道反应、荨麻疹、白细胞减少等。本品因镇静作用较弱,不宜用于治疗具有焦虑症状的抑郁患者。不得与升压药和单胺氧化酶抑制剂合用。高血压、心脏病、青光眼、孕妇及肝、肾功能不全者禁用;有癫痫发作倾向、前列腺炎、膀胱炎、严重抑郁症及6岁以下儿童慎用。服药期间不能驾驶车辆及操作机器。

3.马普替林(Maprotiline)

马普替林为非典型抗抑郁药,能选择性抑制中枢神经突触前膜对NA的再摄取,但不能阻断对5－HT的摄取。为广谱抗抑郁药,具有奏效快、不良反应小的特点。临床用于各型抑郁症,老年抑郁症患者尤为适用。

4.氟西汀(Fluoxetine)

本品为临床广泛应用的选择性5－HT再摄取抑制剂,是全球销量最大的处方药。可选择性地抑制5－HT转运体,阻断突触前膜对5－HT的再摄取,延长和增加5－HT的作用,从而产生抗抑郁作用。临床用于治疗伴有焦虑的各种抑郁症,尤宜用于老年抑郁症,也可用于治疗惊恐状态、强迫障碍及社交恐惧症。不良反应轻,常见有失眠、恶心、头痛等。

5.文拉法辛(Nomifensine)

本品及其活性代谢产物O－去甲基文拉法辛能有效地拮抗5－HT和NA的再摄取,对DA的再摄取也有一定的作用,具有抗抑郁作用,镇静作用较弱,适用于各型抑郁症,包括伴有焦虑的抑郁症及广泛性焦虑症。

(二)抗躁狂症药

抗躁狂症药是指能够调整患者情绪稳定,防止双相情感障碍的复发,对躁狂症具有较好的治疗和预防作用的药物。氯丙嗪、氟哌啶醇及抗癫痫药卡马西平等对躁狂症也有效,但典型抗躁狂药是锂盐。

碳酸锂(Lithium Carbonate):

1.作用与机制

本品有明显的抑制躁狂作用及升高外周白细胞作用。治疗量锂盐对正常人精神活动几无影响,但对躁狂症发作者则有显著疗效,使言语、行为恢复正常。研究表明锂盐可抑制脑内NA及DA的释放,并促进神经细胞对突触间隙NA的再摄取,增加其转化和灭活,使NA浓度降低,而产生抗躁狂作用。

2.临床应用

临床主要用于治疗躁狂症。对精神分裂症的兴奋躁动也有效,与抗精神病药合用疗效较好,可减少抗精神病药的剂量;同时抗精神病药还可缓解锂盐所致恶心、呕吐等不良反应。

3.不良反应

(1)用药初期有恶心、呕吐、腹泻、肌肉无力、肢体震颤、口干、多尿,常在继续治疗1~2周内逐渐减轻或消失。

(2)可引起甲状腺功能低下或甲状腺肿,一般无明显自觉症状,停药后可恢复。

(3)锂盐中毒主要表现为中枢神经症状,如意识障碍、昏迷、肌张力增高、震颤及癫痫发作等。静脉注射生理盐水可加速锂的排泄。用药期间应定时测定血锂浓度,以防锂中毒。

4.禁忌证

严重心血管疾病、肾病、脑损伤、脱水、钠耗竭及使用利尿药者禁用。

三、抗焦虑药

焦虑是多种精神病的常见症状,焦虑症则是一种以急性焦虑反复发作为特征的神经官能症,并伴有自主神经功能紊乱。发作时,患者多自觉恐惧、紧张、忧虑、心悸、出冷汗、震颤及睡眠障碍等。无论是焦虑症或焦虑状态,临床多用抗焦虑药治疗。常用的为苯二氮䓬类。

第五节　镇痛药

镇痛药是指主要作用于中枢神经系统,选择性地消除或缓解痛觉,用于剧痛的药物。它在减轻或消除疼痛感觉的同时,也能缓解因疼痛引起的精神紧张、烦躁不安等情绪反应,使患者有欣快感。多数镇痛药连续使用可导致躯体依赖性,一旦停药,患者会产生戒断症状,故临床仅用于癌症及外伤等原因引起的剧痛。

临床上应用的镇痛药分为三类:①阿片生物碱类,如吗啡。②人工合成镇痛药,如哌替啶、芬太尼、二氢埃托啡等。③具有镇痛作用的其他药,如盐酸曲马朵等。

一、阿片生物碱类镇痛药

阿片(Opium)是罂粟科植物罂粟未成熟蒴果浆汁的干燥物,含有吗啡、可待因等20多种生物碱。吗啡为阿片中的主要生物碱,能与阿片受体结合而产生各种作用。

(一)吗啡(Morphine)

1.作用与机制

阿片受体包括μ、δ、κ三种受体,可能还包括ε受体和σ受体,每种受体又有不同的亚型。

它们主要分布在丘脑内侧、脑室及导水管周围灰质、边缘系统及蓝斑核、脑干极后区和脊髓胶质区等部位。

阿片受体的发现提示脑内可能存在相应的内源性阿片样活性物质。科学家们从脑内分离出甲硫氨酸脑啡肽和亮氨酸。继发现脑啡肽后，又自垂体中分离出几种内啡肽，统称为内阿片肽。各种内阿片肽对不同亚型阿片受体的亲和力和内在活性均不完全相同。实验研究发现，μ、δ、κ 三种受体属 G 蛋白偶联受体，吗啡激动阿片受体后，通过 G 蛋白抑制腺苷酸环化酶，降低细胞内 cAMP 水平；或影响与 G 蛋白偶联的离子通道的活性，使膜电位超极化。因此，吗啡的作用机制可能是通过与不同脑区的阿片受体结合，模拟内阿片肽而发挥多种作用。

2.临床应用

(1)中枢神经系统

1)镇痛和镇静：吗啡有强大的镇痛作用，对各种疼痛均有效，对慢性持续性钝痛的效果优于急性间断性锐痛及内脏绞痛。在镇痛的同时有明显的镇静作用，可产生欣快感。

2)抑制呼吸：降低呼吸中枢对二氧化碳的敏感性，并抑制呼吸调节中枢。

3)镇咳：抑制延脑咳嗽中枢，使咳嗽反射消失。

4)催吐：兴奋延脑催吐化学感受区，引起恶心与呕吐，纳洛酮可对抗。

5)缩瞳：作用于中脑盖前核的阿片受体，兴奋动眼神经，引起瞳孔缩小。针尖样瞳孔常作为临床诊断吗啡中毒的重要依据之一。

(2)平滑肌兴奋作用：吗啡可兴奋胃肠道、胆道的平滑肌和括约肌引起痉挛或绞痛。也可增强膀胱括约肌张力，导致尿潴留。

(3)心血管系统：吗啡可促进内源性组胺释放，而使外周血管扩张，血压下降。

吗啡在临床上主要用于癌症、严重创伤、烧伤、骨折以及手术等引起的剧痛；还可用于急性心肌梗死引起的心绞痛及心源性哮喘。

3.不良反应

(1)治疗量可引起眩晕、恶心、呕吐、便秘、呼吸抑制等；少数患者可有过敏反应。

(2)急性中毒时，表现为昏迷、针尖样瞳孔、发绀及血压下降等，进而可致呼吸麻痹而死亡。

(3)连用 1～2 周(有人仅用 2～3d)即可产生成瘾性，需慎重。

(4)治疗胆绞痛、肾绞痛时需与阿托品合用，单用本品反而会加剧疼痛。

4.禁忌证

婴儿哺乳妇女及严重肝功能不全、肺源性心脏病、支气管哮喘及颅脑损伤等患者禁用。

5.药物评价

(1)1803 年德国科学家从阿片中获得本品并命名为吗啡；1952 年化学合成获得吗啡；1973 年发现吗啡受体，阐明了本品的镇痛原理。

(2)本品是原型的麻醉性止痛药，所有麻醉性镇痛药的作用强度都以本品为基准。

(3)本品的原料及制剂按麻醉药品管理。

(二)可待因(Codeine)

可待因是前体药物，口服后约有 10%的可待因在体内转化为吗啡或其他具有活性的阿片类代谢产物。可待因的镇痛效力为吗啡的 1/10～1/7 或更低，可待因属于典型的中枢镇咳药，具有明显的镇咳作用,镇静作用不明显,欣快感和成瘾性也弱于吗啡。临床常用于治疗中等程度的疼痛及无痰干咳及剧烈频繁的咳嗽。

可待因在镇咳剂量时,对呼吸中枢抑制轻微,无明显致便秘、尿潴留等不良反应。

二、人工合成镇痛药

成瘾性是吗啡的严重缺点,为了寻找更好的代用品,人们合成了哌替啶、安那度、芬太尼、美沙酮、喷他佐辛、丁丙诺啡等药品,它们的成瘾性均较吗啡轻。

(一)哌替啶(Pethidine)

1.作用与机制

本品为吗啡的合成代用品,作用及作用机制与吗啡相似。

(1)作用于中枢神经的阿片受体而发挥作用,其镇痛效应为吗啡的1/10～1/8,持续时间2～4h。哌替啶对呼吸有抑制作用,镇静、镇咳作用较弱。

(2)作用于平滑肌,对胆道和支气管平滑肌张力的增强作用较弱,能引起胆道括约肌痉挛,但比吗啡弱。

2.临床应用

(1)各种剧痛(如创伤性疼痛、手术后疼痛、内脏绞痛、晚期癌痛。

(2)心源性哮喘。

(3)麻醉前给药。

(4)人工冬眠(与氯丙嗪、异丙嗪等组成冬眠合剂)。

3.不良反应

(1)治疗量哌替啶与吗啡相似,可致眩晕、出汗、口干、恶心、呕吐。

(2)过量可致瞳孔散大、血压下降、呼吸抑制及昏迷等。

(3)反复使用也可产生耐受性和成瘾性,但较吗啡为轻。

(二)喷他佐辛(Pentazocine)

喷他佐辛为阿片受体部分激动剂,主要激动κ、s受体;但又可拮抗μ受体。按等效剂量计算,本药的镇痛效力为吗啡的1/3,一般皮下或肌内注射30mg的镇痛效果与吗啡10mg相当。其呼吸抑制作用约为吗啡的1/2。本药对心血管系统的作用不同于吗啡,大剂量反而增快心率,升高血压,此作用可能与升高血浆中儿茶酚胺含量有关。本药能减弱吗啡的镇痛作用;对吗啡已产生耐受性的患者,可促进戒断症状的产生。适用于各种慢性剧痛。

常见镇静、眩晕、恶心、出汗。剂量增大能引起呼吸抑制、血压升高、心率增快。由于本药尚有一定的拮抗μ受体的作用,因而成瘾性很小,不作为麻醉药品管理。

(三)丁丙诺啡(Buprenorphine)

丁丙诺啡为阿片μ受体部分激动剂。镇痛作用强于哌替啶,是吗啡的30倍,芬太尼的1/2。起效慢,持续时间长,需6～8h。药物依赖性近似吗啡,对呼吸有抑制作用。

(四)安那度(Anadol)

安那度为短效镇痛药。皮下注射10～20mg,在5min后即起效,维持2h。静注则1～2min见效,维持0.5～1h。主要用于短时止痛,如骨科、外科、五官科小手术以及泌尿外科器械检查等。也可与阿托品合用,以解除胃肠道、泌尿道平滑肌痉挛性疼痛。不良反应有轻微而短暂的眩晕、多汗、无力等。呼吸抑制与成瘾性均较轻。

（五）芬太尼（Fentanyl）

为麻醉性镇痛药，镇痛作用较吗啡强80倍，起效快，但持续时间短，成瘾性较弱。可用于各种剧痛。

（六）美沙酮（Methadone）

有左旋体及右旋体之分。左旋体较右旋体效力强8～15倍。常用其消旋体。药理作用与吗啡相似，但其口服与注射同样有效（吗啡口服利用率低）。其镇痛作用强度与吗啡相当，但持续时间明显长于吗啡。成瘾性较小，但久用也能成瘾，且脱瘾较难，应予警惕。适用于创伤、手术及晚期癌症等所致剧痛。本品还可用于阿片、吗啡和海洛因的脱毒治疗。

三、其他镇痛药

（一）四氢帕马汀 Tetrahydropalmatine

1.作用与机制

本品有镇痛、镇静、催眠及安定作用。镇痛作用不及哌替啶，但比解热镇痛药强。研究证明其镇痛作用与脑内阿片受体无关。对慢性持续性钝痛效果较好，对创伤或手术后疼痛或晚期癌症的止痛效果较差。

2.临床应用

主要用于胃肠、肝胆疾病所引起的钝痛；也可用于分娩止痛及痛经，对产程及胎儿均无不良影响；还可用于暂时性失眠。

3.不良反应

偶有眩晕、乏力和恶心；大剂量对呼吸中枢有一定抑制作用。

4.禁忌证

孕妇慎用。本品治疗量无成瘾性，但可致耐受性。

（二）曲马朵（Tramadol）

本品通过抑制神经元突触对NA的再摄取，并增加神经元外5－HT浓度，影响痛觉传递而产生镇痛作用。其镇痛作用强度为吗啡的1/10～1/8，镇咳作用强度为可待因的1/2。治疗剂量时不抑制呼吸，对心血管系统无影响，也无致平滑肌痉挛的作用。不良反应和其他镇痛药相似，偶有多汗、头晕、恶心、呕吐、口干、疲劳等。适用于外伤、手术及疾病引起的中度、重度急慢性疼痛，也可用于剧烈的神经痛及心脏病突发性疼痛等。长期应用也可能发生成瘾，按二类精神药品管理。

（三）罗通定（Rotundine）

本品为左旋四氢帕马汀，作用同四氢帕马汀，但较强。具有镇痛和催眠作用，较长期应用也不致成瘾。用于因疼痛而失眠的患者，也可用于胃溃疡及十二指肠溃疡的疼痛、月经痛、紧张性失眠等。

第六节 解热镇痛抗感染药

解热镇痛抗感染药是一类具有解热、镇痛，其中大多数还有抗感染抗风湿作用的药物。因此类药物的抗感染作用机制与糖皮质激素类抗感染药（甾体抗感染药）不同，又称为非甾体抗炎药（NSAIDs）。常用解热镇痛抗感染药按化学结构可分为水杨酸类、黄胺类、吡唑酮类及其他有机酸类等。虽然这类药物的化学结构各不相同，但都能抑制体内前列腺素（PG）的生物合成，产生共同的药理作用。

花生四烯酸是合成 PG 的前体物质，花生四烯酸经细胞线粒体内环氧酶（COX，前列腺素合成酶）催化生成 PG。PG 参与机体多种生理和病理过程，如致热、致炎、致痛、舒缩血管、分泌胃酸等。

（1）解热作用：下丘脑体温调节中枢通过对产热与散热两个过程的精细调节，使正常人体温维持在 37℃左右相对恒定的水平。当机体受到细菌、病毒感染，组织损伤或发生变态反应时，刺激中性粒细胞产生并释放内热原；作用于下丘脑体温调节中枢，提高环氧酶活性，增加前列腺素的合成与释放，使体温调定点提高到 37℃以上，此时机体产热增加，散热减少，从而引起发热。解热镇痛抗感染药通过抑制中枢环氧酶，减少前列腺素的合成，阻断内热原对体温调节中枢的作用，使体温调定点恢复至正常水平，通过扩张血管、增加出汗的方式而降低发热者体温。

解热镇痛抗感染药能使发热者体温下降至正常或接近正常水平；而对正常人体温几乎无影响，这有别于氯丙嗪对体温的影响。

（2）镇痛作用：当局部组织损伤或炎症时，局部可产生与释放致痛、致炎物质，如缓激肽、5－HT、组胺及前列腺素等。前列腺素本身不仅有致痛作用，而且还可显著增强痛觉感受器对缓激肽等其他致痛物质的敏感性，对疼痛起到放大作用，使机体产生持续性钝痛。解热镇痛抗感染药的镇痛作用部位主要在外周，通过抑制损伤部位或炎性区域的前列腺素合成与释放发挥镇痛作用。

解热镇痛抗感染药的镇痛作用弱于阿片类镇痛药，仅有中等程度的镇痛效果，对急性锐痛及内脏平滑肌痉挛痛无效，对慢性钝痛如头癣、牙痛、神经痛、肌肉痛、关节痛及痛经等有较好的镇痛作用。不抑制呼吸，无欣快感及依赖性，故临床广泛应用。

（3）抗感染、抗风湿作用：前列腺素是参与炎症反应的重要活性物质，能扩张血管，增强毛细血管通透性，引起局部充血、水肿疼痛，诱发炎症反应。同时，还能增强缓激肽、5－HT、白三烯等致炎物质的作用，加重炎症反应。解热镇痛抗感染药通过抑制前列腺素的合成与释放，而发挥抗感染、抗风湿作用，有效缓解炎症引起的临床症状。

本类药物除苯胺类药物外都具有抗感染、抗风湿作用，并显著减轻炎症的红、肿、热、痛及功能障碍等症状。

一、水杨酸类

阿司匹林：阿司匹林又名乙酰水杨酸，是解热镇痛抗感染药的代表药物。

(一)体内过程

口服后部分在胃内吸收,大部分在小肠吸收,1～2h 血浆药物浓度达峰值。在吸收过程中或吸收后,很快被酯酶水解为水杨酸,并以水杨酸盐的形式分布到全身组织。水杨酸盐与血浆蛋白结合率高达 80%～90%。主要经肝脏代谢,代谢产物与甘氨酸或葡萄糖醛酸结合后随尿排出。尿液的 pH 变化可影响其排泄速度,当尿液呈碱性时排出增多,而呈酸性时则排出减少。

(二)作用和临床应用

1.解热镇痛

阿司匹林有较强的解热、镇痛作用,常与其他解热镇痛药组成复方制剂用于感冒发热、头痛、牙痛、神经痛、肌肉痛及痛经等慢性钝痛。

2.抗风湿

大剂量(成人每日 3～4g)时有显著的抗感染抗风湿作用,能明显减轻风湿性关节炎和类风湿性关节炎的炎症和疼痛,急性风湿热患者用药后 24～48h 内退热,关节红、肿及疼痛症状缓解,血沉下降。由于阿司匹林控制急性风湿热的疗效迅速而可靠,为目前治疗急性风湿热的首选药,也可作为鉴别诊断依据。阿司匹林抗风湿作用随剂量增加而增强,一般应从小剂量开始服用逐渐增大到患者最大耐受量。只有对症治疗作用,无对因治疗作用,也不能阻止风湿性疾病病程的发展及并发症的出现。

3.抑制血栓形成

小剂量阿司匹林(每日 40mg)能抑制环氧酶(COX),减少血小板中血栓素 A_2(TXA_2)的生成,从而抑制血小板聚集,预防血栓形成。大剂量时能抑制血管壁中环氧酶,减少前列腺素 I_2(PGI_2)的合成。PGI_2是 TXA_2的生理性对抗物信 PGI_2的合成减少则可促进血小板聚集,诱发血栓形成。因此,临床用小剂量阿司匹林防治血栓性疾病,以预防心肌梗死和脑血栓形成。

(三)不良反应和用药监护

1.胃肠道反应

口服刺激胃黏膜,引起上腹不适、恶心、呕吐,大剂量或长期用药可诱发或加重胃溃疡,甚至发生无痛性胃出血或胃穿孔。饭后服药、同服抗酸药、服用肠溶片或水溶片等可减轻胃肠道刺激反应。阿司匹林引起消化性溃疡,除直接刺激胃黏膜外,也与抑制胃黏膜合成前列腺素,使其失去对胃黏膜的保护作用有关。与 PGE 的衍生物米索前列醇合用可减少消化性溃疡发生率。胃溃疡患者禁用。

2.凝血障碍

一般剂量阿司匹林能抑制 TXA_2生成,影响血小板聚集,延长出血时间。大剂量(每日 5g 以上)能抑制肝脏凝血酶原的形成,引起凝血障碍,服用维生素 K 可以预防。如需手术者,手术前 1 周停用阿司匹林,并服用维生素 K。

3.水杨酸反应

服用大剂量阿司匹林(每日 5g 以上)时,可出现头痛、眩晕、恶心、呕吐、耳鸣、视力与听力减退等,严重者有酸碱平衡失调、精神紊乱、出血等,称水杨酸反应。出现此反应,应立即停药,并采取各种对症治疗，如给维生素 K 及静脉滴注碳酸氢钠溶液碱化尿液等措施。

4.变态反应

少数人可出现皮疹、荨麻疹、血管神经性水肿、哮喘等变态反应。服用阿司匹林后诱发的哮喘称为“阿司匹林哮喘”，这种哮喘用肾上腺素治疗无效，可用糖皮质激素和抗组胺药治疗。用药前应询问患者用药过敏史，哮喘患者慎用。

5.瑞夷综合征(Reye's Syndrome)

儿童或青少年感染病毒性疾病，如流感、水痘、流行性腮腺炎等使用阿司匹林退热时，偶可发生急性肝脂肪变性一脑综合征(瑞夷综合征)，以肝衰竭合并脑病为突出表现。故病毒感染患儿不宜用阿司匹林，可用对乙酰氨基酚代替。

6.肝肾毒性

肝功能减退时可加重肝脏毒性反应，肝功能不全或肝硬化患者易出现肾功能损害，表现为水肿、多尿等症状，偶可见间质性肾炎、肾病综合征甚至肾衰竭。

二、苯胺类

对乙酰氨基酚又名扑热息痛，是非那西丁在体内的活性代谢物。

(一)作用和临床应用

能抑制中枢前列腺素合成，产生与阿司匹林相似的解热作用。对外周前列腺素合成抑制作用弱，几乎没有抗感染抗风湿作用。对血小板及凝血机制无影响。临床主要用于感冒发热、关节痛、神经痛和慢性钝痛。

(二)不良反应和用药监护

短期服用不良反应少，对胃刺激性较小，不诱发溃疡、出血及凝血障碍等，偶有皮疹、药热等变态反应。长期使用或过量服用(成人一次 10～15g)可致急性中毒，引起肝坏死。久用少数人有肾损害。

三、吡唑酮类

保泰松和羟基保泰松：保泰松口服吸收迅速、完全。血浆蛋白结合率高达 98%，关节腔内伪药物浓度可达血药浓度的 50%。保泰松经肝代谢转化为羟基保泰松，二者具有相似的药理作用。两药抗感染抗风湿作用强，而解热镇痛作用弱，较大剂量能促进尿酸排泄。临床用于风湿性关节炎、类风湿性关节炎、强直性脊柱炎和急性痛风的治疗。

不良反应有胃肠道反应、肝肾损害、变态反应、血细胞减少或再生障碍性贫血等。由于不良反应发生率高且较重，目前已少用。

四、其他类

(一)吲哚美辛

吲哚美辛又名消炎痛，为人工合成的吲哚衍生物。本品吸收迅速良好，直肠给药较口服更易吸收。口服后 1～4h 血药浓度达峰值，与血浆蛋白结合率达 90%，$t_{1/2}$ 为 2～3h。主要经肝内代谢，其代谢物又可水解为吲哚美辛，重新吸收再循环。本品排泄快，原药及代谢物经肾脏、胆汁、粪便排泄。

1.作用和临床应用

吲哚美辛有较强的抗感染作用，其抗感染作用比阿司匹林强 10～40 倍，解热镇痛作用与阿司匹林相似,对炎性疼痛有明显镇痛效果。

临床可用于急、慢性风湿性关节炎及癌性疼痛。也可用于恶性肿瘤引起的发热或其他难以控制的发热。因本品毒副作用较大,不宜作为治疗关节炎的首选药物,仅用于其他 NSAIDs 治疗无效或不能耐受的患者。

2.不良反应和用药监护

治疗量时不良反应发生率高达 30%～50%,约 20%患者必须停药。

(1)胃肠反应:对胃肠道刺激性大,引起食欲减退、恶心、呕吐、腹痛、诱发或加重溃疡,引起胃出血及穿孔等。饭后服用可减少胃肠反应。

(2)中枢神经系统反应:可见头晕、头痛等,发生率可达 25%～50%。若头痛持续不退,应停药。

(3)造血系统反应:能抑制造血系统,导致中性粒细胞减少、血小板减少、再生障碍性贫血等。

(4)变态反应:常见皮疹,严重者可诱发哮喘。与阿司匹林有交叉过敏现象,对阿司匹林过敏者不宜用本品。

(二)布洛芬

布洛芬又名异丁洛芬、异丁苯丙酸,属于芳烷酸类化合物。

口服吸收良好,1～2h 血药浓度达峰值,血浆蛋白结合率高达 99%,可缓慢进入滑膜腔并保持高浓度。主要经肝代谢,肾排泄,$t_{1/2}$为 2h。

1.作用和临床应用

本药的抗感染、解热、镇痛作用与阿司匹林、保泰松相似,比对乙酰氨基酚好。对胃肠道刺激较阿司匹林轻。临床用于风湿性关节炎、类风湿性关节炎、骨关节炎、急性肌腱炎等,特别适用于对阿司匹林、保泰松不能耐受的患者。

2.不良反应和用药监护

常见不良反应主要为恶心、上腹部不适、皮疹、消化不良等。偶有头痛、眩晕、视力模糊等,出现视力模糊时应立即停用。胃、十二指肠溃疡和出血者慎用。

(三)萘普生和酮洛芬

两药与布洛芬为同类药物。具有解热、镇痛、消炎作用,消炎作用较布洛芬为强,不良反应少,毒性低。适用于风湿性关节炎、类风湿性关节炎、骨关节炎等,也可用于不能耐受阿司匹林、吲哚美辛的患者。

(四)塞来昔布

塞来昔布为选择性环氧酶 2(COX－2)抑制药。

1.作用和临床应用

环氧酶存在两种异构体,即环氧酶 1(COX－1)和环氧酶 2(COX－2)。COX－1 的底物前列腺素主要参与调节机体的可导致胃肠道、肾的不良反应。COX－2 的底物前列腺素导致炎症产生,因此,选择性环氧酶 2(COX－2)抑制药相继出现。塞来昔布为选择性 COX－2 抑制药,其抑制 COX－2 的作用较 COX－1 强 750 倍,治疗剂量时对人体内的 COX－1 无明显影响。通过抑制 COX－2 阻断前列腺素的合成而发挥解热、镇痛作用。

临床主要用于类风湿性关节炎、急慢性骨关节炎的治疗。也可用于手术后镇痛、牙痛、痛经等。

2.不良反应和用药监护

常见不良反应为上腹疼痛、腹泻和消化不良，偶见肝肾功能损害。胃及十二指肠溃疡的发生率低，不抑制血小板聚集，也不延长出血时间。对阿司匹林和磺胺类药物过敏者禁用。

(五)解热镇痛药的复方制剂

为了提高疗效，减轻不良反应，解热镇痛药常制成复方制剂应用于临床。在各种复方制剂中，除含有不同的解热镇痛药成分外，还常与咖啡因、抗组胺药或巴比妥类药物配伍。咖啡因能收缩头痛时扩张的脑血管，有助于缓解头痛；抗组胺药可缓解过敏症状及促进睡眠；巴比妥类药可增强解热镇痛药的镇痛作用。

第七节　中枢兴奋药

中枢兴奋药是一类能选择性地兴奋中枢神经系统，提高中枢神经系统功能活动的药物。根据作用部位可分为 3 类：①主要兴奋大脑皮层的药物，如咖啡因等；②主要兴奋延脑呼吸中枢的药物，又称呼吸兴奋药，如尼可刹米等；③主要兴奋脊髓的药物，如士的宁等，但因毒性较大，易致惊厥，无临床应用价值，现仅作为实验工具药使用，故不作介绍。临床上主要用于各种危重疾病和中枢抑制药物中毒引起的呼吸抑制或呼吸衰竭的抢救，但是本类药物的选择性一般都不高，安全范围小，随着剂量的增加，其中枢作用部位也随之扩大，过量均可引起中枢神经系统各部位广泛兴奋而导致惊厥，故使用时应严格控制剂量与间隔时间。

一、主要兴奋大脑皮层的药物

(一)咖啡因

咖啡因又称咖啡碱，是从茶叶、咖啡豆、可可豆中提纯的生物碱，属于黄嘌呤类，现已人工合成。能与苯甲酸(安息香酸)钠形成苯甲酸钠咖啡因(安钠咖)供注射使用。此外，茶叶中还含有茶碱，也属黄嘌呤类，与咖啡因药理作用相似，但咖啡因的中枢兴奋作用较强，临床主要用作中枢兴奋药；而茶碱的舒张平滑肌作用较强，主要用作平喘药。

1.药理作用与作用机制

(1)中枢神经系统兴奋作用：咖啡因对大脑皮层有选择性兴奋作用，小剂量(50～200mg)即可兴奋大脑皮层，使睡意消失，疲劳减轻，提高机体对外界的反应能力；精神振奋，思维敏捷，工作效率提高，因此咖啡和茶叶早就成为世界性的兴奋性饮料成分。较大剂量时(200～500mg)时则可直接兴奋延脑呼吸中枢和血管运动中枢，使呼吸中枢对 CO_2 的敏感性增强，呼吸加深加快、血压升高，当呼吸中枢处于抑制状态时作用尤为明显；中毒剂量(大于 800mg)还可兴奋脊髓，引起阵挛性惊厥。

(2)心血管系统：咖啡因对心血管系统具有中枢性和外周性的双重作用。咖啡因可直接兴奋心脏、加强心肌收缩力、加快心率、扩张血管(冠脉血管、肾血管等)，但外周作用常被兴奋迷走中枢及血管运动中枢的作用所掩盖，表现为血压无明显改变，故无治疗意义。但当心血管功能低下时，则有强心、升压、改善循环的作用，而对脑血管的作用相反，直接作用于大脑小动脉的肌层，使其收缩，血管阻力增加，脑血流量减少。

(3)其他咖啡因可舒张支气管、胆管和胃肠道平滑肌，呈现解痉作用。研究认为，治疗剂量的咖啡因和茶碱能在体内竞争性拮抗腺苷受体，而腺苷具有镇静、抗惊厥及收缩支气管平滑肌等作用，提示咖啡因的中枢兴奋及舒张支气管平滑肌的作用与其阻断腺苷受体有关。此外咖啡因还具有排钠利尿作用和刺激胃酸分泌的作用。

2.临床应用

主要用于治疗中枢抑制状态，如严重传染病、酒精中毒、镇静催眠药或抗组胺药过量引起的昏睡、呼吸及循环衰竭等。此外，咖啡因与麦角胺配伍可治疗偏头痛；与解热镇痛药配伍(如APC等)可治疗感冒发烧和一般性头痛。可能因其收缩脑血管，减少脑血管搏动的幅度而加强了药物抑制头痛的作用。

3.不良反应

不良反应少见，较大剂量(1g以上)因过度兴奋大脑皮层可引起激动、不安、失眠、头痛、心悸、恶心、呕吐、呼吸加快、肌肉抽搐；过量可兴奋脊髓，引起惊厥。久用可产生耐受性和依赖性。因增加胃酸分泌，消化性溃疡病患者不宜久用，孕妇慎用。咖啡因与单胺氧化酶抑制剂合用，可致高血压危象。严重心脏病患者禁用，癫痫患者慎用。

(二)哌醋甲酯

哌醋甲酯又名利他林，化学结构与具有中枢兴奋作用的苯丙胺相似，且作用性质也相似，交感神经作用很弱，中枢兴奋作用较为温和，其精神兴奋作用强于运动兴奋，能改善精神活动，解除轻度中枢抑制，消除疲劳感及睡意，大剂量也能兴奋呼吸中枢，过量可引起惊厥。

临床用于对抗巴比妥等中枢抑制药中毒引起的昏迷和呼吸抑制。因本品可兴奋大脑皮层，使人易被尿意唤醒，临床也可用于治疗小儿遗尿症。对儿童多动综合征也有效，使其注意力集中，自制力增强，学习能力提高，此外本品还可用于轻度抑郁症的治疗。

本药在治疗剂量时不良反应较少，偶有失眠、心悸、焦虑、厌食、口干等。大剂量时可使血压升高、眩晕头痛等。癫痫、高血压患者禁用。不能与升压药或抗抑郁药合用。长期反复应用可产生依赖性和耐受性。

二、主要兴奋呼吸中枢的药物

(一)尼可刹米

尼可刹米又名可拉明，为人工合成药。主要直接兴奋延脑呼吸中枢，也可刺激颈动脉体和主动脉体化学感受器而反射性地兴奋呼吸中枢，提高呼吸中枢对CO_2的敏感性，使呼吸加深加快，通气量增加，呼吸功能改善。本品安全范围较大，作用温和，但维持时间短，5～10min，必要时重复用药。一般间歇静脉注射给药效果较好，临床常用于各种原因所致中枢性呼吸抑制，慢性阻塞性肺部疾病引起的肺性脑病，对肺心病引起的呼吸衰竭和吗啡引起的呼吸抑制效果较好，对吸入麻醉药中毒的解救效果次之，对巴比妥类药物中毒的效果较差。治疗剂量不良反应少，过量可引起中枢神经系统广泛兴奋而致血压上升、心动过速、肌震颤及僵直、咳嗽、呕吐、出汗甚至惊厥。

(二)洛贝林

洛贝林(山梗菜碱)是从山梗菜中提取的生物碱，现已能化学合成。治疗量时不直接兴奋延脑呼吸中枢，而是通过刺激颈动脉体和主动脉体的化学感受器，反射性地兴奋延脑呼吸中枢，使呼吸加深加快。其作用短暂、维持时间短，安全范围大，不易引起惊厥。临床常用于治疗新生儿窒息、小儿感染性疾病引起的呼吸衰竭、一氧化碳中毒、吸入麻醉剂及其他中枢抑制药引起的呼吸衰竭的急救。剂量较大可兴奋迷走神经中枢而致心动过缓、传导阻滞。过量时可因兴奋交感神经节及肾上腺髓质而致心动过速，甚至惊厥。

(三)二甲弗林

二甲弗林(回苏灵)为人工合成品。本品对呼吸中枢的直接兴奋作用强，是尼克刹米的100倍，苏醒率可达90%～95%。能够显著改善呼吸，增加肺换气量，提高动脉血氧饱和度，使动脉 PO_2 提高，PCO_2 降低，对肺性脑病有苏醒作用。作用快，疗效明显，但维持时间短。临床用于濒危患者的抢救，如各种原因引起的中枢性呼吸衰竭和麻醉药、催眠药所致呼吸抑制。对肺性脑病也有较好的苏醒作用。吗啡中毒时，可兴奋脊髓，因此对吗啡中毒者应小量慎用，以免引起惊厥。静脉给药需稀释后缓慢注射，并严密观察患者反应。有惊厥史、肝肾功能不全者及孕妇禁用。中枢兴奋药是一类能选择性地兴奋中枢神经系统，提高中枢神经系统功能活动的药物。根据作用部位可分为主要兴奋大脑皮层的药物、主要兴奋延脑呼吸中枢的药物和主要兴奋脊髓的药物3大类。临床上主用于各种危重疾病和中枢抑制药中毒引起的呼吸抑制或呼吸衰竭，随着剂量的增加，其中枢作用部位也随之扩大，过量均可引起中枢各部位广泛兴奋而导致惊厥。故使用时应严格控制剂量与间隔时间。

第二章　循环系统药物

第一节　抗慢性心功能不全药

慢性心功能不全，又称充血性心力衰竭简称心衰，是由于多因素导致慢性心肌损伤或心脏长期负荷过重，心肌收缩力减弱、功能障碍，使心脏不能泵出足够的血液满足全身组织器官代谢需要的一种病理状态。临床表现为组织血液灌流不足，体循环和(或)肺循环淤血，可见呼吸困难、咳嗽、颈静脉怒张、下肢水肿、食欲减退、恶心呕吐及肝脾大等。

目前治疗慢性心功能不全的药主要有正性肌力药、血管紧张素转化酶抑制药和减负荷药，以提高和改善心脏的泵血功能，减轻或消除心功能不全的症状和体征。

一、正性肌力药

强心苷类：强心苷是一类选择性作用于心脏，增强心肌收缩力的药物。临床主要用于治疗慢性心功能不全。强心苷类药从含有强心苷的植物中提取，主要来源于毛花洋地黄、黄花夹竹桃、冰凉花、铃兰以及羊角拗等。

强心苷的化学结构由苷元及糖两部分结合而成。苷元由甾核和不饱和内酯环构成，其结构特征与强心作用活性密切相关，是产生正性肌力作用的基本结构；糖往往由三个洋地黄毒糖、糍麻糖等稀有糖组成，可增加苷元对心肌的亲和力和水溶性，延长苷元的作用时间，使其作用强而持久。各强心苷作用性质基本相同，只是甾核上羟基数目不同，使其作用有快慢、强弱、久暂之分。临床上常用的有洋地黄毒苷、地高辛、毛花苷丙(西地兰C)。

(一)体内过程

强心苷类药物药理作用相似，由于甾核上极性基团羟基数目的不同，导致体内过程特点的差异。甾核羟基少者脂溶性高、口服吸收率高，血浆蛋白结合率和被肝脏代谢的程度亦高，如洋地黄毒苷；甾核羟基多者脂溶性低，口服吸收率低，常采用静脉注射方式给药，如毒毛花苷K；地高辛甾核羟基数目居中，体内过程特点居于两者之间。

(二)药理作用

1.正性肌力作用(加强心肌收缩力)

强心苷对心脏选择性高，在治疗剂量下，能直接加强心肌收缩力、增加心排血量，其正性肌力作用特点如下两方面。

心肌收缩更加敏捷有力，使收缩期缩短，舒张期相对延长，有利于衰竭心脏充分休息、增加冠状动脉供血及静脉回流量。

降低衰竭心肌耗氧量，心肌耗氧量主要取决于心肌收缩力、心率和心室壁张力。心力衰竭时心肌收缩无力，心排血量降低、心室排空不全，使心率加快，心室容积增大，心室壁张力增高，而导致心肌耗氧量明显增高。应用强心苷后，增强了衰竭心肌的收缩力，虽可使部分耗氧量有所增加,但由于心排血量增加,心室排空完全,室壁张力降低,收缩时间缩短,则使耗氧量显著减少;同时心排血量增加反射性地使心率减慢,外周阻力降低,也能明显降低耗氧量,因而强心苷使慢性心功能不全患者心肌总耗氧量降低。

增加衰竭心脏的输出量,对正常心脏的心排血量并不增加,因对正常心脏,强心苷加强心肌收缩力,还有直接缩血管作用,外周阻力增加,抵消了心排出量的增加。衰竭心脏,强心苷增强衰竭心肌收缩力,使心室排空完全;反射性降低交感神经张力,外周血管阻力降低,超过强心苷的直接缩血管效应,外周血管扩张,故心排血量增加。

2.负性频率作用(减慢心率)

强心苷的负性频率作用,主要表现在由于慢性心功能不全反射性提高交感神经兴奋性引起心率加快的患者。负性频率作用是强心苷正性肌力效应的继发作用。强心苷增强心肌收缩力,增加心排血量,作用于颈动脉窦、主动脉弓压力感受器,反射性降低交感神经张力,提高迷走神经兴奋性而减慢心率,进一步延长舒张期。

3.对心肌电生理特性的影响

(1)对传导组织的影响:治疗量强心苷反射性兴奋迷走神经,降低窦房结和心房的自律性;抑制房室结 Ca^{2+} 内流,而减慢房室传导速度;促进 K^{+} 外流,扩大静息电位水平,提高除极速率,加快心房传导速度。中毒量强心苷严重抑制 $Na^{+}-K^{+}-ATP$ 酶,使细胞内失钾,最大舒张电位减小而提高浦氏纤维自律性,缩短有效不应期。

(2)对心电图的影响:主要表现为心率减慢的 P—P 间期延长;房室传导减慢的 P—R 间期延长;浦氏纤维和心室肌动作电位时程缩短的 Q—T 间期缩短;以及 T 波扁平,甚至倒置;S—T 段呈鱼钩状改变。

4.利尿作用

强心苷加强心肌收缩力作用使肾血流量增加,还能直接抑制肾小管细胞膜 $Na^{+}-K^{+}-ATP$ 酶,使肾小管对 Na^{+} 的重吸收减少。因此,强心苷对慢性心功能不全患者有明显的利尿作用。

作用机制:Ca^{2+} 是心肌兴奋—收缩偶联中的关键物质,心肌细胞内 Ca^{2+} 量增加则心肌收缩力增强。强心苷选择性与心肌细胞膜上 $Na^{+}-K^{+}-ATP$ 酶受体结合,抑制酶活性,使 $Na^{+}-K^{+}$ 交换受阻,细胞内蓄积大量的 Na^{+},而促使 Na^{+} 更多地依靠 $Na^{+}-Ca^{2+}$ 交换偶联,导致细胞内 Ca^{2+} 浓度升高,而使心肌收缩力增强。强心苷通过抑制心肌细胞膜上 $Na^{+}-K^{+}-ATP$ 酶,增加心肌细胞内 Ca^{2+} 含量而产生正性肌力作用。

(三)临床应用

1.慢性心功能不全

强心苷类药物可用于各种原因引起的慢性心功能不全,但疗效因病情不同而有差异。

对高血压、心瓣膜病、先天性心脏病、风湿性心脏病、动脉硬化所引起的心功能不全疗效好,对伴有室率加快或心房颤动者疗效更好。

对继发于严重贫血、维生素 B_1 缺乏、甲状腺功能亢进等心肌能量代谢障碍的心功能不全疗效较差。

对严重心肌损伤、活动性心肌炎和肺源性心脏病引起的心功能不全疗效差且易中毒。此时心肌不仅能产生障碍，还因缺氧促使心肌细胞进一步缺钾，儿茶酚胺释放增多，浦氏纤维兴奋性增高诱发强心苷中毒。

对严重的二尖瓣狭窄、缩窄性心包炎等，因机械性阻塞引起的心功能不全无效，原因是机械性阻塞使心室充盈和舒张受阻，难以改善心功能不全症状。

2.某些心律失常

(1)心房纤颤是指心房发生400～600次/分紊乱而细弱的纤维性颤动。房颤的主要危险并不是其本身，而在于心房的过多冲动传到心室，引起室率过快，干扰心室泵血功能，导致严重的循环障碍。强心苷通过直接抑制房室结或兴奋迷走神经，增加房室结中隐匿性传导，阻止过多冲动传入心室，减慢心室率，从而改善循环障碍，增加心排血量。但对多数患者并不能消除房颤。强心苷是治疗心房纤颤的首选药。

(2)心房扑动是指源于心房的250～300次/分快速而规则的异位节律。房扑的冲动比房颤频率强且慢，更易传入心室而难以控制。强心苷通过缩短心房不应期，使房扑转为房颤，然后再增加房室结隐匿性传导而减慢心室率，达到治疗目的。强心苷也是治疗房扑的首选药，其治疗意义在于保护心室，当心室率减慢停用强心苷后，取消缩短不应期作用，使心房不应期延长，有利于消除折返停止房颤，有恢复窦性心律的可能。

(3)阵发性室上性心动过速：强心苷通过降低交感神经兴奋性，增强迷走神经对心脏的抑制作用，而达到治疗阵发性室上性心动过速的目的。

(四)不良反应

强心苷类药安全范围较小，治疗指数低，临床治疗量已达中毒量的60%，且强心苷生物利用度个体差异大，有些中毒症状与心功能不全症状相似不易鉴别，使中毒发生率较高。

1.胃肠道反应

强心苷直接兴奋延髓催吐化学感受区，表现为恶心、呕吐、厌食、腹泻等，是最常见的早期中毒反应。心功能不全未能控制时，由于胃肠静脉淤血也能引起胃肠道反应。应注意将强心苷中毒时与心功能不全未能控制时的胃肠道反应相区别。

2.中枢神经系统反应

主要表现为失眠、眩晕、头痛、谵妄等症状，还有色视障碍，如黄视症、绿视症、视物模糊等，与强心苷分布于视网膜有关。色视障碍也是强心苷中毒停药的先兆指征之一。

3.心脏

毒性是强心苷中毒最常见的不良反应，中毒量强心苷明显抑制 Na^+-K^+-ATP 酶，使心肌细胞内 Na^+ 剧增，Ca^{2+} 超负荷，严重缺 K^+ 导致静息电位上移、最大舒张电位减小，自律性增高，传导减慢，导致各种心律失常。约50%的中毒病例发生各种快速型和缓慢型心律失常。

快速型心律失常，以单发性室性期前收缩多见且较早出现，约占心脏毒性发生率的1/3。也可有二联律、三联律、阵发性室上性和室性心动过速。室性心动过速最严重，应立即停药抢救，以免发展为危及生命的室颤。

缓慢型心律失常，房室传导阻滞，大剂量强心苷可引起各种程度的房室传导阻滞。主要与强心苷增加迷走神经兴奋性，高度抑制 Na^+-K^+-ATP 酶，使细胞内失钾；窦性心动过缓，过量强心苷直接抑制窦房结、降低自律性，引起窦性心动过缓，严重者可致窦性停搏。心率低于

60次/分为中毒先兆,是停药指征之一。

4.用药方法

(1)传统给药法:先在短期内给予足量强心苷以发挥充分疗效,之后每日给予维持量。前者分缓给法和速给法。缓给法:口服地高辛、洋地黄毒苷,于3～4天内给足全效量,适用于慢性轻症患者。速给法:选用毒毛花苷K在24h内给足全效量,适于两周内未用过强心苷的重症患者。

(2)每日维持量给药法:对病情轻者,选用地高辛,逐日给予维持量,经4～5个$t_{1/2}$达到稳态血药浓度而发挥治疗作用,并能明显降低中毒的发生率。强心苷肌内注射时应选择较大肌肉深部注射,并经常调换注射部位。静脉注射时速度应缓慢,不能与其他药液混合注射,注射后1～2h要密切监视患者心脏情况。

二、非苷类正性肌力药

(一)儿茶酚胺类

多巴酚丁胺对心脏β_1受体选择性高,增强心肌收缩力,使心脏泵血功能改善;减轻心脏负荷,增加心排血量。心肌兴奋作用较温和,较少影响心率,不增加心肌耗氧量,较少引起心律失常。临床用于对强心苷反应不佳的严重左室功能不全及心肌梗死所致心功能不全者,口服无效。静脉给药起效快,$t_{1/2}$与作用时间短暂,适用于心功能不全的紧急处理。

过大剂量易致血压升高、心动过速、诱发或加重心绞痛,易产生耐受性,持续静脉滴注不应超过72h。房颤患者不宜应用,因使房室传导加速。

(二)磷酸二酯酶抑制药

米力农和氨力农均为磷酸二酯酶抑制药,选择性抑制磷酸二酯酶,提高心肌细胞内cAMP含量,使钙通道磷酸化、促进钙内流而增加心肌细胞内钙离子浓度,发挥正性肌力作用;另一方面抑制血管平滑肌细胞内磷酸二酯酶,使cAMP含量增加,胞浆内Ca^{2+}浓度降低,血管舒张。临床主要用于强心苷治疗无效的难治性慢性心功能不全。

氨力农不良反应较多,常见的有恶心、呕吐、心律失常等。米力农作用较氨力农强20倍,长期应用加快心率、增加耗氧量,缩短存活期,增加病死率,仅供短期重度心力衰竭强心苷不耐受或效果不佳者。

三、血管紧张素转化酶抑制药

血管紧张素转化酶抑制剂(ACEI)不仅能缓解心力衰竭的症状,且能降低CHF的病死率和改善预后,并能逆转左室肥厚,防止心室的重构,现是治疗CHF的主要药物。

常用药物:卡托普利、依那普利、贝那普利等。

卡托普利为血管紧张素转化酶抑制剂,是目前治疗慢性心功能不全的一线药物。

(一)抑制AngⅠ转化酶的活性而降低AngⅡ含量

卡托普利抑制血管紧张素Ⅰ生成血管紧张素Ⅱ,使血管平滑肌扩张,外周阻力减轻,从而降低心脏前后负荷,降低心肌耗氧量;也使醛固酮分泌减少,减轻水钠潴留,减少回心血量,减轻心脏前负荷。

(二)抑制AngⅡ所致的心肌及血管的肥厚、增生

逆转心室重构肥厚及已出现的纤维组织和肌层内冠脉壁的增厚,提高心肌及血管的顺应

性。此作用与它们对血管、血压的作用无关。

卡托普利可明显改善心功能，减少并发症，降低病死率，明显降低高血压患者心力衰竭发生率，故对高血压并发心功能不全可作为首选药。常与利尿药、地高辛合用作为治疗慢性心功能不全的基础药物。

治疗应从小剂量开始，逐步增至最大耐受量。

四、减负荷药

（一）利尿药

利尿药是治疗心功能不全的常规用药，主要通过增加 Na^+ 排出量，降低血管壁中 Na^+ 含量，减弱 Na^+/Ca^{2+} 交换，降低血管张力，从而减轻心脏负荷，改善心功能，增加心排血量。中效利尿药氢氯噻嗪单独应用，治疗轻度慢性心功能不全效果良好；口服强效利尿药或噻嗪类与留钾利尿药合用，治疗中度慢性心功能不全；对严重心功能不全、急性左心衰竭合并肺水肿，选用强效利尿药如呋塞米静脉注射，可迅速缓解症状，注意同时补钾或与留钾利尿药合用。

（二）血管扩张药

血管扩张药是治疗慢性心功能不全的辅助药物，不能代替强心苷和利尿药等作为常规治疗。临床主要用于对强心苷和利尿药无效的难治患者，即在常规治疗基础上加用扩血管药可提高疗效。血管扩张药用于慢性心功能不全的基本药理作用是：扩张静脉，减少回心血量，降低前负荷，使肺部淤血得以缓解；扩张小动脉，减少外周阻力，降低后负荷，改善心功能，增加心排血量，增加组织供血。

治疗慢性心功能不全选用血管扩张药，临床根据患者血流动力学效应选药，如静脉压明显升高，肺淤血症状显著者，宜选用以扩张静脉降低前负荷为主的硝酸甘油；对外周阻力升高，心排血量明显减少的后负荷升高明显者，宜选用扩张动脉为主的肼屈嗪；对前后负荷都升高，心排血量明显降低者，应选用对静脉、动脉均扩张明显降低外周阻力、改善心功能的哌唑嗪、卡托普利；对顽固性、急性左心功能降低，心排血量明显减少者，宜选用硝普钠。

本类药物常见主要不良反应有水钠潴留、低血压、心动过速等。为减少不良反应，宜从小剂量开始逐渐增量，或采用扩血管药联合、交替使用。应用时要特别注意血压的变化。

第二节　抗心律失常药

正常心脏在窦房结的控制下按一定频率进行有节律的跳动，当心脏的冲动起源异常或冲动传导障碍时均可引起心律失常。它有缓慢型与快速型之分，本节讨论的是治疗快速型心律失常的药物。

一、肌电生理简介

（一）心肌细胞膜电位

心肌细胞膜的静息电位，约为 90mV，处于内负外正极化状态。当 Na^+ 内流逐渐增加，膜电位随之上升（负值减小），达到阈电位水平就激发可以扩布电流脉冲，形成动作电位，动作电位包括除极和复极两个过程，按其发生的顺序将动作电位分为5个时相，每个时相均由不同离子内流或外流所引起。

0相—快速除极期：钠通道被激活，大量的Na^+快速内流，使细胞内负电位转变为正电位。

1相—快速复极初期：钠通道关闭，是由钾短暂外流形成。

2相—缓慢复极期（平台期）：是由少量Na^+及Ca^{2+}缓慢内流与K^+外流所形成动作电位的平台。

3相—快速复极末期：是Ca^{2+}停止内流，K^+快速外流所形成。0相至3相的时程合称为动作电位时程（APD）。

4相—静息期：通过Na^+-K^+泵主动转运，泵出细胞内的Na^+并摄入K^+，最后细胞内外的离子浓度及分布恢复到除极前状态。在无自律性的心肌细胞，4相处于水平的静息膜电位。而具有自律性的心肌细胞，如窦房结、房室结区、房室束及浦肯野纤维，在4相自动除极。根据动作电位除极化的速度及幅度，可将自律细胞分为快反应自律细胞（包括心房传导组织、房室束及浦肯野纤维）及慢反应自律细胞（包括窦房结及房室结）。快反应自律细胞4相自动除极速率主要与Na^+内流有关，除极速率快，传导速度也快，呈现快反应电活动。慢反应自律细胞4相自动除极与Ca^{2+}内流有关，除极速率慢，传导速度也慢，呈慢反应电活动。当心肌发生病变，快反应细胞也可转变慢反应细胞，自律性降低。

（二）心肌电生理特性

1.自律性

一些心肌细胞能够在没有外来刺激的条件下，反复自动地发生节律性兴奋，这种特性称为自律性。自律性高低主要取决于舒张期自动除极速度即4相斜率，如4相斜率大则自律性高。凡能在快反应细胞4相中抑制Na^+内流、促进K^+外流或在慢反应细胞减少Ca^{2+}内流的药物，都能使4相斜率降低，自律性降低。反之则使自律性升高。

2.传导性

指心肌细胞有将冲动传达到邻近细胞的性能。动作电位0相除极化速率决定传导性。快反应自律细胞0相除极化是由Na^+内流决定，慢反应自律细胞0相除极化是由Ca^{2+}内流决定，因而抑制Na^+内流、抑制Ca^{2+}内流均可抑制传导。

3.有效不应期

从0相除极开始至复极过程中，膜内电位达约为$-50\sim-60mV$时，这段时间称之为有效不应期（ERP），在ERP内心肌细胞对任何刺激不产生兴奋，或虽产生兴奋，但兴奋并不向周围扩布。一般ERP的长短与动作电位时程（APD）长短变化相适应，但程度可有不同。

二、心律失常发生机制

心律失常是由冲动形成异常和冲动传导异常或二者兼有所致。

（一）冲动形成异常

1.自律性升高

窦房结细胞动作电位4相Ca^{2+}内流增多或最大舒张电位减小，其自律性就会增高，引起窦性心动过速。其他自律细胞的4相除极加快或最大舒张电位减少时，其自律性也会升高，导致异位节律。

2.后除极与触发活动

后除极是在一个动作电位中继 0 相除极后所发生的除极，常表现为频率较快，振幅较小，振荡性波动。此时膜电位不稳定，容易引起异常冲动发放，此过程称为触发活动。其主要由 Ca^{2+} 或 Na^{+} 内流增多所致。

(二)冲动传导异常

1.单纯性传导障碍

包括传导减慢、传导阻滞等。其发生可能是与邻近细胞不应期长短不一致或病变引起的传导有关。

2.折返激动

指冲动经传导通路折回原处而反复运行的现象。在病变时，如 A 支发生单向传导阻滞，冲动不能下传，而 B 支传导的冲动经过心肌后，可缓慢逆行经 A 支，再传回 B 支，若此时 B 支有效不应期已过，则冲动再沿 B 支下传到心室肌，形成冲动折返。这样，一个冲动折返可引起一个期前收缩(早搏)，如连续多次折返，可引起一连串的期前收缩，呈现快速型心律失常。

三、抗心律失常药物的基本作用和分类

(一)抗心律失常药的基本作用

1.降低自律性

药物可通过抑制快反应细胞 4 相 Na^{+} 内流或抑制慢反应细胞 4 相 Ca^{2+} 内流，减慢 4 相自动除极速率，降低自律性；也可通过促进 K^{+} 外流而增大最大舒张电位而降低自律性。

2.减少后除极与触发活动

药物抑制 Ca^{2+} 或 Na^{+} 内流，就可以减少后除极与触发活动。

3.改变传导性

药物一方面通过促进 K^{+} 外流，加大膜电位(负值)，使 0 相除极速率加快，改善传导，消除单向传导阻滞，终止折返冲动如苯妥英钠。另一方面通过抑制 K^{+} 外流或 Ca^{2+} 内流或 Na^{+} 内流，降低膜反应性而减慢传导，使单向传导阻滞变为双向阻滞，消除折返冲动如奎尼丁。

4.延长有效不应期(ERP)

药物可以通过以下几种方式，延长 ERP，消除折返。

(1)延长 APD、ERP，但 ERP 延长更显著，由于在一个 APD 中 ERP 所占时间越长，冲动将有更多的机会落入 ERP 中，折返冲动易被消除。

(2)缩短 APD、ERP，但 APD 缩短更显著，所以 ERP/APD 比值加大、即 ERP 相对延长，易消除折返。

(3)使邻近细胞不均一的 ERP 趋向均一化而终止折返。一般延长 ERP 的药物，可使 ERP 较短的心肌细胞延长较多，使 ERP 较长的心肌细胞延长较少，从而使邻近细胞不均一的 ERP 趋向均一，减少或终止折返。反之亦然，缩短 ERP 的药物，则使 ERP 短者，缩短少些，ERP 长者，缩短多些。

(二)抗心律失常药的分类

用于抗心律失常药的药物较多，根据其对心肌电生理的作用特点，可分为四类，其中Ⅰ类又分 A、B、C 三个亚类。

四、常用抗心律失常药

(一)Ⅰ类——钠通道阻滞药

1.ⅠA类药物

本类药物能适度减少除极时 Na^+ 内流,降低0相上升速率,降低动作电位振幅,减慢传导速度。减少异位起博细胞4相 Na^+ 内流而降低自律性。

(1)奎尼丁:奎尼丁是由茜草科植物金鸡纳树皮中提得的生物碱,是抗疟药奎宁的右旋异构体。口服后心肌中药物浓度为血浆中的10倍,$t_{1/2}$ 约6h,主要在肝脏代谢。

作用和临床应用:奎尼丁能降低自律性,对功能正常的窦房结自律性影响很小。可降低心房、心室、浦肯野纤维等的0相上升速度及膜反应性,因而减慢传导速度。还能明显延长APD和ERP,而ERP的延长更为显著,故可消除折返。此外,尚有抑制心肌收缩力及阿托品作用。本品为广谱抗心律失常药,适用于阵发性室上性和室性心动过速、心房颤动、心房扑动及用于转律。

不良反应较多,安全范围小,易出现毒性反应。①胃肠道反应:表现为恶心、呕吐、食欲匮乏、腹痛和腹泻等。②金鸡纳反应:一般与剂量无关。轻者出现胃肠不适、耳鸣、听力下降、视力模糊,重者出现复视、神志不清,甚至精神失常。③心血管反应:较严重,包括血压下降、心力衰竭、传导阻滞等,严重者可发生奎尼丁昏厥,并可出现心室颤动或心脏停搏等,应立即静脉滴注异丙肾上腺素或注射阿托品,静脉补钾及补镁等。④变态反应:可表现瘙痒、皮疹、发热、哮喘、血小板减少、粒细胞减少等。

用药注意及禁忌证:①奎尼丁与地高辛合用,使后者肾清除率降低而增加其血药浓度。②与双香豆素、华法林合用,竞争与血浆蛋白结合,使后者抗凝血作用增强。③肝药酶诱导剂苯巴比妥、苯妥英钠等加速其代谢,使血药浓度降低。④西咪替丁、钙通道阻滞药可减慢其在肝脏的代谢。⑤本药还可减慢三环类抗抑郁药、可待因在肝脏的代谢。⑥肝肾功能不全、严重房室传导阻滞、心动过缓、低血压、强心苷中毒所致的心律失常禁用。

(2)普鲁卡因胺:普鲁卡因胺为局麻药普鲁卡因的衍生物。作用和临床应用:普鲁卡因胺的作用与奎尼丁基本相似,但抑制心脏传导以房室结以下为主。主要用于室性心律失常,包括室性期前收缩及室性心动过速;对房性心律失常也可选用,但对心房纤颤和心房扑动疗效较差。不良反应:变态反应较常见,表现为皮疹、药热、粒细胞减少等。用药过久少数患者出现全身红斑狼疮样综合征。长期应用也会出现恶心、呕吐等消化道症状,静脉注射可引起低血压及窦性心动过缓。低血压及支气管哮喘者慎用,房室传导阻滞的患者禁用。

2.ⅠB类药物

本类药物轻度抑制 Na^+ 通道,促进 K^+ 外流。能降低自律性,使APD和ERP均缩短,但APD缩短更明显,从而ERP相对延长。

(1)利多卡因:利多卡因为常用的局麻药,但也有抗心律失常的作用,口服无效,必须注射用药。

作用:治疗量的利多卡因能选择性降低浦肯野纤维自律性,改善传导,相对延长有效不应期(ERP),明显提高心室致颤阈,而达到控制室性心律失常的目的。

临床应用:主要用于室性心律失常,对室性期前收缩、阵发性室性心动过速、心室纤颤等均有较好的疗效。对强心苷中毒引起的室性心律失常也有较好疗效。对低血钾者，应先补钾，否则因心肌膜对 K^+ 通透性降低，而影响疗效。

不良反应：主要有头昏、兴奋、激动、嗜睡、语言与吞咽障碍等中枢神经系统症状。严重者可有短暂视力模糊、肌肉颤动、抽搐、呼吸抑制；剂量过大时可出现心率减慢、窦性停搏、房室传导阻滞、血压下降。超量可致惊厥，心搏骤停。

用药注意及禁忌证：①肝药酶抑制剂如异烟肼，能减少利多卡因代谢，增强其作用。②肝药酶诱导剂如巴比妥类，能加速利多卡因代谢，减弱其作用。③普萘洛尔可延长利多卡因的半衰期而增强其作用。④利多卡因还可增强肌松药的肌松作用。⑤严重传导阻滞、伴有心动过缓的脑缺血综合征及对本药有过敏史者禁用。

(2)苯妥英钠：苯妥英钠既是良好的抗癫痫药，又是有效的抗心律失常药。其作用和用途与利多卡因相似，主要用于治疗室性心律失常，特别是对强心苷类药物中毒所致的快速性室性心律失常疗效更佳。对心肌梗死、心脏手术、麻醉、电复律等引起的室性心律失常也有效。

3.ⅠC 类药物

本类药物主要作用于浦肯野纤维，阻滞 Na^+ 通道作用强，明显降低 0 相上升速率，减慢传导；也降低 4 相自动除极化速率，降低自律性。对复极过程影响较小。

普罗帕酮兼有抑制 Na^+ 内流、β 受体阻断和钙拮抗三种作用；因毒性较大仅用于危及生命的室性心律失常。常见的不良反应有恶心、呕吐、味觉改变、头痛、眩晕，一般不须停药，严重时可致心律失常，如传导阻滞、窦房结功能障碍、加重心力衰竭等。偶见粒细胞缺乏、红斑性狼疮样综合征。

(二)Ⅱ类——β 受体阻断药

常用于治疗心律失常的 β 受体阻断药有普萘洛尔、阿替洛尔、美托洛尔、吲哚洛尔等，现以普萘洛尔为代表药加以介绍。

(1)作用：普萘洛尔主要通过 β 受体阻断作用，降低自律性，减慢传导，发挥抗心律失常作用，其口服吸收完全，但首过效应达到 70%，口服给药时应加大剂量，个体差异大，主要在肝脏代谢。

(2)临床应用：适用于治疗与交感神经兴奋过高有关的各种心律失常。对窦性心动过速、心房纤颤、心房扑动及阵发性室上性心动过速疗效好；对由运动、情绪激动、甲状腺功能亢进等诱发的室性心律失常也有效；普萘洛尔尚有抗心绞痛和抗高血压的作用，故对伴有心绞痛或高血压的心律失常患者更为适用。

(3)不良反应和注意事项：本药可引起窦性心动过缓、房室传导阻滞、低血压、心力衰竭等，对有窦性心动过缓、房室传导阻滞、支气管哮喘或慢性肺部疾患的患者禁用。

(三)Ⅲ类——延长动作电位时程(APD)药

胺碘酮(乙胺碘呋酮)：胺碘酮抗心律失常的特点是广谱、长效。口服吸收缓慢，起效慢，主要在肝脏代谢，胆汁排泄，消除缓慢，停药后作用可持续 4～6 周。静脉注射 10 分钟显效，维持 1～2h。

1.作用

胺碘酮能阻滞 K^+ 通道,较明显地抑制复极过程,延长 APD 和 ERP;尚能松弛冠状动脉和周围血管平滑肌,增加冠状动脉血流量,减轻心脏负荷,减少心肌耗氧。

2.临床应用

适用于各种室上性和室性心律失常,如心房纤颤、心房扑动、心动过速及预激综合征等。对室性心动过速、室性期前收缩也有效。

3.不良反应和注意事项

有胃肠道反应,角膜褐色微粒沉着,偶见肺纤维化。因其含碘,长期服用可影响甲状腺功能,对本药或碘过敏、甲亢、心动过缓、房室传导阻滞等患者禁用。

(四)Ⅳ类——钙通道阻滞药

1.维拉帕米(戊脉安、异搏定)

(1)作用:维拉帕米能选择性阻滞 Ca^{2+} 通道,抑制 Ca^{2+} 内流,降低自律性,减慢传导速度和延长 ERP,减慢心率;还能扩张冠状动脉和外周血管,增加冠状动脉流量,降低血压,减轻心脏负荷。

(2)临床应用:维拉帕米是治疗阵发性室上性心动过速的首选药,能使 80%以上的患者转为窦性节律。对房性心动过速也有良好效果。还可用于高血压,心绞痛的治疗。

(3)不良反应:维拉帕米有恶心、呕吐、头痛、眩晕、颜面潮红等不良反应症状。静脉注射时可引起窦性心动过缓和低血压,必要时可用葡萄糖酸钙或阿托品纠正。

(4)用药注意及禁忌证:①不宜与β受体阻断药或地高辛合用。②禁用于窦房结疾患、房室传导阻滞、心力衰竭及心源性休克者。老人尤其是心、肾功能不全者应慎用。

2.地尔硫䓬

地尔硫䓬的抗心律失常作用与维拉帕米相似,口服起效较快,可用于阵发性室上性心动过速和心房颤动。

第三节　调节血脂药

人体血液中脂肪主要有 3 种:三酰甘油、胆固醇及磷脂,它们都在不同程度上与载脂蛋白结合成微粒状的脂蛋白;人体血浆中的脂蛋白有 4 种:①高密度脂蛋白(HDL),对冠状动脉有保护和免遭粥样硬化作用:②低密度脂蛋白(LDL),运转外源性胆固醇,其增高可产生高胆固醇血症;③极低密度脂蛋白(VLDL),主要运转内源性三酰甘油,其增高则产生高三酰甘油血症和高胆固醇血症;④乳糜微粒(CM),主要运转外源性三酰甘油,血浆中 CM 升高可引起明显的高三酰甘油血症、高脂血症是常见的心血管疾病,系人体脂代谢失调所致,主要是指血清总胆固醇(TC)、三酰甘油(TG)水平过高,血低密度脂蛋白胆固醇(LDL－C)水平过高或血高密度脂蛋白脂固醇(HDL－C)水平过低。高脂血症是构成动脉粥样硬化的一个重要因素,是公认的高血压、冠心病和脑血管意外的主要危险因素,同时它又与许多疾病相关。因此,纠正脂代谢紊乱，对改善冠心病、高血压及相关疾病的症状，降低脑血管意外的发生具有十分重要的意义，临床上将高脂血症分为高胆固醇血症、混合型高脂血症、高三酰甘油血症和低密度脂蛋白血症 4 类。

凡能使 LDL、VLDL、TC、TG 降低，或使 HDL 升高的药物，都有抗动脉粥样硬化作用，统称为调节血脂药。

一、抑制肝脏胆固醇合成药

抑制肝脏胆固醇合成药有洛伐他汀（美降之）、普伐他汀（普拉固）、辛伐他汀（舒降之）、氟伐他汀等，属羟甲基戊二酰辅酶 A 还原酶抑制剂，又称他汀类。本类药对降低 TC 及 LDL 十分有效，对 TG 也有降低作用，适用于高胆固醇血症。

（一）体内过程

除氟伐他汀外，本类药物吸收皆不完全，洛伐他汀和普伐他汀的吸收可受食物干扰。

（二）作用

1.降低血浆胆固醇

他汀类竞争性抑制羟甲基戊二酰辅酶 A 还原酶（肝合成胆固醇的限速酶），使肝内胆固醇合成减少；还可通过自身调节机制，代偿性刺激低密度脂蛋白受体合成和数量的增加，从而增加 VLDL 和 LDL 的消除，升高 HDL 水平，降低血浆 TC 水平。降低 LDL－C 作用以洛伐他汀最强，普伐他汀最弱。

2.降低血小板活性

普伐他汀能抑制血小板血栓烷素 B，并抑制血小板的聚集功能，从而阻止血栓形成。

（三）用途

适用于原发性高胆固醇血症、继发性高胆固醇血症，预防冠心病的发生，防止经皮穿刺冠状动脉内球囊成形术后再狭窄。对纯合子家族性高胆固醇血症无效，因肝细胞表面缺乏低密度脂蛋白受体。

（四）不良反应及应用注意

1.肉毒性

有肌触痛、肌无力、肌酸磷酸激酶（CK）升高，最严重的是骨骼肌溶解和急性肾衰竭，普伐他汀发生率较低。

2.肝毒性

偶见血清转氨酶（ALT）升高。

3.其他不良反应

有恶心、腹痛等胃肠道反应，以及失眠、头痛、视觉障碍等神经系统反应。

4.药物相互作用

与苯氧酸类、烟酸类、红霉素、环孢素合用，骨骼肌溶解症状可加重。

5.禁忌证

肾功能不全患者、孕妇及及哺乳期妇女禁用。

二、促进胆固醇排泄药

促进胆固醇排泄药考来烯胺（消胆胺）和考来替泊（降胆宁）皆为季胺阴离子交换树脂，不溶于水,不易被消化酶破坏。

(一)作用和用途

利用其阴离子交换树脂的功能,在肠道中与胆汁酸结合形成络合物随粪便排泄,阻断了胆汁酸的重吸收,从而激活 7-α 羟化酶,促使胆固醇变为胆汁酸,降低了 TC 及 LDL,适用于纯合子家族性高胆固醇血症以外的任何类型的高胆固醇血症。对高三酰甘油血症无效,对混合型高脂血症,需合用其他类型的调血脂药。

(二)不良反应及应用注意

1.胃肠道反应

常致恶心、呕吐、腹胀、便秘或腹泻等。

2.药物相互作用

与羟甲基戊二酰辅酶 A 还原酶抑制剂合用,减弱肝脏合成胆固醇的能力,增强降脂作用;和阿司匹林、保泰松、洋地黄毒苷、地高辛、华法林、甲状腺素等合成难溶性复合物,从而妨碍这些药物的吸收;与香豆素类药物竞争血浆蛋白结合,增强后者疗效,引起出血;可减少脂溶性维生素 A、D、K、E 及钙盐的吸收。若合并用药需在用本药前 1h 或用药后 4h 服用。

3.长期应用

应适当补充脂溶性维生素和钙盐。

三、降低三酰甘油药

降低三酰甘油药主要是苯氧酸类,又称贝特类,常用药有吉非贝齐、苯扎贝特(必降脂)、非诺贝特(立平脂)、环丙贝特等。

(一)体内过程

口服吸收迅速而完全,t_{max}为 2～4h,血浆蛋白结合率高达 95%以上。各药 $t_{1/2}$ 不全相同,吉非贝齐为 1.1h,苯扎贝特为 2h,非诺贝特为 20h,环丙贝特为 17～42h。大部分以葡萄糖醛酸形式经尿排出。

(二)作用和用途

贝特类药物的基本作用是增加脂蛋白脂肪酶的活性,从而促进 VLDL 的降解,抑制肝对 VLDL 的合成和分泌,进而减少 LDL。适用于以 VLDL 升高为主的高脂蛋白血症,可降低冠心病发生率及病死率。

(三)不良反应及应用注意

(1)胃肠道反应:轻度腹泻、恶心等。

(2)其他反应:脱发、血常规及肝功能异常等。

(3)药物相互作用:与羟甲基戊二酰辅酶 A 还原酶抑制剂合用时,有引起心肌病的危险。

(4)本类药可引起胆石症,故胆管疾病患者、肥胖症者慎用,肝、肾功能不良者以及孕妇禁用。

四、防止动脉内膜下胆固醇沉积药

(一)抗氧自由基药

抗氧自由基药可中断 LDL 被氧自由基氧化为 VLDL,因而影响粥样斑块的形成及动脉粥样硬化,常用药有维生素 E、维生素 C、普罗布考、泛硫乙胺等。

(二)保护动脉内膜的药

吡醇氨酯是一种抗动脉粥样硬化药,有抗感染、抗凝血和抗缓激肽的作用,尚能降低二磷腺苷(ADP)引起的血小板聚集。

(三)其他调整血脂药

1.亚油酸

亚油酸能够与胆固醇结合为酯,进而促进其降解为胆汁酸而随胆汁排泄。也有一定降低TG的作用。

2.烟酸及其衍生物

烟酸可降低心肌梗死发生率及冠心病病死率,但不良反应多,限制其临床应用。但新一代烟酸类制剂阿西莫司(乐脂平)能抑制脂肪组织释放脂肪酸,减少血中VLDL和LDL,从而使血中TG和TC水平降低,并促进HDL－C增加,用于各型高脂血症患者及伴有糖尿病和痛风的患者。

药物不良反应少,发展前景好。孕妇和哺乳期妇女慎用,肾功能不全者应酌情减量。消化性溃疡者禁用。

第四节　抗心绞痛药

心绞痛是缺血性心脏病的常见症状,而缺血性心脏病多由冠状动脉粥样硬化性心脏病(冠心病)所引起。心绞痛发生的主要原因是心肌缺血,致使心肌需氧与供氧之间平衡失调(供不应求)。

心脏接受冠状动脉的血液供应,冠脉经心外膜穿过心室壁到达心内膜。在心室壁肌内,冠状血管呈直角分枝,形成网络。靠近心内膜下的冠状小血管更易受心肌收缩的挤压,故内膜下易发生缺血、缺氧。心肌代谢以有氧代谢为主,较其他组织能从血液中摄取更多的氧,因而心肌对血氧的依赖性更强。

决定心肌耗氧量的因素主要包括心率、心收缩力、心室壁张力,冠心病患者常有粥样斑块形成于冠状血管壁,使管腔狭窄,并更易发生痉挛,导致心肌缺血、缺氧。同时,心肌代谢紊乱,使心肌肉积聚过多的乳酸、丙酮酸、组胺、缓激肽等代谢产物,刺激末梢神经,引起心绞痛,并加重缺血的损害。临床上,按发病的特征将心绞痛分为稳定型、不稳定型和变异型三类。

现有抗心绞痛药物作用是多方面的,主要包括以下几类。

(1)硝酸酯及亚硝酸酯类,如硝酸甘油、硝酸异山梨酯、戊四硝酯、亚硝酸异戊酯等。本类药物以扩张静脉为主,减轻心脏前负荷,缩小心室容积,兼有较轻的动脉扩张作用,降低心肌耗氧量,此外还促进侧支循环,改善缺血区供血,故适用于各型心绞痛。

(2)β受体阻滞剂,如普萘洛尔、美托洛尔、丙烯洛尔、氧烯洛尔、吲哚洛尔、阿替洛尔、纳多洛尔等。本类药物降低心肌收缩力,减慢心率,降低交感神经张力和动脉血压,使心肌需氧量减少,故适用于劳力或交感神经兴奋性增高诱发的心绞痛,而对于冠脉痉挛所致的心绞痛不利。

(3)钙拮抗剂,包括硝苯地平及其他二氢吡啶类药、维拉帕米及其衍生物、地尔硫䓬以及普尼拉明、哌克昔林、利多氟嗪等。本类药物既能扩张血管,解除痉挛,又能减弱心肌收缩力和心率,降低心肌需氧量,适用于各型心绞痛。

(4)其他西药,如吗多明、卡波罗孟等。

(5)中草药,如丹参、川芎、葛根、毛冬青等。

一、硝酸甘油

(一)其他名称

三硝酸甘油酯。

(二)性状

近无色或微黄色澄明油状液体,无臭,味甜带辛;略有挥发性;稍溶于水;遇热或撞击易爆炸。

(三)作用

本品为速效、短效的抗心绞痛药物,能直接松弛血管平滑肌,尤其是小血管平滑肌,使小动脉舒张,外周阻力减小,血压下降,心脏后负荷减轻,并使小静脉舒张,回心血量减少,心排出量降低,心脏前负荷减轻。结果是心脏做功和耗氧量均减少,使心绞痛得以缓解。本品尚能促进冠状血管侧支循环形成,也有利于缓解心绞痛。另外,本品对胃肠道、胆管、输尿管等平措肌亦有松弛使用,但作用短暂,临床意义不大。

(四)体内过程

本品易自口腔黏膜和胃肠道吸收,也可从皮肤吸收。自舌下黏膜吸收迅速而完全,生物利用度约 80%;口服时,因肝脏首关效应,生物利用度仅约 8%。蛋白结合率中等。舌下含服2～3min 起效,5min 达最大效应。血药峰值 2.3ng/mL,持续作用 10～45min。主要在肝脏代谢,经肾排泄。$t_{1/2}$(舌下)1～4min。长效胶囊(疗痛脉)口服吸收缓慢,作用可持续 10～12h。软膏剂经皮肤缓慢吸收,作用持续 1～4h。贴膜剂(TTS)经皮肤持续均匀吸收,血药浓度相对恒定,疗效保持 24h。喷雾剂(永保心灵)经口腔黏膜吸收迅速,30s 起效。

(五)应用

片剂含服,用于防治心绞痛,0.25～0.5mg/次,按需要 5min 后可再用,每日不超过 2mg。

胶囊剂:预防心绞痛发作,口服:1 粒/次,每 12h 1 次。

软膏剂:预防心绞痛发作,涂于前臂或胸部,1.5×3cm^2/次。

贴膜剂:预防心绞痛发作,与洋地黄或利尿剂合用可治疗慢性心力衰竭。1 贴/次,每 24h 1 次。为防止耐药的发生,也有隔 12h 贴 12h 的用法。

喷雾剂:用于治疗心绞痛、冠状动脉供血不全、肺源性心脏病、心血管痉挛等。于心绞痛发作时,用本品对着口腔喷射 1～2 次。

注射剂:①缓解急性心肌梗死,将本品 1～5mg 溶于 5%或 10%葡萄糖液 100mL 中,静脉滴注 10～20 滴/分,可根据患者反应,每 10～15min 递增剂量 25%～50%。②用于心外科手术中降低血压时,可将本品 20mg 溶于 5%葡萄糖液 100mL 中,静脉滴注 60 滴/分,待血压降至预计值时,调至 10～15 滴/分。

(六)注意

(1)下列情况慎用或禁用：脑出血或头颅外伤，因本品可增高颅内压；严重贫血用本品时可能加重心脏负担；青光眼，因本品可增高眼内压；近期心肌梗死患者用本品后，可能出现低血压及心动过速危险，从而加重心肌缺血；梗阻性心肌病时，本品可加重心绞痛。

(2)对其他硝酸酯或亚硝酸酯过敏的患者对本品也可能过敏。

(3)含服及喷雾(口腔)给药时应持坐位并保持安静。如15min内用过3片仍无缓解时，应立即就诊。

(4)应用本品过程中应监测血压和心功能，以便调整剂量。

(5)用药期间从卧位或坐位站起时应缓慢，以防突发直立性低血压。

(6)长期连续用药可产生耐受性，故宜用最低有效量。

(7)药物过量引起低血压时，应抬高两腿，以利静脉血回流；如仍不能纠正，可加用去氧肾上腺素或甲氧明，但不用肾上腺素。

(七)不良反应

由于血管扩张，可引起头痛、眩晕、昏厥、面颈潮红，严重时可出现恶心、呕吐、心动过速、视力模糊、皮疹等。过量时可出现口唇指甲发绀、气短、头涨、脉速而弱、发热、虚脱、抽搐。

(八)相互作用

(1)与普萘洛尔合用，有协同作用，并互相抵消各自的缺点，但剂量不可过大。

(2)与乙酰胆碱、组胺或儿茶酚胺类拟交感药合用时，本品疗效减弱。

(3)与降压药或扩血管药合用时，本品的体位性降压作用增强。

(4)与三环抗抑郁药合用时，可加剧低血压和抗胆碱能效应。

(5)用药期间饮酒，可导致低血压。

(九)干扰检验

(1)血中变性血红蛋白增多。

(2)尿中儿茶酚胺、香草杏仁酸值升高。

二、硝酸异山梨酯

(一)其他名称

硝异梨醇，消心痛。

(二)性状

本品为白色结晶性粉末，无臭，微溶于水。爆炸性比硝酸甘油小。

(三)作用

本品作用与硝酸甘油相似，但较持久。松弛血管平滑肌，改善外周及冠脉循环，减少心肌负荷及耗氧量，使心绞痛得以缓解。

(四)体内过程

片剂口服吸收完全，但由于肝脏首关效应，生物利用度仅19%～29%，服后15～40min起效，持续4～6h。舌下含服，吸收迅速，生物利用度为30%～59%。服后1～3min起效，持续1～3h。本品的$t_{1/2}$约为4.5min。控释片(异舒吉)和缓释胶囊(易顺脉)服后均匀持续吸收作用持续8～12h。口腔喷雾剂和皮肤喷雾剂均易从口腔黏膜或皮肤吸收，多于1min内起效。

吸收的硝酸异山梨酯主要在肝脏代谢，经肾排泄。

(五)应用

用于各型心绞痛。

(1)口服，用于预防心绞痛发作，5～10mg/次，每日2～3次。

(2)舌下含服，用于心绞痛急性发作，5mg/次。

(3)控释片或缓释胶囊，预防心绞痛，1片或1粒(20mg)/次，早、晚各1次。

(4)口腔喷雾剂，用于急性心绞痛发作，伴左心室衰竭的心肌梗死、慢性右心室衰竭和慢性肺源性心脏病，喷入口腔1～3个喷雾剂量，每次隔30s，并深深吸入。

(5)皮肤喷雾剂，用于心绞痛的长期治疗，每日1～2次，每次1个喷雾剂量。

(6)注射剂，用于治疗急性心肌梗死继发的迟发性左心衰竭以及各种原因引起的严重的变异型左心衰竭，将50mL药液加入450mL输液中滴注，剂量和滴速一般为2mg/h，并根据患者情况调整，心力衰竭患者可滴注2～7mg/h。

(7)注意：参见硝酸甘油。

(8)不良反应：参见硝酸甘油。

(9)相互作用：参见硝酸甘油。

三、单硝酸异山梨酯

(一)其他名称

单硝酸异山梨醇，长效心痛治20，异乐定，新亚丹消。

(二)作用

本品为硝酸异山梨酯的代谢产物之一，作用与硝酸异山梨酯相同。具有明显的扩血管作用。

(三)体内过程

本品特点是无肝脏首关效应，能经胃肠道迅速而完全地吸收，生物利用度几乎达100%。服后1h血药浓度达峰值，作用持续8h。$t_{1/2}$约5h。

(四)应用

适用于心脏冠状动脉血流障碍(冠心病)的长期治疗和预防心绞痛发作，也适用于心肌梗死后的治疗和肺循环高压的治疗。口服：20mg/次，每日2次，必要时可增至每日3次，饭后吞服，亦可临睡前服。

(五)注意

(1)严重低血压、急性循环衰竭、急性心肌梗死伴低充盈压者，妊娠初3个月的妇女禁用。

(2)孕妇慎用。

(3)服药后切勿饮酒。

(六)不良反应

用药初期可出现血压下降，偶见头痛、头晕、恶心、疲劳、心悸、心动过速及皮肤充血等。

(七)相互作用

与其他降压药合用可增强后者的降压效果。

四、尼可地尔

(一)其他名称

Perisalol,Sigmart。

(二)作用

本品主要作用于冠状动脉血管,通过抑制细胞内钙离子游离和提高细胞膜对钾离子的通透性发挥如下作用。

(1)扩张冠状动脉血管:对冠状血管起剂量依赖性扩张作用,可持续增加冠脉血流量。

(2)抑制冠状动脉痉挛:实验室研究显示,对由乙酰胆碱类引起的冠状动脉痉挛有抑制作用。临床上,心绞痛患者冠状动脉造影证实,本品对变异性心绞痛的自然发作或由麦角新碱负荷量引起的冠状动脉痉挛均具抑制作用,可使心电图上 ST 段的升高消失。

(3)在使用冠状动脉血流量增加的剂量时,几乎不影响血压、心率、房室传导、心肌收缩力等。在临床上,心绞痛患者用药后未见心脏、血流方面的变化。

(三)体内过程

口服吸收迅速,服后 30min 血药浓度达峰值,$t_{1/2}$ 约为 50min。代谢物是硝酸酯基水解产物,主要从尿中排泄。

(四)应用

防治心绞痛,对各种类型心绞痛都有效,有效率约 72.2%。口服:成人 15mg/d,分 3 次服,随症状适当增减。

(五)注意

青光眼、严重肝病患者及孕妇慎用。

(六)不良反应

主要是头痛,但多在继续服药时消失。此外,偶见眩晕、失眠、心悸、面潮红、疲倦、下肢水肿、恶心、呕吐、腹痛、腹泻、便秘、皮疹及肝 SGOT、SGPT、ALP 上升等。

五、噻吗洛尔

(一)其他名称

噻吗心安。

(二)性状

本品为噻吗洛尔马来酸盐,为白色结晶性粉末,易溶于水。

(三)作用

本品为 β 受体阻滞剂,对 β 受体的拮抗作用为普萘洛尔的 6～8 倍,对 β_1、β_2 受体无选择性,无内源性拟交感作用和直接心脏抑制作用,无膜稳定作用。

(四)体内过程

口服较易吸收,吸收率为 90%,服后 2h 血药浓度达峰值。蛋白结合率约 10%。$t_{1/2}$ 为 5～6h。原形药及其代谢物多经肾、少量经粪排泄。

(五)应用

(1)用于冠心病、心绞痛(劳累性心绞痛)、急性心肌梗死、心律失常患者,口服:5～10mg/次,每日 2～3 次。3d 后剂量加倍。

(2)用于高血压(Ⅰ期、Ⅱ期)患者,口服 2.5～5mg/次,每日 3 次,饭后服,3d 后剂量加倍。

(3)治疗青光眼,对原发性、开角型青光眼有良效。滴眼:0.25%眼药水,1 滴/次,每日 2 次;如疗效不佳,可改用 0.5%眼药水,1 滴/次,每日 1～2 次。滴眼后 20min 起效,作用可维持 24h。这是本药最主要的用途。

(六)注意

(1)房室传导阻滞、心力衰竭、心动过缓、支气管哮喘患者及孕妇禁用。

(2)滴眼时亦可引起过敏,应慎用。

(3)滴眼时,可被吸收而产生全身作用,故不宜与其他 β 受体阻滞剂合用。

(七)不良反应

可有腹部不适、恶心、腹泻、头痛、头昏、胸闷、心动过缓、支气管痉挛等。

六、比索洛尔

(一)其他名称

康司,Concor,Iebeta。

(二)作用

本品为比索洛尔富马酸盐,是具有 β_1 受体选择性且半衰期较长的 β 受体阻滞剂,β_1 选择性高于阿替洛尔、美托洛尔和倍他洛尔等心脏选择性 β 受体阻滞剂;无内在拟交感活性,在通常使用剂量范围内也无膜稳定作用;较大剂量时,对大鼠的葡萄糖耐量仅有很小影响,而相应剂量的普萘洛尔可使其明显降低。本品对血浆脂质代谢亦无影响。

(三)体内过程

本品口服易吸收,吸收率大于 90%。首过效应使剂量的约 10%代谢灭活。其包衣片的生物利用度达 88%。不论空腹或就餐时服用均不影响其吸收。本品的血浆蛋白结合率约 30%。吸收的药物约有一半在肝脏代谢,另一半则以原形药和代谢物一起经肾排泄。$t_{1/2}$ 为10～12h。

(四)应用

用于高血压、冠心病、心绞痛,口服:5～10mg/次,每日 1 次,于早餐前或早餐时服。

(五)注意

(1)下列情况禁用:代偿失调的心功能不全、刚发生心肌梗死、休克、Ⅱ～Ⅲ度房室传导阻滞、窦房结综合征、窦房阻滞,治疗开始时出现心搏徐缓、低血压、支气管哮喘、晚期周围血流障碍患者以及孕妇和哺乳期妇女。

(2)慎用于长期禁食和代谢性酸中毒而使血糖值波动较大的糖尿病患者。

(3)本品的降血压作用可能影响患者的行动和反应能力,用药开始时或同时饮酒时更应注意。

(4)可能改变老年糖尿病患者的葡萄糖耐量,掩盖出现低血糖的危险。

(六)不良反应

治疗初期可有暂时性乏力、眩晕、轻度头痛、出汗、失眠、多梦、抑郁性情绪不佳。少有胃肠不适、皮肤瘙痒、肢端发冷、肌肉痉挛。偶见血压意外下降、心动过缓、房室传导阻滞等。但不良反应发生率低,仅为 1%左右,患者能长期坚持服药。

(七)相互作用

(1)硝苯地平等其他降压药、胰岛素和口服抗糖尿病药会增强本品的作用。

(2)并用利血平、甲基多巴、可乐定、胍法辛等可使心率减慢。

(3)并用维拉帕米类钙拮抗药和其他抗心律失常药时必须谨慎。

七、布库洛尔

(一)其他名称

Bucumarol。

(二)作用

本品为布库洛尔盐酸盐,为香豆素类β受体阻滞剂,通过β受体阻滞作用,对由异丙肾上腺素、交感神经电刺激以及运动引起的心动过速具有强烈的抑制作用;对由乌头碱、哇巴因、肾上腺素等诱发的心律失常有明显抑制作用。本品不具有内源性拟交感神经刺激作用。

(三)体内过程

口服本品后2h血药浓度达峰值。吸收的药物迅速代谢并从尿中排泄,24h几乎排泄完毕,90%以上的尿中排泄物是代谢物。

(四)应用

适用于心绞痛、心律失常(窦性心动过速、室上性期外收缩、室性期外收缩)。口服:5～10mg/次,每日3次。对心绞痛、心律失常的有效率均高于60%。

(五)注意

(1)下列情况禁用:可能发生支气管哮喘、支气管痉挛的患者;糖尿病性酮症酸中毒、代谢性酸中毒、严重心动过缓(明显窦性心动过缓)、房室传导阻滞(Ⅱ～Ⅲ度)、窦房阻滞、心源性休克患者;肺动脉高血压引起的右心衰竭患者以及充血性心力衰竭患者。

(2)下列情况慎用:可能发生充血性心力衰竭的患者;特发性低血糖症、不完全控制的糖尿病、长期绝食的患者;严重肝、肾功能障碍、甲状腺中毒症患者;老年人、小儿以及孕妇、哺乳期妇女。

(3)长期用药时应定期检查心功能,在出现心动过缓及低血压时,应减量或停药。必要时应使用阿托品。停药时应逐渐减量。手术前24h不要服药。

(六)不良反应

不良反应发生率约11.4%,包括厌食、恶心、呕吐、腹泻、腹痛、充心性心力衰竭、低血压、心动过缓、传导阻滞、水肿、眩晕、头痛、咳嗽、气喘、眼干、倦怠、血清肌酸磷酸激酶值升高等。

(七)相互作用

(1)与抑制交感神经系统的其他药物合用时,可引起过度抑制。

(2)与丙吡胺、普鲁卡因胺、阿义马林合用时,可过度抑制心功能,应减量。

(3)与降血糖药合用可增强其降血糖作用。

(4)与钙拮抗剂(维拉帕米、普尼拉明)合用时,可相互增强作用。

(5)本品可增强可乐定停药后的反跳现象。

八、硝苯地平

(一)其他名称

硝苯吡啶,心痛定。

(二)性状

本品为黄色结晶性粉末,无臭,无味,几不溶于水。遇光不稳定。

(三)作用

本品为二氢吡啶类钙通道阻滞剂,阻止钙离子进入心肌或血管平滑肌细胞内,由此引起周身血管包括冠脉血管张力降低,导致血压下降和冠脉血流量增加;另外,可抑制心肌收缩,加之外周血管阻力减少,降低心脏负荷,使心肌需氧量减少。

(四)体内过程

口服吸收良好,吸收率约 90%,舌下含服吸收也快。蛋白结合率为 90%左右。口服 15min 起效,1~2h 达最大效应,持续作用 4~8h。舌下给药 2~3min 起效,20min 达高峰。喷雾给药 10min 出现降压作用,1h 疗效达高峰,约 3h 后血压回升。口服控释片后,约 4h 血药浓度达峰值,有效血浓度维持 12~14h。吸收的药物经肝代谢,80%经肾排泄,20%随粪便排出。$t_{1/2}$约为 2h。

(五)应用

适用于防治心绞痛,特别是变异型心绞痛和冠脉痉挛所致的心绞痛,对呼吸功能无不良影响。还可用于各型高血压,对顽固性重度高血压也有疗效。最近有治疗顽固性心力衰竭的报告,亦显示良好疗效。口服:5~20mg/次,每日 3 次;或控释片 20mg,每日早晚各 1 次。急用时可舌下含服片剂。咽部喷雾给药:1.5~2.0mg(喷 3~4 下)。

(六)注意

(1)严重主动脉瓣狭窄、低血压、肝或肾功能不全者慎用。

(2)在啮齿类动物实验中,发现有致畸胎作用。

(3)可有致糖尿病作用,糖尿病患者应用本品时,应调节降血糖药剂量。

(4)长期给药不宜骤停,以避免发生停药综合征而出现反跳现象。

(七)不良反应

一般较轻,常见有面潮红、头晕、头痛、恶心,少见下肢肿胀(踝关节水肿)、心悸、窦性心动过缓、呼吸困难,偶见胸痛、昏厥。

(八)相互作用

(1)与其他降压药同用,可致极度低血压。

(2)与 β 阻滞剂同用可致血压过低、心功能抑制,心力衰竭发生机会增多。

(3)与硝酸酯类同用,抗心绞痛作用增强。

(4)与地高辛合用时,可增加地高辛血药浓度和毒性。

九、维拉帕米

(一)其他名称

异搏定,戊脉胺,异搏停,Isoptin。

(二)性状

本品为维拉帕米盐酸盐,为白色至类白色结晶性粉末,无臭,味苦,可溶于水。

(三)作用

本品能选择性地抑制心肌细胞膜的钙离子通道蛋白,阻止钙离子内流,从而降低窦房结、房室结的自律性,减慢心率和传导,减弱心肌收缩力,降低耗氧量;也作用于血管平滑肌,使冠状动脉扩张,冠脉血流量和肾血流量显著增加,有缓和的降压作用。

(四)体内过程

口服吸收迅速而完全,吸收率达 90%以上,但由于首关效应,生物利用度仅 20%～35%。服后 30～45min 达有效血药浓度。蛋白结合率约 90%。本品在肝脏代谢后主要从尿、少量从粪便排出。$t_{1/2}$ 为 2.8～7.4h,多剂给药的 $t_{1/2}$ 为 4.5～12.0h。

(五)应用

(1)用于房性期前收缩、阵发性室上性心动过速、各种类型心绞痛、肥厚型心肌病。

①成人口服:开始 40～80mg/次,每日 3～4 次;维持量 40mg/次,每日 3 次。静脉注射:5～10mg/次,静脉注射 2～3min,隔 15min 后可重复 1～2 次,仍无效时则停用。静脉滴注:5～10mg/h,溶于氯化钠或葡萄糖液中静脉滴注,每日总量不超过 50～100mg。

②小儿口服:2 岁以下,20mg/次,每日 2～3 次。静脉注射:新生儿～1 岁,0.1～0.2mg/kg;1～15 岁,0.1～0.3mg/kg。

(2)用于高血压。可用缓释制剂(SR),120～240mg/次,每日 1 次。

(六)注意

(1)下列情况禁用:心源性休克、心力衰竭、Ⅱ～Ⅲ度房室传导阻滞、重度低血压、病态窦房结综合征患者。

(2)下列情况慎用:心动过缓、肝肾功能损害、轻至中度低血压、支气管哮喘患者及孕妇。

(3)用药期间应检查血压、心电图、肝功能。

(4)口服对心绞痛较适宜,静脉注射对心律失常较适宜,但应备有急救设备和药品。

(七)不良反应

多与剂量有关,可有心动过缓、眩晕,偶可发生Ⅱ～Ⅲ度房室传导阻滞、心脏停搏、心率加快、心力衰竭、低血压、水肿、恶心、呕吐、便秘、皮肤过敏等。血液生化检查偶见转氨酶、磷性磷酸酶、催乳激素水平增高。

(八)相互作用

(1)与降压药合用易引起血压过低。

(2)静脉注射时,合用 β 受体阻滞剂可抑制心肌收缩和传导功能,甚至可致心搏骤停。

(3)洋地黄中毒时不宜静脉注射本品,因为可能产生严重房室传导阻滞。另本品可降低地高辛的肾清除,故两药合用时需减小地高辛剂量。

(4)给本品前 48h 或后 24h 内不宜用丙吡胺,因两药均具负性肌力作用,可引起房室传导阻滞、心动过缓等。

(5)蛋白结合率高的药物可使本品游离型血药浓度增高。

(6)用本品期间不要饮酒。

十、戈洛帕米

(一)其他名称

棓帕米,甲氧异搏定,甲氧戊脉安,心钙灵,Procorum。

(二)作用

本品为戈洛帕米的盐酸盐。为维拉帕米的衍生物,钙拮抗剂类抗心绞痛药,阻滞钙离子流通过膜,能减少心脏能量转换及氧利用,由于钙拮抗作用使血管平滑肌舒张和血压降低,从而减轻心脏的后负荷及适度减轻前负荷。本品还能减弱窦房结自律性及房室传导。常用剂量可使心率减慢至初值的79%。口服后0.5~1.0h起效,维持4~7h。

(三)应用

用于心绞痛、慢性冠脉功能不全、心肌梗死后治疗、静息性心绞痛、无节律的心动过速。口服:50mg/次,每日2~3次。最高剂量为200mg/d。

(四)注意

(1)下列情况禁用:代偿失调性心功能不全、严重低血压、严重肝肾功能不全、Ⅱ~Ⅲ度房室传导阻滞的患者及哺乳期妇女。

(2)孕妇慎用。

十一、地尔硫䓬

(一)其他名称

硫氮䓬酮,合心爽,恬尔心,Herbesser。

(二)性状

本品为地尔硫䓬盐酸盐,为白色结晶或结晶性粉末,无臭、味苦;易溶于水;受光照后逐渐变色。

(三)作用

本品为苯噻嗪类钙拮抗剂,能选择性地作用于心肌和血管平滑肌,阻止钙离子进入细胞,抑制心肌和血管平滑肌的兴奋—收缩偶联,使心肌收缩力减弱,血管扩张;冠状动脉和侧支血管扩张,而增加冠脉血流和侧支血流,改善心肌缺血,限制心肌梗死范围的扩大;外周血管扩张,则血压下降,心脏负荷减轻,心脏做功量和耗氧量减少。本品还具有改善心肌能量代谢,保护心肌,增加脑血流和抗血小板聚集等作用;对血管活性物质儿茶酚胺、乙酰胆碱、组胺等有非竞争性拮抗作用。在治疗剂量下,本品可延长房室结的有效不应期和相对不应期。

(四)体内过程

口服吸收良好,吸收率大于90%,由于肝脏首过效应,生物利用度约为42%。服后30min血药浓度达峰值。蛋白结合率约80%。主要分布于心、肝、肾等多种器官和组织。96%~99%的药物在体内代谢,肝脏为主要代谢器官。$t_{1/2}$为4~6h。代谢物的60%经粪、35%经尿排出。

(五)应用

用于各种类型心绞痛,尤其对变异型、劳累型和陈旧型心肌梗死的心绞痛效果明显。此外,还可用于室上性心律失常及轻至中度高血压。成人口服:30~60mg/次,每日3次。

（六）注意

（1）服药时应吞服。

（2）Ⅱ度以上房室传导阻滞、病态窦房结综合征、低血压患者及孕妇禁用。

（3）Ⅰ度房室传导阻滞或明显心功能减退者及哺乳期妇女慎用。

（4）肝、肾病患者及老年人应适当减量。

（七）不良反应

不良反应发生率比硝苯地平和维拉帕米低，仅极少数患者出现头痛、头晕、胃肠不适、恶心、腹泻、便秘、皮疹、心悸、心率减慢、房室传导阻滞、直立性低血压，偶见肝大、黄疸、SGOT、SGPT 升高等。

（八）相互作用

与降压药、β 受体阻滞剂及萝芙木制剂合用时，可加强降压作用或致缓脉。

十二、尼卡地平

（一）其他名称

硝苯苄胺啶，佩尔地平，Perdipine。

（二）性状

本品为尼卡地平盐酸盐，为带有绿黄色的结晶状粉末，无臭，稍有苦味；难溶于水、乙酸酐中。

（三）作用

本品对血管具有较高的选择性，通过抑制钙离子进入血管平滑肌细胞而发挥扩张血管作用，且能抑制 cAMP 磷酸二酯酶。这些作用表现为：可使不同动物的高血压明显而迅速地降低，且长期给药不产生耐药性；血压降低使心脏后负荷减轻，心肌耗氧量减少。本品可有效地扩张冠状血管，增加冠脉血流量，还能扩张脑血管，缓解脑血管痉挛，增加脑血流量，使脑组织氧分压上升。此外，本品还能抑制血小板活性，增强红细胞变形性能。

（四）体内过程

片剂、粉剂口服吸收迅速，服后 30min 血药浓度达峰值。$t_{1/2}$ 约为 90min。连续服用，需 8d 血药浓度达稳态，且可维持有效血浓度约 24h，连续口服的 $t_{1/2}$ 约为 4h。缓释剂口服吸收稳定、均匀，血药浓度变动小，1d 服药 2 次，可保持 24h 的稳定效果。

（五）应用

治疗原发性高血压、脑血管疾病、脑血栓形成或脑出血后遗症及脑动脉硬化等。对原发性高血压有效率约为 69.3％，对脑梗死后遗症有效率约为 25.9％，对脑出血后遗症有效率约为 28.1％，对脑动脉硬化症有效率约为 29.8％。口服：10～20mg/次，每日 3 次。缓释剂为 20～40mg/次，每日 2 次。

（六）注意

（1）禁用于颅内出血而尚未完全止血以及脑血管意外急性期、颅内压亢进的患者。

（2）肝肾功能不全、低血压及青光眼患者慎用。

（3）孕妇禁用，哺乳期妇女用药期间应避免授乳。

（4）药动学性能呈非线性，剂量的增加与血药浓度的增加不成比例。

(5)与其他降压药合用时,作用增强。

(6)需停用本品时,应在医生指导下逐渐减量。

(七)不良反应

服片剂、散剂者,不良反应发生率约为3%;服缓释剂者,不良反应发生率为9.6%。主要包括:面潮红、热感、头晕、心悸、眩晕、血压低下、下肢水肿、恶心、呕吐、厌食、便秘、腹泻、腹痛、嗜睡、皮疹等。有时出现血清胆红素、SGOT、SGPT、碱性磷酸酶值上升,BUN、肌酐值上升,罕见粒细胞减少。

十三、尼群地平

(一)作用

本品的作用与硝苯地平相似,为选择性作用于血管平滑肌的钙拮抗剂,对血管的亲和力比对心肌大,对冠状血管的选择性更强。本品能降低心肌耗氧量,降低外周血管阻力,对缺血性心肌有保护作用。其特点是降压作用温和、持久,并有较强的利钠作用,对心率影响不大。

(二)体内过程

口服吸收迅速,约30min血药浓度达峰值。蛋白结合率约98%。$t_{1/2}$为4～6h。

(三)应用

可用于治疗冠心病、原发性和继发性的中轻度高血压,也可用于充血性心力衰竭。口服:10mg/次,每日2～3次。

(四)注意

孕妇与哺乳期妇女忌用。

(五)不良反应

可有头痛、眩晕、心悸、面潮红、恶心、口干等,但不严重,停药即消失。

(六)相互作用

治疗心力衰竭时,如与地高辛合用,可使后者血药浓度增加近1倍。

十四、尼莫地平

(一)作用

本品为二氢吡啶类钙拮抗剂,作用于细胞膜上的钙通道蛋白,阻止钙离子进入细胞内,能有效地调节细胞内钙的水平,使保持正常的生理功能。本品对血管,特别是对脑血管的作用尤为突出,可抑制蛛网膜下隙出血等因素所致的胞血管痉挛和多种血管活性物质(如5-羟色胺、去甲肾上腺素、组胺)引起的脑组织缺血;能明显改善脑血流,促进脑细胞的恢复,对脑梗死及脑卒中后遗症作用明显;在适宜剂量下选择性扩张脑血管,几乎不影响外周血管;但增加剂量,对外周血管也有一定影响,这是其治疗心绞痛、高血压的基础。

(二)体内过程

口服吸收迅速,服后0.5～1.5h血药浓度达峰值。由于肝首过作用强,生物利用度仅5%～10%。蛋白结合率约99%。本品在肝脏代谢后的产物主要由胆汁排出,少量由尿排出。$t_{1/2}$为1.5～2.0h。

(三)应用

主要用于治疗和预防蛛网膜下隙出血所致的脑血管痉挛,治疗脑梗死等缺血性中风、偏头痛、突发性耳聋等,也用于冠心病、心绞痛和各型轻、中度高血压,特别是高血压合并有脑血管疾病的治疗。口服:40～60mg/次,每日3～4次,日最大量为240mg。静脉滴注:开始时0.5mg/h,2h后酌情增至1mg/h,随后2mg/h。静脉滴注5～14d后可改为口服。

(四)注意

(1)颅内出血估计未完全止血者、脑水肿及颅内压增高的患者禁用。

(2)孕妇、哺乳期妇女慎用。

(3)低血压、脑梗死刚发作后的患者,心绞痛及心肌梗死新病例,合并肝炎或肝功异常的患者慎用。

(4)用药期间应定期检查SGOT、SGPT。

(五)不良反应

口服时,偶有一过性消化道不适、头痛、头晕、热感、面潮红等。静脉注射时可有血压轻度下降、心率加快以及转氨酶、碱性磷酸酶和γ-谷氨酰转肽酶(γ-GT)升高。

(六)相互作用

(1)与降压药合用会增强降压效应。

(2)应尽量避免与其他钙拮抗剂或β受体阻滞剂合用。必须合用时,应对患者仔细观察。

十五、普尼拉明

(一)其他名称

心可定,Segontin。

(二)性状

本品为普尼拉明乳酸盐,是白色结晶或结晶性粉末,无臭,味苦而麻,溶于水中。

(三)作用

本品可抑制磷酸二酯酶,降低细胞内钙离子浓度和交感神经末梢内去甲肾上腺素含量,使心肌收缩力减弱,不应期延长,血管平滑肌松弛,冠脉流量增加,又可促进心脏侧支循环形成。

(四)应用

用于防治心绞痛、心肌梗死,对早搏和室性心动过速亦有疗效。口服:15～30mg/次,每日3次;维持量15mg/次,每日2～3次。

(五)注意

心力衰竭、高度房室传导阻滞及肝功能异常者禁用。

(六)不良反应

可有恶心、呕吐、厌食、腹泻、皮疹等,大剂量偶致低血压、嗜睡。

(七)相互作用

不能与β受体阻滞剂合用,以防心肌收缩力过度减弱而致心力衰竭。

十六、苄普地尔

(一)性状

本品为苄普地尔盐酸盐水合物,为白色或类白色结晶性粉末,味苦,略溶于水。

(二)作用

体外实验证实,本品能抑制钙钠慢通道的动作电位,高浓度时也抑制钠快通道的电位;直接作用于窦房结，降低自动节律和传导。体内实验结果表明，本品能降低心肌耗氧，使冠状窦氧分压增加，并有明显的抗心搏过速作用。本品有中度的减弱心肌收缩力的作用，但不降低心排血量，这可能与其松弛血管平滑肌而使血管扩张后负荷降低有关。临床可见本品能预防运动时及静息时的心绞痛发作或减少发作次数，并能减缓窦性心率，延长心房和房室结的有效不应期，显示其明显的抗室上性心律失常和抗心室颤动的作用。

(三)体内过程

本品口服吸收率近40%。多次给药5～6d后达到稳态血浓度。$t_{1/2}$约为2d。在体内代谢后随尿排出。

(四)应用

用于心绞痛发作的预防和治疗，尤其对劳力型心绞痛疗效较好，可使大部分病例运动耐量(包括时间及负荷)增加，在各运动水平时心电图ST段下降均有减小。口服：300mg/d。

(五)注意

(1)禁用于Ⅱ～Ⅲ度房室传导阻滞、失代偿期心功能不全及窦房结功能异常的患者。

(2)极少数病例用药8d～4个月始生效。

(3)突发情况常见于老年患者，且均发生于低血钾症(一般与服用利尿药有关)，或与抗心律失常药合用，或给予减缓心率的药物时。因此，在用本品前，应首先纠正任何原因引起的低血钾症，并在治疗期间严密注意血钾浓度。

(六)不良反应

一般对本品耐受良好。以常用剂量治疗3个月，不良反应发生率约19%，以腹泻最为常见(6%)。极少数病例出现尖端扭转型室性心动过速，其中多为妇女。

十七、哌克昔林

(一)其他名称

双环己哌啶，沛心达，心舒宁，Pexid。

(二)性状

本品是哌克昔林马来酸盐，为白色结晶或结晶性粉末，无臭，无味；不溶于水。

(三)作用

本品可抑制钙离子内流入细胞，能直接扩张血管平滑肌，明显扩张冠状动脉，增加冠脉血流量，减慢心率，减少心排出量，从而减轻左心室负荷，降低心肌耗氧量；此外，还有明显的利尿和扩张支气管作用。

(四)应用

用于防治心绞痛和室性心律失常，对室上性心律失常疗效较差。口服：100mg/次，每日2次，以后渐增至每日300～400mg，极量600mg/d。可减少心绞痛发作和硝酸甘油的需要量。

(五)注意

(1)本品不良反应较多，故不用作抗心绞痛的首选药。

(2)肝、肾功能不全及心肌梗死急性期的患者禁用。

(六)不良反应

不良反应较多，常见头痛、恶心、呕吐、虚弱、周围神经炎、颅内压增高、直立性低血压、肝功能损害等。

十八、双嘧达莫

（一）其他名称

双嘧哌氨醇，潘生丁，Persantin。

（二）性状

深黄色针状结晶或结晶性粉末，无臭，味苦；微溶于水，其溶液为黄色；能溶于稀酸。

（三）作用

本品属并嘧啶氨醇类，为一作用较强的冠状动脉扩张药。它能抑制细胞对腺苷的摄取和腺苷的酶解，还抑制磷酸二酯酶，使 cAMP 水平增加；腺苷和 cAMP 均可使冠状血管扩张，从而显著增加冠脉血流量和心肌供氧量。但有人认为本品主要是扩张冠脉循环的小阻力血管。在心肌缺血区，小阻力血管已代偿性扩张，本品不能使缺血区已扩张的血管再扩张，只能使非缺血区血管舒张，有可能造成窃流（将血流自缺血区引向非缺血区），对缺血区造成不利影响。长期用药后，本品能促进侧支循环的形成，从而逐渐改善缺血区循环。此外，本品还能抑制血小板聚集，防止血栓形成。这是本品最主要的作用。

（四）体内过程

口服吸收迅速，$t_{1/2}$ 为 2～3h。

（五）应用

主要用于治疗弥散性血管内凝血症。口服：25～50mg/次，每日 3 次，饭前 1h 服。

（六）注意

（1）由于本品可能会引起血流“窃流”，心肌梗死患者慎用。

（2）低血压患者慎用。

（3）静脉注射时应缓慢，不超过 5mg/min，尤其对高血压患者。

（七）不良反应

可有头痛、眩晕、恶心、呕吐、腹泻等；长期大量应用可致出血倾向。

（八）相互作用

（1）不宜与除葡萄糖注射液以外的其他药液混合注射。

（2）与肝素合用可导致出血倾向。

十九、地拉䓬

（一）其他名称

地拉齐普，克冠䓬，克冠二氮䓬，Cormelian。

（二）性状

本品为地拉䓬盐酸盐，为白色或白色结晶性粉末，无臭，味苦；在空气中易吸湿，易溶于水，可溶于冰醋酸。

（三）作用

本品具有明显、持久的冠脉扩张作用，能降低冠脉阻力，增加冠脉血流；还具有抑制血小板聚集的作用。这些作用是通过其抑制腺苷分解酶，减少腺苷分解而发挥的。

(四)体内过程

口服吸收良好,服后 2～3h 血药浓度达峰值。在心脏的分布多于脑和其他组织。$t_{1/2}$ 约为 24h。

(五)应用

适用于冠脉功能不全、心绞痛的治疗、心肌梗死的预防及后期治疗。与强心苷合用可增强对慢性心力衰竭的疗效。口服:30～60mg/次,每日 3 次,2 个月为 1 疗程。

(六)注意

新近心肌梗死、急性心肌梗死患者忌用。

(七)不良反应

偶有头晕、头痛、胃肠道不适等,多发生在用药 1～2 周。

二十、乙氧黄酮

(一)其他名称

乙酯黄酮,立可定,心脉舒通。

(二)性状

本品为白色或类白色针状结晶或结晶性粉末,无臭,无味;在水中几乎不溶。

(三)作用

能选择性地扩张冠状血管平滑肌,增加冠脉血流量,但对周围血管、血压、心率、心排血量、呼吸等均无影响;其对冠脉的作用较硝酸甘油强,且能增加侧支循环,而不增加心肌耗氧量;此外,还有降低血中胆固醇的作用。

(四)应用

适用于慢性冠脉功能不全、心绞痛等。长期使用可防止心肌梗死。口服:30～60mg/次,每日 2～3 次。严重患者可增加剂量至 120～180mg/d,极量 360mg/d。

(五)注意

(1)孕妇忌用。

(2)与硝酸甘油合用,对症状的改善效果更好。

(六)不良反应

偶有口干、恶心、呕吐、头面部潮红、失眠等。

二十一、卡波罗孟

(一)其他名称

乙氧香豆素,乙胺香豆素,延痛心,Intensain,Chromonar。

(二)性状

本品为卡波罗孟盐酸盐,为白色或微黄色结晶性粉末,味略苦;易溶于水。

(三)作用

本品为香豆素类抗心绞痛药,具有选择性的冠状动脉扩张作用,而无周围血管扩张作用,能持久地增加冠脉血流量,改善心肌供氧,而不影响血压、心率和心排血量;长期服用能促进侧支循环形成;此外,还能抑制血小板聚集,防止血栓形成。本品起效慢,但维持时间长。

(四)应用

适用于慢性冠状动脉功能不全、预防心绞痛发作和心肌梗死，尤其适用于慢性冠状动脉功能不全的长期治疗；还可用来预防手术、麻醉时出现的冠脉循环障碍和心律失常。

1.口服

75～150mg/次，每日 3 次。重症开始时可 150mg/次，每日 4 次，待症状改善后减至 75mg/次，每日 3～4 次。

2.肌内注射

40mg/次，每日 1～2 次。

3.静脉注射

20～40mg/次，用 5%葡萄糖液或灭菌生理盐水 10～20mL 溶解后缓推(3～5min)，每日 1～2 次。

4.静脉滴注

20～40mg/次，用 5%葡萄糖液 500mL 溶解稀释后以 0.3～1mg/min 的速度滴入。症状缓解后以口服维持。

5.喷雾吸入

2～3 个喷雾剂量欲(相当于本品 3～5mg)，每日 3 次。

(五)注意

有变态反应时，应停药。

(六)不良反应

可有食欲匮乏、恶心呕吐、失眠、头痛、关节痛等。静脉注射过快时，可引起短暂面潮红、热感、心悸等。

二十二、氯达香豆素

(一)其他名称

氯达罗，氯苄呋酮，心力加，Clobenfurole，Menoxicor，Menacor。

(二)作用

本品为苯并呋喃类衍生物，是一种选择性的冠状血管扩张药。它能增加冠脉血流改善心肌功能，消除心律失常，利尿，增强患者活动能力。本品对动脉压、肝、肾及造血系统的功能几无影响，适合长期用药。

(三)应用

单用或与戊四硝酯合用，效果相似；用于冠脉功能不全、心绞痛、心肌梗死等，尤其适合老年冠心病患者。口服：250～500mg/d，或遵医嘱，连用 20d 以上。

(四)注意

对严重肝、肾功能疾病者，大剂量用药时应慎重。对本品过敏者禁用。

(五)不良反应

偶见变态反应。

二十三、曲美他嗪

(一)其他名称

三甲氧苄嗪,Vestarel,Vastazin。

(二)性状

本品为曲美他嗪二盐酸盐,为白色结晶或结晶性粉末,味苦;极易溶于水。

(三)作用

本品具有对抗肾上腺素、去甲肾上腺素及加压素的作用,通过保持缺血、缺氧细胞的能量代谢,防止细胞内 ATP 水平下降,维持细胞内环境稳定,保持离子泵功能和钠-钾跨膜正常转运。人体试验显示,本品可增加冠状动脉血流贮备,从治疗第 15d 起可延缓运动所诱发的心肌缺血,限制血压快速波动而不引起心率明显变化,显著减少心绞痛发作频率,并使硝酸甘油用量减少。

口服吸收迅速,口服 20mg 2h 达峰值为 55μg/mL,连续给药在第 24～36h 达稳态,分布容积为 4.8L/kg,主要经尿排泄,大部分为原形药,$t_{1/2}$ 约 6h。

(四)应用

心绞痛发作的预防治疗、眩晕和耳鸣的辅助性对症治疗。口服:1 次 20mg,每日 2～3 次,用餐前后服用。

(五)注意

新近心肌梗死患者忌用。孕妇、哺乳期妇女用药的安全性未确定。

(六)不良反应

偶有食欲匮乏、头晕、皮疹等。

二十四、前列地尔

本品为花生四烯酸衍生物,药用品为人工合成的化合物。

(一)其他名称

前列腺素 E_1,ProstaglandinE1,PGE_1。

(二)性状

本品为白色结晶,在生理盐水中略溶,可溶于 pH 7.4～8.0 的磷酸缓冲液,也可溶于碳酸钠溶液。其水溶液不稳定。

(三)作用

前列地尔为前列腺素的一种,具有广泛的生理活性。

1.扩张血管

本品直接作用于血管平滑肌,抑制血管交感神经末梢释放去甲肾上腺素,使血管平滑肌舒张,外周阻力降低,血压下降,增加冠脉及末梢血流量,改善末梢循环。

2.抑制血小板聚集

本品在体外、体内都能明显抑制血小板的聚集活性。

3.抑制血小板血栓素 A_2(TXA_2)合成

血小板合成的 TXA_2 有强烈的聚集血小板和收缩血管作用,而血管内皮细胞合成的前列环(PGI_2)则有强烈的抑制血小板聚集和松弛血管平滑肌作用。PGI_2/TXA_2 的平衡失调,

TXA_2相对增多是形成血栓和动脉硬化的重要条件。本品对血小板 TXA_2合成的抑制是其防治动脉粥样硬化和血栓性心血管病的基础。

4.延长血小板寿命

本品对血小板细胞有保护作用,可延长其寿命。

5.抑制动脉粥样硬化

本品通过提高动脉组织内 cAMP 水平、降低血脂、抑制血小板聚集、抑制平滑肌细胞增生等作用而抑制动脉粥样硬化斑块形成,缩小斑块面积。

6.保护缺血性心肌

本品能增加心肌营养性血流,对急性心肌缺血和心肌梗死有明显保护作用,能缩小心肌梗死范围,减少心肌组织内肌酸磷酸激酶的释放,减轻 ST 段的抬高。

(四)体内过程

本品静脉注射后,与血浆蛋白微弱地结合,$t_{1/2}$为 5～10min。在体内代谢完全,剂量的68%经肝脏首过效应代谢,以代谢物形式经肾排泄。其脂肪乳剂 $t_{1/2}$较长,且容易分布于严重阻塞的血管内。

(五)应用

(1)治疗心绞痛、心肌梗死、脑梗死,成人静脉滴注:100～200μg/d,溶于生理盐水、右旋糖酐或葡萄糖液中静脉滴注,速度为每分钟 0.025～0.1μg/kg,15d 为 1 疗程。

(2)用于新生儿先天性发绀型心脏病,静脉滴注:每分钟 0.02～0.5μg/kg。

(3)用于血栓闭塞性脉管炎、慢性动脉闭塞症,静脉滴注:100～200μg/d,15～20d 为 1 疗程。

(4)用于视网膜中央静脉血栓,静脉滴注:200μg/d。有条件时,用动脉注射器持续动脉内滴注,效果好于静脉滴注。

(5)用于血管外科手术和在体外循环时保护血小板。为了维护低血压,可每分钟滴注2.5～10μg(或每分钟 0.05～0.2μg/kg)。

(6)用于呼吸系统疾病及其他,静脉滴注:每分钟 0.1μg/kg。

(六)注意

(1)孕妇、哺乳期妇女及眼压增高者慎用。

(2)注射液需在用前新鲜配制。

(3)用药期间注意检查肝功能、体温和白细胞变化。

(七)不良反应

可有头痛、食欲减退、恶心、腹泻、低血压、心动过速、可逆性骨质增生。注射局部可有肿胀痛、发红、发热等。减慢滴注速度,不良反应可减轻。

(八)相互作用

本品可增强降压药和血小板聚集抑制剂的作用。

二十五、葛根素

本品为由豆科植物野葛或甘葛藤酮苷。

(一)其他名称

普乐林。

(二)性状

本品为白色针状结晶,水溶液无色或微黄色。

(三)作用

本品为血管扩张药,特别是对冠状动脉和脑血管有扩张作用,能降低心肌耗氧量,并有活血化瘀、改善微循环作用。

(四)应用

用于冠心病、心绞痛、心肌梗死。

1.静脉注射

100～200mg/次,以5%葡萄糖液稀释至50mL后,缓缓推入,1日2次。

2.静脉滴注

200～400mg/次,加于葡萄糖液500mL中滴注,每日1次。

(五)注意

(1)有出血倾向者慎用。

(2)个别人可出现腹胀、恶心等反应,但能自行消失。

第五节　抗动脉粥样硬化药

动脉粥样硬化是缺血性心脑血管病的病理基础。在我国,心脑血管病发病率与病死率近年也明显增加,因此抗动脉粥样硬化药的研究日益受到重视。动脉粥样硬化病因、病理复杂,本类药物涉及面较广。主要介绍调血脂药、抗氧化药、多烯脂肪酸类及保护动脉内皮药等。

血脂以胆固醇酯(CE)和三酰甘油(TG)为核心,胆固醇(Ch)和磷脂(PL)构成球形颗粒。再与载脂蛋白(apo)相结合,形成脂蛋白溶于血浆进行转运与代谢。脂蛋白可分为乳糜微粒(CM)、极低密度脂蛋白(VLDL)、中间密度脂蛋白(IDL)、低密度脂蛋白(LDL)和高密度脂蛋白(HDL)等。

一、HMG－CoA还原酶抑制药

羟基甲基戊二酸单酰辅酶A(HMG－CoA)还原酶抑制药,又称为他汀类药(statins),从真菌培养液中提取,用于临床的有洛伐他汀、普伐他汀、辛伐他汀以及人工合成的氟伐他汀、阿伐他汀等。

(一)体内过程

除氟伐他汀口服吸收完全而迅速,不受食物的影响外,其他药物口服均吸收不完全,且易受食物的影响。药物大部分经肝代谢灭活,小部分经肾原形排泄。

(二)药理作用

HMG－CoA还原酶是合成胆固醇的限速酶,因此能在肝脏竞争抑制HMG－CoA还原酶,从而阻碍内源性胆固醇的合成,降低血浆总胆固醇水平。此外,他汀类药物还具有提高血管平滑肌对扩张血管物质的反应性,抑制血管平滑肌细胞增生,迁移和促进其凋亡,减少动脉壁泡沫细胞的形成,抑制巨噬细胞和单核细胞的黏附和分泌功能,抑制血小板聚集等作用。

(三)临床应用

是原发性高胆固醇血症、杂合子家族性高胆固醇血症,以及糖尿病和肾性高脂血症的首选药。

(四)不良反应

该类药物不良反应轻,少数患者可有如下症状。

(1)轻度胃肠道反应、头痛和皮疹。

(2)血清转氨酶升高,肝病患者慎用或禁用。

(3)无力、肌痛、肌酸磷酸激酶(CPK)升高等骨骼肌溶解症状,普伐他汀不易进入骨骼肌细胞,此反应轻,与苯氧酸类、烟酸类、红霉素、环孢素合用则症状加重。

二、胆汁酸结合树脂

胆汁酸结合树脂是碱性阴离子交换树脂,不溶于水,不易被消化酶破坏,常用药物有考来烯胺(消胆胺)和考来替泊(降胆宁)。胆固醇在肝脏经 7-α 羟化酶转化为胆汁酸排入肠道,95%被肠道重吸收形成肝肠循环,胆汁酸可反馈抑制 7-α 羟化酶而减少胆汁酸的合成,肠道胆汁酸有利于胆固醇的吸收。这类药物与胆汁酸结合而妨碍胆固醇的吸收,达到降血脂的目的,主要用于治疗高胆固醇血症。常见的不良反应是恶心、腹胀、便秘等;长期使用可引起水溶性维生素缺乏;该药以氯化物形式出现,可引起高氯性酸中毒;可妨碍噻嗪类、香豆素类、洋地黄类药物吸收。

三、烟酸

烟酸是广谱调血脂药,用药 1～4d 可使 VLDL 和 TG 下降,与考来烯胺合用作用增强。其调血脂作用可能与抑制脂肪酶活性,导致肝脏合成 TG 的原料减少而使 VLDL 合成减少,继而引起 LDL 生成较少有关。可用于高脂血症和心肌梗死的治疗。可引起皮肤潮红、瘙痒等,服药前 30min 服用阿司匹林可缓解;也可引起恶心、呕吐、腹泻等胃肠刺激症状;大剂量可引起高血糖和高尿酸血症及肝功能异常。

四、苯氧酸类

苯氧酸类常用药物有吉非罗齐(吉非贝齐)、苯扎贝特、非诺贝特、环丙贝特等。此类药物可明显降低血浆 TG、VLDL,中度降低 TC 和 LDL－C,升高 HDL。此外还具有抑制血小板聚集、抗凝血、降低血浆黏度、增加纤溶酶活性作用。该类药物主要用于高脂血症。不良反应有恶心、腹痛和腹泻等,偶见皮疹、脱发、视力模糊、血常规和肝功能异常等。

五、多烯不饱和脂肪酸类

多烯不饱和脂肪酸类(PUFAs),主要存在于玉米、葵花子等植物油中,也存在于海洋生物藻、鱼及贝壳类中。此类药物使血浆 TC 和 LDL－C 下降,TG、VLDL 明显下降,HDL－C 升高;也有抑制血小板聚集、使全血黏度下降、红细胞可变性增加、抑制血管平滑肌向内膜增生和舒张血管等作用。上述作用均有利于防治动脉粥样硬化。该类药物能竞争性地抑制花生四烯酸利用环氧酶,减少 TXA_2 的生成,其抗血小板作用可能与此有关。临床除用于降血脂外,也可用于预防血管再造术后的再梗阻。

六、抗氧化剂

氧自由基可对 LDL 进行氧化修饰,形成氧化修饰的 LDL,有细胞毒性,通过以下途径促进动脉粥样硬化形成如下。

1.抑制 LDL 与其受体结合和巨噬细胞游走,使 LDL 不能被清除而沉积在动脉内壁下。

2.可损伤血管内皮。

3.促进血小板、白细胞与内皮细胞黏附。

4.分泌生长因子,造成血管平滑肌过度生长。

(一)维生素 E

维生素 E 苯环的羟基失去电子或 H^+,可清除氧自由基和过氧化物,也可抑制磷酯酶 A_2 和脂氧酶,减少氧自由基的生成,中断过氧化物和丙二醛生成。本身生成的生育醌又可被维生素 C 或氧化还原系统复原而继续发挥作用。能防止动脉粥样硬化病变过程。

(二)普罗布考(丙丁酚)

普罗布考口服吸收率低于 10%,且不规则,餐后服用吸收增加。降血脂作用弱,抗氧化作用强。主要与其他调血脂药合用治疗高胆固醇血症。用药后少数患者有消化道反应和肝功能异常;偶见嗜酸性粒细胞增加、感觉异常、血管神经性水肿;个别患者心电图 Q－T 间期延长。禁用于 Q－T 间期延长、心肌损伤的患者。

七、保护动脉内皮药

在动脉粥样硬化的发病过程中,血管内皮损伤有重要意义。机械、化学、细菌毒素因素都可损伤血管内皮,改变其通透性,引起白细胞和血小板黏附,并释放各种活性因子,导致内皮进一步损伤,最终促使动脉粥样硬化斑块形成。所以保护血管内皮免受各种因子损伤,是抗动脉粥样硬化的重要措施。

硫酸多糖是一类含有硫酸基的多糖,从动物脏器或藻类中提取或半合成的硫酸多糖如肝素、硫酸类肝素、硫酸软骨素 A、硫酸葡聚糖等都有抗多种化学物质致动脉内皮损伤的作用。对血管再造术后再狭窄也有预防作用。这类物质具有大量阴电荷,结合在血管内皮表面,能防止白细胞、血小板以及有害因子的黏附,因而有保护作用,对平滑肌细胞增生也有抑制作用。

第六节 抗高血压药

一、抗高血压药的分类

抗高血压药又称降压药,是一类能降低动脉血压,用于治疗高血压的药物。根据世界卫生组织规定:成人未服抗高血压药物情况下,收缩压不低于 18.7kPa 和(或)舒张压不低于 12kPa(140mmHg/90mmHg)即为高血压。并将高血压分为:Ⅰ级(轻度)高血压 18.7～21.2/12.0～13.2kPa(140～159/90～99mmHg)、Ⅱ级(中度)高血压 21.3～23.9/13.1～14.5kPa(160～179/100～109mmHg)、Ⅲ级(高度)高血压[不低于 24.0/14.7kPa(180/110mmHg)]。

临床上把继发于其他疾病(如肾动脉狭窄、嗜铬细胞瘤等)或妊娠、服药后的高血压称为继发性高血压,其病因清楚,通过治疗原有疾病,就可以降压。把找不到发病原因的高血压称为原发性高血压或高血压病。长期高血压状态可损害心、脑、肾、血管等重要脏器,并造成血管硬化、心律失常、心绞痛、猝死等较重的并发症。而我国高血压病又是常见病、多发病,严重威胁着我国人民的健康和寿命。在高血压的综合疗法中,药物治疗显得越来越重要。所以合理应用抗高血压药,可以保持血压正常和平稳,减少或防止并发症,降低病死率,延长寿命。

血压的生理调节极其复杂,在众多的神经体液调节机制中,交感神经系统、肾素—血管紧张素—醛固酮系统及血管内皮松弛因子—收缩因子系统等起重要作用,抗高血压药物往往通过影响这些系统而发挥降压作用。根据药物在血压调节系统中的主要影响及作用部位,可将抗高血压药物分为七大类。分别为钙通道阻滞药、血管紧张素转化酶抑制药、血管紧张素Ⅰ受体阻断药、肾上腺素受体阻断药、利尿药、交感神经抑制药、血管舒张药。

现临床常用的降压药物是上述的前五类,这些药物降压作用可靠,不良反应较少。其他降压药已较少单独应用,多在复方制剂中使用。

二、常用的抗高血压药

(一)钙通道阻滞药

本类药物可选择性的阻滞细胞膜的 Ca^{2+} 通道,阻滞 Ca^{2+} 内流,降低细胞内 Ca^{2+} 浓度,从而抑制 Ca^{2+} 所调节的细胞过程,产生以下作用:①降低心肌收缩力、减慢心率和减慢传导、对缺血心肌有保护作用;②松弛血管平滑肌;③抑制支气管、消化道、输尿管以及子宫平滑肌。其临床应用范围较广,主要用于心绞痛、高血压、心律失常、心肌梗死等心血管疾病。作为降压药使用时该类药有以下优点:①血压下降时并不降低重要脏器的血流量;②不引起脂代谢紊乱及葡萄糖耐受性的改变。其中尼莫地平、尼卡地平、氟桂嗪等选择性扩张脑血管作用较强,多用于防治脑血管痉挛、脑供血不足、脑血栓形成、脑血管痉挛性头痛、脑动脉硬化等;而对外周血管平滑肌作用较明显的硝苯地平、尼群地平、氨氯地平等则多用于高血压的治疗。

1.硝苯地平(以痛定)

(1)作用:硝苯地平降压作用强、起效快、持久。口服 30 分钟显效,1～2h 达最大降压效应,可使血压下降约 21%～26%,作用持续 6h。舌下含服,2～3 分钟起效,20～30 分钟达高峰。降压时伴有反射性心率加快,心排血量增加,外周血管阻力降低。无水钠潴留,不易产生耐受性。

(2)临床应用:适用于治疗轻、中度高血压,伴有高血压危象者或心力衰竭者也可以应用。还可用于伴有肾功能不全或心绞痛的患者。与β受体阻断药合用,以消除降压时出现的心率加快和肾素活性增高的不良反应并增强降压效果,应酌情减量。

(3)不良反应:常见的不良反应有头痛、面部潮红、眩晕、心悸、踝部水肿等。

(4)用药注意:①硝苯地平与苯妥英钠、洋地黄毒苷、奎尼丁及双香豆素等药物合用时,应适当减少用药量。②西咪替丁会显著地引起硝苯地平血药浓度升高,合用时需将硝苯地平的剂量降低 40%。

2.尼群地平

尼群地平的作用、用途与硝苯地平相似,能选择性舒张血管,降低外周血管阻力。尚能舒张冠状血管的作用，并降低心肌耗氧量，高血压并发冠心病患者尤为适用。也可单用治疗各型高血压。

不良反应与硝苯地平相似，但较轻，偶见头痛、头晕、心悸等。该药主要在肝代谢，肝功不全者应适当减量。

3.氨氯地平

氨氯地平属于长效的钙通道阻滞药，口服起效缓慢，降压平稳，1～2周后呈现降压作用，作用持续时间长。每日服药一次，可持续24h。与噻嗪类利尿药，β受体阻断药或血管紧张素转化酶抑制药合用效果更好。不良反应有心悸、头痛、面红、水肿等。

(二)血管紧张素转化酶抑制药

肾素一血管紧张素一醛固酮系统(RAAS)对血压有重要的调节作用，肾素使血管紧张素原水解为血管紧张素Ⅰ，后者又在血管紧张素转化酶(ACE)的作用下转变为血管紧张素Ⅱ。血管紧张素Ⅱ可使外周血管收缩和醛固酮分泌增多，使血压升高；ACE还能促使缓激肽失活。目前临床常用的血管紧张素转化酶抑制药有卡托普利、依那普利、雷米普利等。

1.卡托普利(巯甲丙脯酸)

(1)作用：卡托普利通过抑制血管紧张素Ⅰ转化酶，使血管紧张素Ⅱ形成减少，同时也减少缓激肽的水解。两方面作用使血管扩张，血压下降。本药与其他降压药比较，具有以下特点：

1)起效快，口服15分钟即可生效，1～2h作用达高峰，持续时间较长，每日给药一次，效果稳定可靠。

2)降压时不会引起反射性心率加快，心排血量不减少。

3)可降低肾血管阻力，使肾血流量增加，肾小球滤过率得到改善。

4)能防止心肌肥大与血管重构，长期用药无明显耐受性。

5)能增强糖尿病或高血压患者对胰岛素的敏感性，不引起电解质紊乱及脂质代谢改变。

(2)临床应用：卡托普利用于各型高血压，尤其是肾性高血压和常规疗法无效的高血压，可单用或与利尿药、β受体阻断药、钙通道阻滞药等合用。还用于治疗伴有左心室肥厚、慢性心功能不全、肾功能不全、糖尿病肾病、心肌缺血甚至急性心肌梗死的高血压患者。

(3)不良反应：长期小剂量使用，毒性小。常见的有刺激性干咳，发生率为5%～20%，可能与缓激肽、前列腺素等物质蓄积有关。此外还有血管神经性水肿、蛋白尿、皮疹、味觉和嗅觉缺损、脱发、中性粒细胞减少、嗜酸性粒细胞增多等。

(4)用药注意：

1)卡托普利与利尿药合用，可增强降压效果，并减少Zn^{2+}的排泄。

2)与地高辛合用，可使地高辛的血药浓度升高。

3)吲哚美辛、布洛芬、阿司匹林等非甾体类抗感染药可减弱卡托普利的降压效果，可能与吲哚美辛等抑制前列腺素合成有关。

4)双侧肾动脉狭窄患者禁用。

2.依那普利(苯丁酯脯酸)

依那普利为不含巯基的强效血管紧张素转化酶抑制药，作用与卡托普利相比，强、慢而久，能降低外周血管阻力和肾血管阻力，增加肾血流量，适用于各型高血压和慢性心功能不全。

(三)血管紧张素Ⅱ受体阻断药

血管紧张素Ⅱ受体阻断药是继血管紧张素转化酶抑制药之后一类新的抗高血压药物。血管紧张素Ⅱ受体有两种亚型，即 AT_1 和 AT_2，AT 受体主要分布于血管平滑肌、心肌组织等，AT_2 受体主要位于肾上腺体质和中枢。血管紧张素Ⅱ受体通过与其受体结合而发挥生物效应。血管紧张素Ⅱ受体阻断药能特异性的与 AT_1 受体结合，减少血管紧张素Ⅱ与其受体结合，减弱血管紧张素Ⅱ的生物效应，从而发挥其舒张血管、降低血压作用。代表药有氯沙坦、缬沙坦等；氯沙坦起效慢，作用强、平稳及持久。不良反应与血管紧张素转化酶抑制药相似，但不易引起干咳及血管神经性水肿。孕妇和肾动脉狭窄患者禁用。

(四)肾上腺素受体阻断药

1.α_1 受体阻断药

(1)哌唑嗪：

作用：哌唑嗪选择性阻断血管平滑肌突触后膜 α_1 受体，使血管扩张，血压降低。降压时一般不引起心率加快及肾素分泌增加，可升高高密度脂蛋白，具有保护心血管功能。

临床应用：哌唑嗪作为二线降压药，治疗各型高血压；与利尿药或β受体阻滞药合用治疗重度或伴有肾功能不全者的高血压。也可用于顽固性慢性心功能不全的治疗。

不良反应：常见的不良反应有眩晕、乏力、口干等，一般不影响用药。部分患者首次用药后发生严重的直立性低血压、眩晕、出汗、心悸等，此反应称为“首剂现象”。采取首剂小量(不超过 0.5mg)并于睡前服用可避免或减轻这种不良反应。

(2)特拉唑嗪和多沙唑嗪：特拉唑嗪和多沙唑嗪作用、应用及不良反应均类似哌唑嗪，可用于轻、中度高血压。两药 $t_{1/2}$ 较长，分别为 12h 和 22h，每日服药一次即可。

2.β受体阻断药——普萘洛尔

(1)作用：普萘洛尔降压作用是通过阻断β受体而实现的。一是阻断心脏上 β_1 受体，使心率减慢，心收缩力减弱，心排血量减少。二是阻断肾脏入球小动脉上的β受体，使其分泌肾素减少，血管紧张素和醛固酮随之减少，血管扩张，尿量增多，血容量减少。三是阻断去甲肾上腺素能神经突触前膜的 β_2 受体，减少去甲肾上腺素的释放。四是阻断中枢兴奋神经元β受体，使外周交感神经活性降低。普萘洛尔降压作用缓慢，持久，不引起直立性低血压，久用也不易产生耐受性。

(2)临床应用：普萘洛尔适用于各型高血压，对伴有心排血量增多、肾素活性偏高或伴有心动过速、心绞痛的高血压患者尤其适用，可单独用药或联合用药。

(3)不良反应和注意事项：①停药综合征：长期用药后突然停药出现反跳性心动过速、心绞痛、室性心律失常，甚至诱发心肌梗死或猝死，主要是因为长期使用β受体阻断药使心肌细胞膜上的β受体上调。长期用药应从小剂量开始，每天用量不宜超过 300mg，需要停药时应逐步减量停药。②中枢反应：可引起乏力、头晕、失眠、性功能减退等。③β受体阻断效应：由于普萘洛尔的负性肌力、负性传导及 β_2 受体阻断作用，故严重心功能不全、心脏传导阻滞、支气管哮喘、慢性阻塞性肺气肿患者禁用。

β受体阻断药除普萘洛尔外，还有选择性 β_1 受体阻断药阿替洛尔、美托洛尔(美多心安，倍他乐克)，作用优于普萘洛尔，在较小剂量时对支气管的影响很小，不良反应较少，故临床使用较多。

3.α、β受体阻断药

拉贝洛尔:拉贝洛尔可阻α、β受体,但阻断β受体的作用较强,对β_1和β_2受体无选择性,对α_1受体阻断作用较弱,对α_2受体则无作用。适用于各型高血压,静脉注射可用于治疗高血压危象。

不良反应有眩晕、乏力、幻觉等,大剂量可引起直立性低血压。儿童、孕妇、脑出血患者及支气管哮喘患者禁用。

(五)利尿药

氢氯噻嗪(双氢克尿噻)

1.作用

氢氯噻嗪降压作用以下几个特点。

(1)起效慢、维持时间长。

(2)作用较弱、安全。

(3)无水钠潴留,长期应用不易产生耐受性。

用药初期降压机制是通过排钠利尿造成体内钠水负平衡,使细胞外液和血容量减少。长期应用血压仍可持续降低,其机制可能是:①因排钠而降低小动脉壁细胞内Na^+的浓度,通过Na^+-Ca^{2+}交换机制,使细胞内Ca^{2+}量减少,因而血管平滑肌扩张;同时细胞内Ca^{2+}减少可降低血管平滑肌对血管收缩物质的反应性以及增强对舒张血管物质的敏感性;②诱导动脉壁产生扩血管物质如激肽、前列腺素等。

2.临床应用

适用于轻、中度高血压。可单独应用,也可与其他药物合用,缓解其他降压药引起的水钠潴留,并增强疗效。

3.不良反应和注意事项

较少,长期用药可出现低血钾、高血糖、高血脂、高尿酸血症,其中以低血钾最为见。伴有糖尿病、痛风、心律失常、血脂升高的高血压患者慎用,该药小剂量联合用药较安全。其他利尿药如呋塞米、吲哒帕胺等也可用于高血压治疗。呋塞米降压作用快、强,主要用于高血压危象、急性肺水肿或伴严重肾功能不全的高血压患者。

(六)交感神经抑制药

1.中枢性降压药

以可乐定为例论述。

(1)作用:可乐定降压作用中等偏强。其降压作用机制是通过激动中枢突触后膜孤束核α_2受体和延髓腹外侧区的咪唑啉受体,使外周交感神经活性降低及去甲肾上腺素释放减少,外周血管扩张而降压。

(2)临床应用:适用于中度高血压,尤其是消化道溃疡的高血压。与噻嗪类利尿药或其他降压药合用可提高疗效。还可治疗偏头痛及开角型青光眼。

(3)不良反应和注意事项:较轻,主要表现为口干、便秘、嗜睡、乏力,偶可发生心动过缓。长期用药可致水钠潴留,与利尿药合用可以防止水钠潴留并可提高疗效。久用骤停可出现血压升高、失眠、心悸出汗等交感神经功能亢进症状，故停药时应逐渐减量。

2.神经节阻断药

本类药物可阻断交感神经节 N_1 受体，使血管扩张，外周阻力降低，回心血量减少，血压下降。因选择性不高，也可阻断副交感神经节，引起较多的不良反应。现已很少应用于高血压，主要用于高血压危象或外科手术时控制性降压。代表药有卡拉明和樟磺咪吩等。

3.影响去甲肾上腺素能神经末梢递质药

以利血平(蛇根碱、利舍平)为例介绍。

利血平降压作用温和而持久，其机制是抑制去甲肾上腺素能神经能神经末梢对递质的再摄取，并抑制递质的合成和贮存，最终导致末梢递质耗竭，从而使血压降低；还可使中枢的儿茶酚胺递质耗竭，产生镇静、安定作用。由于长期使用，会引起精神抑郁，且降压作用较弱等，故目前很少单用，多制成复方制剂，用于轻、中度高血压。不良反应较多，常见的不良反应有鼻塞、腹泻、胃酸分泌增加、嗜睡、精神抑郁等。常见副交感神经功能增强的症状，如鼻塞、乏力、心率减慢、胃酸分泌增多等。消化性溃疡、精神抑郁症患者禁用。

(七)血管舒张药

1.直接舒张血管平滑肌药

(1)硝普钠(亚硝基铁氰化钠)：硝普钠通过直接扩张小动脉和小静脉血管平滑肌，降低血压。不能口服，静脉滴注 1 分钟起效，立、卧位血压均大幅降低，但维持时间短暂，停止静脉滴注 5 分钟后血压迅速回升，因此可通过调节滴速来控制降压水平。主要用于治疗高血压危象，也可用于高血压伴有充血性心力衰竭、急性心肌梗死患者。该药液遇光易分解失效，应临用前配制，并避光保存。

(2)肼屈嗪：肼屈嗪直接扩张小动脉血管平滑肌，降低外周阻力，使血压下降。临床上极少不单独使用，常与β受体阻断药合用，治疗中度高血压。久用可引起水钠潴留，长期大剂量应用，少数可产生全身性红斑狼疮综合征。

2.钾通道开放药

吡那地尔和米诺地尔两药能促进细胞内 K^+ 外流，细胞膜超极化，使电压依赖性钙通道关闭，阻滞 Ca^{2+} 内流，减少细胞内 Ca^{2+} 含量，导致血管扩张，血压降低。吡那地尔主要用于轻、中度高血压病的治疗、米诺地尔静脉给药，治疗高血压危象、高血压脑病等。米诺地尔还可用于治疗男性脱发。

第三章 呼吸系统药物

第一节 镇咳药

一、可待因

(一)其他名称

甲基吗啡、尼柯康。

(二)药理作用

本品可选择性地抑制延髓的咳嗽中枢,镇咳作用迅速而强大。本品对咳嗽中枢的抑制作用为吗啡的 1/4,其呼吸抑制、便秘、耐受性及成瘾性等作用均比吗啡弱。本品可抑制支气管腺体的分泌,使痰液黏稠,难以咳出,故不宜用于痰多、痰液黏稠的患者。此外,本品尚具有中枢性镇痛、镇静作用,其镇痛作用为吗啡的 1/10～1/7,但强于一般解热镇痛药。

(三)适应证

1.用于各种原因引起的剧烈干咳和刺激性咳嗽(尤适用于伴有胸痛的剧烈干咳)。

2.用于中度以上疼痛时的镇痛。

3.局部麻醉或全身麻醉时的辅助用药,具有镇静作用。

(四)用法用量

1.成人

(1)口服给药:一次 15～30mg,一日 30～90mg;极量:一次 100mg,一日 250mg。缓释片一次 45mg,一日 2 次,须整片吞服。

(2)皮下注射:一次 15～30mg,一日 30～90mg。

2.儿童

口服给药,镇痛时一次 0.5～1mg/kg,一日 3 次;镇咳时用量为镇痛剂量的 1/3～1/2。

(五)不良反应

1.较多见的不良反应

(1)心理变态或幻想。

(2)呼吸微弱、缓慢或不规则。

(3)心律失常。

2.少见的不良反应

(1)惊厥、耳鸣、震颤或不能自控的肌肉运动等。

(2)瘙痒、皮疹或颜面肿胀等过敏反应。

(3)精神抑郁和肌肉强直等。

3.长期应用可引起药物依赖性

常用量引起的药物依赖性倾向比其他吗啡类药弱，典型的戒断症状为食欲减退、腹泻、牙痛、恶心、呕吐、流涕、寒战、睡眠障碍、胃痉挛、多汗、衰弱无力、心率增加、情绪激动或原因不明的发热等。

(六)禁忌

1.对本品或其他阿片衍生物类药物过敏者。

2.呼吸困难者。

3.昏迷患者。

4.痰多患者。

(七)注意事项

1.本品属麻醉药，使用应严格遵守国家麻醉药品管理条例。

2.本品不能静脉给药。口服给药宜与食物或牛奶同服，以避免胃肠道反应。

3.由于本品能抑制呼吸道腺体分泌和纤毛运动，故对有少量痰液的剧烈咳嗽，宜合用祛痰药。

4.长期应用可引起便秘。单次口服剂量超过60mg时，一些患者可出现兴奋及烦躁不安。

5.FDA对本药的妊娠安全性分级为C级，如在分娩时长期大量使用为D级。本品可透过胎盘，使胎儿成瘾，引起新生儿的戒断症状(如过度啼哭、打喷嚏、打哈欠、腹泻、呕吐等)。分娩期应用本品还可引起新生儿呼吸抑制。

6.以下情况应慎用

(1)支气管哮喘者。

(2)诊断未明确的急腹症患者。

(3)胆结石患者。

(4)原因不明的腹泻患者。

(5)颅脑外伤或颅内病变者。

(6)前列腺肥大患者。

(7)癫痫患者。

(8)慢性阻塞性肺疾病患者。

(9)严重肝、肾功能不全者。

(10)甲状腺功能减退者。

(11)肾上腺皮质功能减退者。

(12)新生儿、婴儿。

(13)低血容量者。

(14)哺乳期妇女。

(八)药物相互作用

1.与甲喹酮合用，可增加本品的镇咳及镇痛作用，对疼痛引起的失眠也有协同疗效。

2.与解热镇痛药合用有协同镇痛作用，可增强止痛效果。

3.与抗胆碱药合用时，可加重便秘或尿潴留等不良反应。

4.与美沙酮或其他吗啡类药合用时,可加重中枢性呼吸抑制作用。

5.与肌松药合用,呼吸抑制更为显著。

6.在服用本品 14d 内,若同时给予单胺氧化酶抑制剂,可导致不可预见的、严重的不良反应。

7.与其他巴比妥类药物合用,可加重中枢抑制作用。

8.与西咪替丁合用,能诱发精神错乱、定向力障碍和呼吸急促。

9.与阿片受体激动剂合用,可出现戒断综合征。

10.酒精可增强本品的镇静作用。

11.尼古丁可降低本品的止痛作用。

(九)规格

片剂:15mg;30mg。缓释片:45mg。糖浆剂:10mL;100mL。注射剂:1mL:15mg;1mL:30mg。

二、喷托维林

(一)其他名称

维静宁、咳必清、托可拉斯。

(二)药理作用

本品为人工合成的非成瘾性中枢性镇咳药,对咳嗽中枢有选择性抑制作用。除对延髓的呼吸中枢有直接的抑制作用外,还有微弱的阿托品样作用,吸收后可轻度抑制支气管内感受器,减弱咳嗽反射,并可使痉挛的支气管平滑肌松弛,降低气道阻力,故兼有末梢镇咳作用。其镇咳作用强度约为可待因的 1/3。

(三)适应证

适用于具有无痰干咳症状的疾病,急性支气管炎、慢性支气管炎及各种原因引起的咳嗽可应用。

(四)用法用量

1.成人

口服,一次 25mg,一日 3~4 次。

2.儿童

口服,5 岁以上,一次 6.25~12.5mg,一日 2~3 次。

(五)不良反应

本品的阿托品样作用偶可导致轻度头晕、眩晕、头痛、嗜睡、口干、恶心、腹胀、腹泻、便秘及皮肤过敏等不良反应。

(六)禁忌

1.呼吸功能不全者。

2.心力衰竭患者。

3.因尿道疾病而致尿潴留者。

4.孕妇及哺乳期妇女。

(七)注意事项

1.痰多者使用本品宜与祛痰药合用。

2.使用本品后可能出现嗜睡,故驾驶及操作机械者工作期间禁用本品。

3.以下情况应慎用

(1)青光眼患者。

(2)心功能不全者(包括心功能不全伴肺淤血者)。

(3)痰量多者。

(4)大咯血者。

(八)药物相互作用

与马来酸醋奋乃静、阿伐斯汀、阿吡坦、异戊巴比妥、安他唑啉、阿普比妥、阿扎他定、巴氯芬、溴哌利多、溴苯那敏、布克力嗪、丁苯诺啡、丁螺环酮、水合氯醛合用,可使本品的中枢神经系统和呼吸系统抑制作用增强。

(九)规格

片剂:25mg。滴丸:25mg。冲剂:10g。糖浆剂:0.145%;0.2%;0.25%。

三、苯丙哌林

(一)其他名称

苯哌丙烷、法思特、杰克哌、科福乐、科特、咳速清、可立停、利福科。

(二)药理作用

本品为新型的非麻醉性中枢镇咳药,具有较强的镇咳作用。药理研究证明,实验犬口服或静脉注射本品 2mg/kg 可完全抑制多种刺激引起的咳嗽,其作用较可待因强 2~4 倍。本品除抑制咳嗽中枢外,也可阻断肺一胸膜的牵张感受器产生的肺迷走神经反射,并具有罂粟碱样平滑肌解痉作用,故其镇咳作用兼具中枢性和末梢性双重机制。

本品不抑制呼吸,不引起胆道及十二指肠痉挛或收缩,不引起便秘,未发现耐受性及成瘾性。

(三)适应证

用于治疗感染(包括急、慢性支气管炎)、吸烟、刺激物、过敏等原因引起的咳嗽,对刺激性干咳效佳。

(四)用法用量

成人口服给药,一次 20~40mg(以苯丙哌林计),一日 3 次。缓释片一次 40mg(以苯丙哌林计),一日 2 次。儿童用药时酌情减量。

(五)不良反应

用药后可出现一过性口、咽部发麻感觉,偶有口干、头晕、嗜睡、食欲匮乏、胃部烧灼感、全身疲乏、胸闷、腹部不适、皮疹等。

(六)禁忌

对本品过敏者。

(七)注意事项

1.因本品对口腔黏膜有麻醉作用,故服用时宜吞服或用温开水溶后口服,切勿嚼碎。

2.用药期间若出现皮疹,应停药。

3.以下情况应慎用:①严重肺功能不全患者。②痰液过多且黏稠的患者。③大咯血者。④妊娠期及哺乳期妇女。

(八)药物相互作用

尚不明确。

(九)规格

片(胶囊)剂:20mg。分散片:20mg。泡腾片:10mg。缓释片:40mg。口服液:10mL:10mg;10mL:20mg。冲剂:20mg。

四、氧丙嗪

(一)其他名称

双氧异丙嗪、克咳敏。

(二)药理作用

本品是异丙嗪的衍生物,为抗组胺药,其抗组胺作用较异丙嗪强,作用机制与异丙嗪相同。动物体内外试验证明,本品对组胺引起的离体平滑肌痉挛有缓解作用。此外,本品还具有一定的中枢镇静、镇咳以及平喘、黏膜表面局麻等作用。研究表明,本品对血压、心率、呼吸、肝肾功能及血常规检查均无明显影响。用药 3 个月以上,未发现耐药性或成瘾性。

(三)适应证

1.用于慢性支气管炎,其镇咳疗效较好。

2.用于哮喘、过敏性鼻炎、荨麻疹、皮肤瘙痒症等。

(四)用法用量

1.成人

①口服给药:每次 5～10mg,每日 3 次。极量:每次 10mg,每日 30mg。②直肠给药:每次 10mg,每日 2 次。

2.儿童

口服给药用量酌减。

(五)不良反应

常见困倦、乏力等,部分患者可有嗜睡。

(六)禁忌

尚不明确。

(七)注意事项

1.用药期间,不应从事高空作业及驾驶、操作机器等。

2.本品治疗量与中毒量接近,不得超过极量使用。

3.以下情况应慎用:①癫痫患者。②肝功能不全者。

(八)药物相互作用

1.与降压药合用时有协同作用。

2.与三环类抗抑郁药合用,可使两者的血药浓度均增加。

（九）规格

片剂：5mg。栓剂：2.5mg；10mg。

第二节　祛痰药

一、氯化铵

（一）其他名称

氯化钲、硇砂。

（二）药理作用

口服后刺激胃黏膜的迷走神经末梢，引起轻度的恶心，反射性地引起气管、支气管腺体分泌增加。部分氯化铵吸收入血后，经呼吸道排出，由于盐类的渗透压作用而带出水分，使痰液稀释，易于咳出。能增加肾小管氯离子浓度，因而增加钠和水的排出，具利尿作用。口服吸收完全，其氯离子吸收入血后可酸化体液和尿液，并可纠正代谢性碱中毒。

（三）适应证

1.用于急性呼吸道炎症时痰黏稠不易咳出的病例。常与其他止咳祛痰药配成复方制剂应用。

2.用于泌尿系感染需酸化尿液时。

3.用于重度代谢性碱中毒，应用足量氯化钠注射液不能满意纠正者。

4.氯化铵负荷试验可了解肾小管酸化功能，也用于远端肾小管性酸中毒的鉴别诊断。

（四）用法用量

成人常规剂量如下。

1.口服给药

(1)祛痰：一次 0.3～0.6g，一日 3 次。

(2)酸化尿液：一日 0.6～2g，一日 3 次。

(3)重度代谢性碱中毒：一次 1～2g，一日 3 次。

2.静脉滴注

本品用于重度代谢性碱中毒时，必要时需静脉滴注，按 1mg/kg 氯化铵能降低二氧化碳结合率(CO_2CP)0.45mmol/L 计算出应给氯化铵的剂量，以 5%葡萄糖注射液将其稀释成 0.9%(等渗)的浓度，分 2～3 次静脉滴入。

（五）不良反应

1.吞服片剂或剂量过大可引起恶心、呕吐、胃痛等胃刺激症状。

2.少见口渴、头痛、进行性嗜睡、精神错乱、定向力障碍、焦虑、面色苍白、出汗等。

3.偶见心动过速、局部和全身性抽搐、暂时性多尿和酸中毒。

4.静脉给药，注射部位可产生疼痛，给药过快偶可出现惊厥和呼吸停止。

(六)禁忌

1.肝肾功能严重损害,尤其是肝性脑病、肾衰竭患者。

2.代谢性酸中毒患者。

(七)注意事项

1.为减少对胃黏膜刺激,本药宜溶于水中,饭后服用。

2.静脉给药速度应缓慢,以减轻局部刺激。

3.过量可致高氯性酸中毒、低钾及低钠血症。

4.用于远端肾小管性酸中毒的鉴别诊断时,已有酸中毒者不需再做氯化铵负荷试验,以免加重酸中毒。

5.以下情况应慎用

(1)肝、肾功能不全者。

(2)溃疡病。

(3)镰状细胞贫血患者,可引起缺氧和(或)酸中毒。

(八)药物相互作用

1.本品与桔梗、远志等恶心性祛痰中药可制成各种制剂(如敌咳糖浆、小儿止咳糖浆、咳停片等),既能产生协同增效作用,又可减少不良反应。

2.与阿司匹林合用,可减慢阿司匹林排泄而增加其疗效。

2.本品可增强四环素和青霉素的抗菌作用。

3.本品不宜与碱、碱土金属碳酸盐、银盐、铅盐、金霉素、新霉素、磺胺嘧啶、呋喃妥因、华法林及排钾性利尿剂等合用。

4.本品可增强汞剂的利尿作用。

5.与口服降糖药氯磺丙脲合用,可使后者作用明显增强,造成血糖过低。

6.本品可使尿液呈酸性,可促进某些弱碱性药物(如哌替啶、苯丙胺、普鲁卡因)的排泄,使其血药浓度下降加快、显效时间缩短。

7.本品可增加哌氟酰胺的肾脏排泄作用,从而降低后者的疗效。

8.本品可加快美沙酮的体内清除,从而降低美沙酮的疗效。

9.与伪麻黄碱合用,由于尿液酸化和肾脏重吸收率的降低,可使后者的临床疗效降低。

(八)规格

片剂:0.3g。注射剂:5g(500mL)。

二、溴已新

(一)其他名称

傲群、赛维、溴己铵、必嗽平、必消痰、溴苄环已铵。

(二)药理作用

本品是从鸭嘴花碱中得到的半成品,有减少和断裂痰液中黏多糖纤维的作用,从而使痰液黏度降低,痰液变薄,易于咳出。本品还能抑制黏液腺和杯状细胞中酸性糖蛋白的合成,从而使痰液中的唾液酸(酸性黏多糖成分之一)含量减少,痰液黏度降低,有利于痰液咳出。此外,本品的祛痰作用尚与其促进呼吸道黏膜的纤毛运动及具有恶心性祛痰作用有关。

(三)适应证

用于慢性支气管炎、哮喘、支气管扩张、矽肺等有白色黏痰又不易咳出的患者。脓性痰患者需加用抗生素控制感染。

(四)用法用量

1.成人常规剂量

(1)口服给药:一次 8～16mg,一日 3 次。

(2)肌内注射:一次 4mg,一日 8～12mg,粉针剂需先用注射用水 2mL 溶解。

(3)静脉注射:一次 4mg,一日 8～12mg,用 0.9%氯化钠注射液或 5%葡萄糖注射液稀释后使用。

(4)静脉滴注:一次 4mg,一日 8～12mg,用 0.9%氯化钠注射液或 5%葡萄糖注射液稀释后静脉使用。

(5)气雾吸入:0.2%溶液,一次 0.2mL,一日 1～3 次。

2.儿童常规剂量

口服给药,一次 4～8mg,一日 3 次。

(五)不良反应

1.轻微的不良反应

头痛、头晕、恶心、呕吐、胃部不适、腹痛、腹泻,减量或停药后可消失。可见血清转氨酶一过性升高。

2.严重的不良反应

皮疹、遗尿。

3.其他

本品对胃黏膜有刺激性,还可见本品注射液致肌张力增高的个案报道。

(六)禁忌

对本品过敏者。

(七)注意事项

1.本品宜在餐后服用。

2.以下情况应慎用:①过敏体质者。②胃炎或胃溃疡患者。③肝功能不全患者。④孕妇及哺乳期妇女。

(八)药物相互作用

本品可增加四环素类抗生素、阿莫西林在支气管的分布浓度,故合用可增强抗菌疗效。

(九)规格

片剂:4mg;8mg。注射剂:2mg(1mL);4mg(2mL)。气雾剂:0.2%溶液。

三、氨溴索

(一)其他名称

溴环已胺醇、贝莱、沐舒坦、美舒咳、安步索、百沐舒、平坦、瑞艾乐、润津、维可莱。

(二)药理作用

本品为溴己新在体内的活性代谢产物,为黏液溶解药,作用较溴己新强。能促进呼吸道黏膜浆液腺的分泌，减少黏液腺分泌，减少和断裂痰液中的黏多糖纤维，使痰液黏度降低，痰液变薄，易于咳出。本品还可激活肺泡上皮Ⅱ型细胞合成表面活性物质，降低黏液的附着力，改善纤毛与无纤毛区的黏液在呼吸道中的输送，以利痰液排出，达到廓清呼吸道黏膜的作用，直接保护肺功能。此外，本品具有一定的镇咳作用，其作用相当于可待因的1/2。

（三）适应证

1.用于急慢性支气管炎、支气管哮喘、支气管扩张、肺气肿、肺结核、肺尘埃沉着病、手术后的咳痰困难等。

2.本品注射剂可用于术后肺部并发症的预发性治疗及婴儿呼吸窘迫综合征的治疗。

（四）用法用量

1.成人常规剂量

（1）口服给药：①片剂、胶囊剂、口服溶液、分散片、糖浆：一次30mg，一日3次，餐后服用。长期服用可减为一日2次。②口腔崩解片：一次30mg，一日3次。餐后服用，将口腔崩解片置于舌面（无须咀嚼，也无须用水），可迅速崩解，然后随唾液吞服。③缓释胶囊：一次75mg，一日1次，餐后服用。

（2）雾化吸入：一次15～30mg，一日3次。

（3）皮下注射：一次15mg/kg，一日2次。

（4）肌内注射：同皮下注射。

（5）静脉注射：用于术后肺部并发症的预防性治疗，一次15mg，一日2～3次，严重者可增至一次30mg。

（6）静脉滴注：同静脉注射。

肾功能不全时应减量或延长两次用药的时间间隔。

2.儿童常规剂量

（1）口服给药：①口服溶液、糖浆：12岁以上儿童，一次30mg，一日3次；5～12岁，一次15mg，一日3次；2～5岁，一次7.5mg，一日3次；2岁以下儿童，一次7.5mg，一日2次。餐后服用，长期服用者可减为一日2次。②缓释胶囊：一日1.2～1.6mg/kg。

（2）静脉注射：①术后肺部并发症的预防性治疗：12岁以上，同成人用法用量；6～12岁，一次15mg，一日2～3次；2～6岁，一次7.5mg，一日3次；2岁以下，一次7.5mg，一日2次。注射时均应缓慢。②婴儿呼吸窘迫综合征（IRDS）：一日30mg/kg，分4次给药，应使用注射泵给药。静脉注射时间至少5min。

（3）静脉滴注：用于术后肺部并发症的预防性治疗，同静脉注射。

（五）不良反应

1.中枢神经系统

罕见头痛及眩晕。

2.胃肠道

偶见恶心呕吐、食欲匮乏、消化不良、腹痛、腹泻、便秘、胃部不适、胃痛、胃部灼热。

3.过敏反应

①极少出现过敏反应，主要为皮疹，还可见皮肤肿胀、瘙痒、红斑，偶见过敏性休克，罕见血

管神经性水肿。②有出现接触性皮炎的个案报道。

4.呼吸系统

少数患者可出现呼吸困难。

5.其他

①少数患者可出现面部肿胀、发热伴寒战、口腔及气道干燥、唾液分泌增加、鼻分泌物增加、排尿困难。②有报道,快速静脉注射可引起腰部疼痛和疲乏无力感。

(六)禁忌

对本品过敏者。

(七)注意事项

1.本品注射液不宜与碱性溶液混合,在pH大于6.3的溶液中,可能会导致氨溴索游离碱沉淀。本品应避免与阿托品类药物联用。

2.本品的祛痰作用可因补液而增强。

3.如遗漏服药一次或较少剂量,只需在适当的时间服用下一次剂量。

4.糖尿病患者及遗传性果糖不耐受者服用口服溶液时应注意选择无糖型。

5.用药后如出现过敏反应须立即停药,并根据反应的严重程度给予对症治疗。如出现过敏性休克应给予急救。

6.用药过量尚未发现中毒现象,偶有短时间坐立不安及腹泻的报道。胃肠道外给药一日剂量15mg/kg,口服给药一日剂量25mg/kg,本品仍具有较好的耐受性。根据临床前研究推测,用药极度过量时,可出现流涎、恶心、呕吐、低血压。如出现用药过量,建议给予对症治疗。除极度过量时,一般不考虑催吐、洗胃等急救措施。

7.使用本品粉针剂时,每15mg应用5mL无菌注射用水溶解后缓慢注射,也可与葡萄糖注射液、0.9%氯化钠注射液或林格注射液混合后静脉滴注。采用静脉滴注给药时,可将本品用5%葡萄糖注射液(或生理盐水)100～150mL稀释后,于30min内缓慢滴注。

8.以下情况应慎用:①肝、肾功能不全者。②胃溃疡患者。③支气管纤毛运动功能受阻及呼吸道出现大量分泌物的患者(恶性纤毛综合征患者等,可能有出现分泌物阻塞气道的危险)。④青光眼患者。⑤建议妊娠早期妇女不要应用,妊娠中晚期妇女及哺乳期妇女慎用。

(八)药物相互作用

1.与β肾上腺素受体激动剂、茶碱等支气管扩张药合用,具有协同作用。

2.与抗生素(如阿莫西林、阿莫西林克拉维酸钾、氨苄西林、头孢呋辛、红霉素、多西环素等)合用,可使抗生素在肺组织的分布浓度升高,具有协同作用。

3.与镇咳药合用(如中枢镇咳药右美沙芬),因咳嗽反射受抑制有出现分泌物阻塞气道的危险,故本药应避免与镇咳药联用。

(九)规格

片剂:15mg;30mg。分散片、口腔崩解片:30mg。胶囊剂:30mg;75mg。缓释胶囊:25mg;75mg。控释胶囊:75mg。口服溶液:1mL:3mg;5mL:15mg;5mL:30mg;10mL:30mg;60mL:180mg。糖浆:100mL:0.6g。注射液:2mL:15mg;4mL:30mg。2mL:15mg。

四、乙酰半胱氨酸

(一)其他名称

痰易净、易咳净、阿思欣泰、光安、赫舒、康益坦、麦可舒、莫咳、美可舒、富露施、易维适。

(二)药理作用

本品为黏液溶解剂,具有较强的黏痰溶解作用。其分子中所含的巯基能使痰液中糖蛋白多肽链中的二硫键断裂,从而降低痰液的黏滞性,并使痰液化而易咳出。本品还能使脓性痰液中的DNA纤维断裂,因此不仅能溶解白色黏痰,也能溶解脓性痰。对于一般祛痰药无效的患者,使用本品仍可有效。

(三)适应证

1.用于大量黏痰阻塞而引起的呼吸困难,如急性和慢性支气管炎、支气管扩张、肺结核、肺炎、肺气肿以及手术等引起的痰液黏稠、咳痰困难。

2.用于对乙酰氨基酚中毒的解救。

3.用于环磷酰胺引起的出血性膀胱炎的治疗。

(四)用法用量

1.成人常规剂量

(1)喷雾吸入:用于黏痰阻塞的非急救情况下,以0.9%氯化钠溶液配成10%溶液喷雾吸入,一次1~3mL,一日2~3次。

(2)气管滴入:用于黏痰阻塞的急救情况下,以5%溶液经气管插管或气管套管直接滴入气管内,一次1~2mL,一日2~6次。

(3)气管注入:用于黏痰阻塞的急救情况下,以5%溶液用注射器自气管的环甲膜处注入气管腔内,一次2mL。

(4)口服给药:①祛痰:一次200~400mg,一日2~3次。②对乙酰氨基酚中毒:应尽早用药,在中毒后10~12h内服用最有效。开始140mg/kg,每4h 1次,共用17次。

(5)静脉给药:对乙酰氨基酚中毒病情严重时,可将药物溶于5%葡萄糖注射液200mL中静脉给药。

2.儿童常规剂量

(1)喷雾吸入:同成人用法用量。

(2)气管滴入:同成人用法用量。

(3)气管注入:用于祛痰的急救情况下,以5%溶液用注射器自气管的环甲膜处注入气管腔内,婴儿一次0.5mL,儿童一次1mL。

(4)口,服给药:用于祛痰,一次100mg,一日2~4次,依年龄酌情增减。

(五)不良反应

1.本品水溶液有硫化氢臭味,部分患者可引起呛咳、支气管痉挛、恶心、呕吐、胃炎、皮疹等不良反应,一般减量即可缓解。

2.本品直接滴入呼吸道可产生大量痰液,必要时需用吸痰器吸引排痰。

(六)禁忌

1.对本品过敏者。

2.支气管哮喘患者。

3.严重呼吸道阻塞患者。

4.严重呼吸功能不全的老年患者。

(七)注意事项

1.本品与碘化油、糜蛋白酶、胰蛋白酶有配伍禁忌。

2.本品水溶液在空气中易氧化变质,因此应临用前配制。剩余溶液应密封并贮于冰箱中,48h内使用。

3.避免同时服用强力镇咳药。

4.本品颗粒剂,可加少量温开水(禁用80℃以上热水)或果汁溶解后混匀服用,也可直接口服。

5.不宜与金属、橡胶、氧化剂、氧气接触,故喷雾器须用玻璃或塑料制作。

6.用药后如遇恶心、呕吐可暂停给药,支气管痉挛可用异丙肾上腺素缓解。

7.FDA对本药的妊娠安全性分级为B级。

(八)药物相互作用

1.与异丙肾上腺素合用或交替使用时可提高本药疗效,减少不良反应。

2.与硝酸甘油合用,可增加低血压和头痛的发生。

3.酸性药物可降低本品的作用。

4.本品能明显增加金制剂的排泄。

5.本品能减弱青霉素、四环素、头孢菌素类药物的抗菌活性,故不宜与这些药物合用,必要时可间隔4h交替使用。

6.本品对多西环素、红霉素、阿莫西林的吸收无影响。

(九)规格

片剂:200mg;500mg。喷雾剂:0.5g;1.0g。颗粒剂:100mg。泡腾片:600mg。

五、羧甲司坦

(一)其他名称

百越、费立、卡立宁、康普利、美咳、木苏坦、强利灵、羧甲半胱氨酸。

(二)药理作用

本品为黏液稀化剂,作用与溴己新相似,主要在细胞水平影响支气管腺体的分泌,可使黏液中黏蛋白的双硫键断裂,使低黏度的涎黏蛋白分泌增加,而高黏度的岩藻黏蛋白产生减少,从而使痰液的黏滞性降低,有利于痰液排出。

(三)适应证

1.用于慢性支气管炎、支气管哮喘等疾病引起的痰液黏稠、咳痰困难和痰阻气管等。亦可用于防治手术后咳痰困难和肺炎并发症。

2.用于小儿非化脓性中耳炎,有预防耳聋效果。

(四)用法用量

1.成人常规剂量

①片剂:一次250～750mg,一日3次。②糖浆:一次500～600mg,一日3次。③泡腾散:

首日一次750mg，一日3次，以后一次500mg，一日3次。④口服液：一次250～750mg，一日3次。⑤泡腾片：一次500mg，一日3次。用药时间最长10d。

2.儿童常规剂量

①片剂：一次10mg/kg，一日3次。②片剂（小儿用）：2～4岁，一次100mg，一日3次。5～8岁，一次200mg，一日3次。③泡腾散：2～7岁，一次62.5～125mg，一日4次。8～12岁，一次250mg，一日3次。④口服液：一日30mg/kg。

（五）不良反应

偶有轻度头晕、食欲匮乏、恶心、腹泻、胃痛、胃部不适、胃肠道出血和皮疹等。

（六）禁忌

1.对本品过敏者禁用。

2.消化性溃疡活动期患者禁用。

（七）注意事项

1.本品是一种黏液调节剂，仅对咳痰症状有一定作用，在使用时还应注意咳嗽、咳痰的病因。

2.本品泡腾散或泡腾片宜用温开水溶解后服用。

3.妇女用药应权衡利弊。

4.以下情况应慎用：①有消化性溃疡病史患者。②哺乳期妇女。③2岁以下儿童安全性尚未确定，应慎用。

（八）药物相互作用

1.与强镇咳药合用，会导致稀化的痰液堵塞气道。

2.本品与氨基糖苷类、β－内酰胺类等抗生素同用，对其药效没有影响。

（九）规格

口服液：0.2g（10mL）；0.5g（10mL）。糖浆剂：2%（20mg/mL）。片剂：0.25g。泡腾剂：每包0.25g。

六、厄多司坦

（一）其他名称

阿多停、好舒丹、和坦、露畅、坦通。

（二）药理作用

本品为黏痰溶解剂，具有以下药理作用：①溶解黏痰作用：本品分子中含有封闭的巯基，在肝脏经生物转化成含有游离巯基的活性代谢产物，后者可使支气管分泌物中糖蛋白二硫键断裂而降低痰液黏稠度，从而有利于痰液排出。②抗氧化作用：肺泡组织中的α_1抗胰蛋白酶可抑制弹性蛋白酶水解弹性蛋白。本品可以保护α_1抗胰蛋白酶，以避免其因自由基氧化作用而失活。另外，本品还具有增强抗生素的穿透性、增加黏膜纤毛运动等功能。

（三）适应证

用于急慢性支气管炎及阻塞性肺气肿等疾病的咳嗽、咳痰，尤其适用于痰液黏稠不易咳出者。

(四)用法用量

成人常规剂量,口服给药,一次 300mg,一日 2 次。

(五)不良反应

偶有轻微的头痛和胃肠道反应,如上腹隐痛、恶心、呕吐、腹泻、口干等。

(六)禁忌

1.对本品过敏者禁用。

2.严重肝、肾功能不全者禁用。

3.15 岁以下儿童禁用。

4.孕妇及哺乳期妇女禁用。

(七)注意事项

1.应避免与可待因、复方桔梗片等强效镇咳药同时应用。

2.虽大剂量给药未发现药物蓄积和中毒现象,但仍应避免过量服用本品。

3.胃十二指肠溃疡患者慎用。

(八)药物相互作用

本药与茶碱合用不影响各自的药动学。

(九)规格

片剂:150mg。胶囊剂:100mg;300mg。

七、标准桃金娘油

(一)其他名称

吉诺通、强力稀化黏素、桃金娘油、稀化黏素、稀化黏质。

(二)药理作用

本品为桃金娘科树叶的标准提取物,是一种脂溶性挥发油,具有溶解黏液、刺激腺体分泌、促进呼吸道黏膜纤毛摆动、加速痰液流动、促进分泌物排出等作用。可改善鼻黏膜的酸碱环境,促进鼻黏膜上皮组织结构重建和功能的恢复。

此外,本品还具有消炎作用,能通过减轻支气管黏膜肿胀而舒张支气管,亦有抗菌和杀菌作用。

(三)适应证

治疗急慢性鼻窦炎、急慢性支气管炎。也用于支气管扩张、慢性阻塞性肺疾病、肺部真菌感染、肺结核、矽肺等。还可用于支气管造影术后,有助于造影剂的排出。

(四)用法用量

1.成人

①急性炎症性疾病:一次 300mg,一日 3～4 次。②慢性炎症性疾病:一次 300mg,一日 2 次。③支气管造影术后:服用 240～360mg 有助于造影剂的排出。

2.4～10 岁儿童

①急性炎症性疾病:一次 120mg,一日 3～4 次。②慢性炎症性疾病:一次 120mg,一日 2 次。

(五)不良反应

1.偶有恶心、胃部不适等。

2.肾结石和胆管结石患者服药后可引起结石移动。

(六)禁忌

对本品过敏者。

(七)注意事项

1.本药不可用热水送服,应用温凉水于餐前半小时空腹服用。最后一次剂量宜于晚上临睡前服用,以利于夜间休息。

2.孕妇应慎用,尚无哺乳期妇女用药的资料报道。

(八)药物相互作用

尚不明确。

(九)规格

胶囊剂:120mg;300mg。

八、糜蛋白酶

(一)其他名称

α—糜蛋白酶、胰凝乳蛋白酶。

(二)药理作用

本品是由牛胰中分离制得的一种蛋白分解酶类药,作用与胰蛋白酶相似,能促进血凝块、脓性分泌物和坏死组织等液化清除。本品具有肽链内切酶及脂酶的作用,可将蛋白质大分子的肽链切断,成为分子量较小的肽,或在蛋白分子肽链端上作用,使氨基酸分离,并可将某些脂类水解。通过此作用能使痰中纤维蛋白和黏蛋白等水解为多肽或氨基酸,使黏稠痰液液化,便于咳出,对脓性或非脓性痰都有效。此外,本品尚能松弛睫状韧带及溶解眼内某些组织的蛋白结构。

本品和胰蛋白酶都是强力蛋白水解酶,仅水解部位有差异。蛇毒神经毒含碱性氨基酸,易被本品和胰蛋白酶分解为无毒蛋白质,从而阻断毒素进入血流产生中毒作用。本品对蝮亚科蛇伤疗效优于胰蛋白酶,两种酶制剂联合应用效果更佳。

本品还有促进抗生素、化疗药物向病灶渗透的作用。

(三)适应证

1.用于眼科手术以松弛睫状韧带,减轻创伤性虹膜睫状体炎。

2.用于创口或手术后伤口愈合、抗感染及防止局部水肿、积血、扭伤血肿、乳房手术后水肿、中耳炎、鼻炎等。

3.用于慢性支气管炎、支气管扩张和肺脓肿等的治疗,可使痰液液化而易于咳出。

(四)用法用量

1.肌内注射通常一次4000U,用前将本品以氯化钠注射液5mL溶解。

2.经眼给药用于眼科酶性分解晶体悬韧带,可局部采用0.05%的生理盐水酶溶液1～2mL

灌洗后房。用前将本品以氯化钠注射液适量溶解，一次 800U，3min 后用氯化钠注射液冲洗前后房中遗留的药物。

3.喷雾吸入用于液化痰液，可制成 0.05%溶液雾化吸入。

4.局部用药：①在处理软组织炎症或创伤时，可用本品 800U(1mg)溶于 1mL 的生理盐水中局部注射于创面。②毒蛇咬伤：本品 10～20mg，每支用注射用水 4mL 稀释后，以蛇牙痕为中心向周围做浸润注射，并在伤口中心区域注射 2 针，再在肿胀上方约 3cm 做环状封闭 1～2 层，根据不同部位每针 0.3～0.7mL，至少 10 针，最多 26 针。

5.外用：①寻常痤疮：局部涂搽，一日 2 次。②慢性皮肤溃疡：40μg/mL 水溶液，湿敷创面，每次 1～2h。

(五)不良反应

1.血液

可造成凝血功能障碍。

2.眼

眼科局部用药一般不引起全身不良反应，但可引起短期性的眼内压增高，导致眼痛、眼色素膜炎和角膜水肿，这种青光眼症状可持续 1 周；还可导致角膜线状混浊、玻璃体疝、虹膜色素脱落、葡萄膜炎及创口裂开或延迟愈合等。

3.其他

肌内注射偶可致过敏性休克。可引起组胺释放，导致局部注射部位疼痛、肿胀。

(六)禁忌

1.对本品过敏者禁用。

2.20 岁以下的患者，由于晶状体囊膜与玻璃体韧带相连牢固，眼球较小，巩膜弹性大，应用本品可使玻璃体脱出，故禁用。

3.眼压高或伴有角膜变性的白内障患者以及玻璃体有液化倾向者禁用。

4.严重肝肾疾病、凝血功能异常及正在应用抗凝者禁用。

(七)注意事项

1.本品不可静脉注射，肌内注射前需做皮肤过敏试验。

2.本品遇血液迅速失活，因此在用药部位不得有未凝固的血液。

3.如引起过敏反应，应立即停止使用，并用抗组胺类药物治疗。

4.本品对视网膜有较强的毒性，由于可造成晶体损坏，应用时勿使药液透入玻璃体。

5.本品在固体状态时比较稳定，但溶解后不稳定，室温放置 9d 可损失 50%活性，故应临用前配制。

(八)规格

注射用糜蛋白酶：800U；4000U(每 1mg 相当于 800U)。

第三节　平喘药

一、β受体激动剂

(一)沙丁胺醇

1.其他名称

阿布叔醇、爱纳乐、爱纳灵、喘乐宁、喘宁蝶、达芬科闯、惠百适、康尔贝宁、伉尔纾宁、舒喘灵、柳氨醇、律克、品川、其苏、全宁碟、全特宁、萨姆、赛比舒、沙博特、舒布托、舒喘、万托林。

2.药理作用

本品为选择性肾上腺素 β_2 受体激动剂,能选择性地激动支气管平滑肌上的肾上腺素 β_2 受体,有较强的支气管扩张作用,其作用机制部分是通过激活腺苷酸环化酶,增强细胞内环磷腺苷的合成,从而松弛平滑肌,并可通过抑制肥大细胞等致敏细胞释放过敏反应介质,解除支气管痉挛。本品用于支气管哮喘患者时,其支气管扩张作用与异丙肾上腺素相等。本品对心脏的肾上腺 β_1 受体的激动作用较弱,其增加心率作用仅为异丙肾上腺素的 1/10。

此外,本品可松弛一些其他器官(如子宫、血管等)的平滑肌,可降低子宫肌肉对刺激的应激性,抑制子宫收缩,有利于妊娠,还可降低眼内压。

3.适应证

(1)用于防治支气管哮喘、喘息性支气管炎和肺气肿患者的支气管痉挛等。

(2)本品雾化吸入溶液还可用于运动性支气管痉挛及常规疗法无效的慢性支气管痉挛。

(3)还用于改善充血性心力衰竭。

(4)亦用于预防高危妊娠早产、先兆流产、胎儿宫内生长迟缓。

4.用法用量

(1)成人

1)口服给药:一次 2～4mg,一日 3 次。缓释及控释制剂,一次 8mg,一日 2 次,早、晚服用。

2)气雾吸入:每 4～6h 200～50μg,1 次或分 2 次吸入,2 次吸入时间隔 1min。

3)喷雾吸入:①间歇性治疗:一次 2.5～5mg,一日 4 次,从低剂量开始,以注射用生理盐水稀释至 2mL 或 2.5mL,喷雾可持续约 10min。部分患者可能需要 10mg 的较大剂量,可不经稀释,取 10mg 直接置入喷雾装置中,雾化吸入,直至支气管得到扩张为止,通常需要 3～5min。②连续性治疗:以注射用生理盐水稀释成 50～100mg/mL 的溶液,给药速率通常为 1mg/h,最大可增至 2mg/h。

4)粉雾吸入:一次 0.2～0.4mg,一日 4 次。

5)肌内注射:一次 0.4mg,必要时 4h 可重复注射。

6)静脉注射:一次 0.4mg,用 5%葡萄糖注射液或生理盐水 20mL 稀释后缓慢注射。

7)静脉滴注:一次 0.4mg,用 5%葡萄糖注射液 100mL 稀释后滴注。

(2)老人剂量:老年人使用时从小剂量开始,逐渐加大剂量。

(3)儿童:

1)口服给药:一次 0.6mg,一日 3～4 次。缓释及控释制剂,一次 4mg,一日 2 次,早、晚服用。

2)喷雾吸入:间歇性治疗,1.5～12 岁以下儿童,一次 2.5mg,一日 4 次,从低剂量开始,以注射用生理盐水稀释至 2mL 或 2.5mL。部分儿童可能需要增至 5mg,由于可能发生短暂的低氧血症,可考虑辅以氧气治疗。

3)粉雾吸入:一次 0.2mg,一日 4 次。

5.不良反应

(1)较常见的不良反应有震颤、恶心、心悸、头痛、失眠、心率增快或心搏异常强烈。

(2)较少见的不良反应有头晕、目眩、口咽发干。

(3)罕见肌肉痉挛、过敏反应(表现为异常支气管痉挛、血管神经性水肿、荨麻疹、低血压和昏厥)。

(4)还可见低钾血症(剂量过大时)及口咽刺激感。长期用药亦可形成耐受性,不仅疗效降低,且可能使哮喘加重。

6.禁忌

(1)对本品或其他肾上腺素受体激动药过敏者。

(2)对氟利昂过敏的患者禁用本品气雾剂。

7.注意事项

(1)通常预防用药时口服给药,控制发作时用气雾或粉雾吸入。

(2)本品缓释及控释制剂应用温水整片吞服,不得咀嚼。

(3)本品雾化吸入溶液一般剂量无效时,不能随意增加药物剂量或使用次数,反复过量使用可导致支气管痉挛,如有发生应立即停药,更改治疗方案。

(4)增加使用吸入的 β 受体激动剂可能是哮喘恶化的征象,若出现此情况,需重新评估对患者的治疗方法,考虑合用糖皮质激素治疗。

(5)用药期间应监测血钾浓度。

(6)使用本品预防早产的妇女,有患肺水肿的危险,应密切监测心肺功能。

(7)以下情况应慎用:①高血压患者。②糖尿病患者。③冠状动脉供血不足患者。④甲状腺功能亢进患者。⑤老年人。⑥孕妇及哺乳期妇女,FDA 对本药的妊娠安全性分级为 C 级。⑦惊厥患者慎用本品雾化吸入溶液。

8.药物相互作用

(1)与其他肾上腺素受体激动剂或茶碱类药物合用时,可增强对支气管平滑肌的松弛作用,但也可增加不良反应。

(2)可增强泮库溴铵、维库溴铵所引起的神经肌肉阻滞的程度。

(3)单胺氧化酶抑制剂、三环类抗抑郁药、抗组胺药、甲状腺素等可增加本品的不良反应。

(4)与磺胺类药物合用时,可降低磺胺类药物的吸收。

(5)肾上腺素 β 受体阻滞药(如普萘洛尔)能拮抗本品的支气管扩张作用,故两者不宜合用。

(6)与氟烷在产科手术中合用时,可加重子宫收缩无力,导致大出血。

(7)与洋地黄类药合用时,可增加洋地黄类药物诱发心律失常的危险性。

(8)与皮质类固醇、利尿剂等合用时,可加重血钾浓度降低的程度。

(9)与甲基多巴合用时,可出现严重的急性低血压反应。

9.规格

片剂:2mg。胶囊剂:2mg;4mg;8mg。缓释片(胶囊):4mg;8mg。控释片(胶囊):4mg;8mg。糖浆剂:10mL:4mg。气雾剂:0.1mg×200 喷。粉雾剂(胶囊):0.2mg;0.4mg。雾化吸入溶液:20mL:100mg。注射剂:2mL:0.4mg。

(二)特布他林

1.其他名称

比艾、别力康纳、博利康尼、博力康尼都保、布瑞平、川婷、喘康速、菲科坦、慧邦、间羟舒丁肾上腺素、间羟舒喘灵、间羟嗽必妥、叔丁喘宁、苏顺、特林、伊坦宁。

2.药理作用

本品是选择性肾上腺素 β_2 受体激动剂,与肾上腺素 β_2 受体结合后,可使细胞内环磷腺苷(cAMP)升高,从而舒张支气管平滑肌。并能抑制内源性致痉挛物质的释放及内源性介质引起的水肿,提高支气管黏膜纤毛廓清能力。对于哮喘患者,本品 2.5mg 的平喘作用与 25mg 麻黄碱相当。

试验证明,本品对心脏肾上腺素 β_1 受体的作用极小,对心脏的兴奋作用仅及异丙肾上腺素的 1/100、硫酸沙丁胺醇(喘乐宁)的 1/10。但临床应用时(特别是大量或注射给药)仍有明显心血管系统不良反应,因本品尚能激动血管平滑肌肾上腺素 β_2 受体,舒张血管,使血流量增加,通过压力感受器反射地兴奋心脏。

此外,连续静脉滴注本品可激动子宫平滑肌肾上腺素 β_2 受体,抑制自发性子宫收缩和催产素引起的子宫收缩。

3.适应证

(1)用于治疗支气管哮喘、慢性喘息性支气管炎、阻塞性肺气肿和其他伴有支气管痉挛的肺部疾病。

(2)静脉滴注可用于预防早产及胎儿窒息。

4.用法用量

(1)成人

1)口服给药:①平喘:片剂:一次 2.5～5mg,一日 3 次。一日最大量不超过 15mg。胶囊剂、颗粒剂:一次 1.25mg,一日 2～3 次,1～2 周后可加至一次 2.5mg,一日 3 次。口服溶液:一次 1.5～3mg,一日 3 次。②预防早产及胎儿窒息:用于静脉滴注后维持治疗。在停止静脉滴注前 30min 给予 5mg,以后每 4h 口服 1 次。一日极量为 30mg。

2)静脉注射:必要时每 15～30min 注射 0.25mg,4h 内总剂量不能超过 0.5mg。

3)静脉滴注:①平喘:一日 0.5～0.75mg,分 2～3 次给药。使用本品注射液时,需先将注射液 0.25mg 或 0.5mg 用生理盐水 100mL 稀释后缓慢(2.5μg/min)滴注。②预防早产及胎儿窒息:开始时滴速为 2.5μg/min,以后每 20min 增加 2.5μg/min,直至宫缩停止或滴速达到17.5μg/min,以后可每 20min 减 2.5μg/min,直至最低有效滴速,维持 12h。若再出现宫缩,可再按上述方法增加滴速控制。

4)皮下注射:一次 0.25mg,如 15～30min 无明显临床改善,可重复注射 1 次,但 4h 内总量不能超过 0.5mg。一日最大剂量为 1mg。

5)气雾吸入:每 4～6h 0.25～0.5mg,可 1 次或分 2 次吸入,2 次吸入间隔时间为 1min。

6)雾化吸入:一次 5mg(2mL)加入雾化器中,24h 内最多给药 4 次。如雾化器中药液未一次用完,可在 24h 内使用。

7)粉雾吸入:一次 0.25～0.5mg,每 4～6h 1 次,严重者可增至一次 1.5mg,一日最大量不超过 6mg。需要多次吸入时,每吸间隔时间 2～3min。

(2)老年人:老年患者应从小剂量开始用药。

(3)儿童

1)口服给药:12 岁以上儿童:一日 6μg/kg,分 3 次服用。

2)雾化吸入:①体重大于 20kg 者:雾化溶液,一次 5mg(2mL)加入雾化器中,24h 内最多给药 4 次。如雾化器中药液未一次用完,可在 24h 内使用。②体重小于 20kg 者:雾化溶液,一次 2.5mg(1mL),24h 内最多给药 4 次。如雾化器中药液未一次用完,可在 24h 内使用。

3)粉雾吸入:5～12 岁,一次 0.25～0.5mg,每 4～6h 1 次,严重者可增至一次 1mg,一日最大量不超过 4mg。需要多次吸入时,每吸间隔时间 2～3min。

(4)肾功能不全者:中度肾功能不全患儿用量为常规用量的 1/2。轻度肾功能不全者不必调整剂量。

5.不良反应

本品引起的不良反应发生率低,多为轻度,可耐受,不影响继续治疗。

(1)中枢神经系统:可见震颤(连续用药数日后自行消失)、神经质、情绪变化、失眠、头晕、头痛,偶见嗜睡。

(2)心血管系统:可见心悸(减量后会好转)、心动过速。

(3)代谢及内分泌系统:偶见高血糖和乳酸过多,并可能使血钾浓度降低。大剂量用药可使有癫痫病史者发生酮症酸中毒。大剂量静脉给药可使糖尿病和酮症酸中毒加重。

(4)呼吸系统:可见鼻塞、胸部不适,少见呼吸困难,偶有超敏反应及支气管痉挛发作的报道。

(5)肌肉骨骼系统:可见肌肉痉挛,偶见肌张力增高。

(6)肝脏:偶见氨基转移酶升高。

(7)胃肠道:可见口干、恶心、呕吐等。

(8)过敏反应:偶见皮疹、荨麻疹、过敏性脉管炎。

(9)其他:可见疲乏、面部潮红、出汗及注射局部疼痛。长期应用可形成耐药,使疗效降低。

6.禁忌

(1)对本品过敏者。

(2)对其他拟交感胺类药过敏者。

7.注意事项

(1)用于治疗哮喘时推荐短期间断应用,以吸入为主,只在重症哮喘发作时才考虑静脉给药。使用本品的同时应注意使用肾上腺皮质激素等抗感染药。

(2)以下情况应慎用:①心血管疾病患者(包括冠心病、原发性高血压、心律失常)。②糖尿病患者。③癫痫患者。④对拟交感胺类药物敏感性增加者(如未经适当控制的甲亢患者)。⑤老年患者慎用本品粉雾剂和气雾剂。⑥孕妇及哺乳期妇女。FDA 对本药的妊娠安全性分级为 C 级。⑦12 岁以下儿童不推荐使用除吸入粉雾剂外的其他制剂。

8.药物相互作用

(1)与其他肾上腺素受体激动剂合用,可使疗效增加,但不良反应也可能加重。

(2)单胺氧化酶抑制药、三环类抗抑郁药抗组胺药、甲状腺素等可增加本品的不良反应。正使用单胺氧化酶抑制药及三环类抗抑郁药或停用 2 周以内的患者应慎用本品。

(3)与拟交感胺类药合用,对心血管系统会产生有害影响,故不推荐两者联用。

(4)与咖啡因或解充血药合用,可能增加心脏的不良反应。

(5)与琥珀酰胆碱合用,可增强后者的肌松作用。

(6)肾上腺素 β 受体阻断药(如醋丁洛尔、阿替洛尔、拉贝洛尔、美托洛尔、纳多洛尔、吲哚洛尔、普萘洛尔、噻吗洛尔等)能拮抗本品的作用,使疗效降低,还可能使哮喘患者产生严重的支气管痉挛。

(7)与茶碱合用时,可降低茶碱的血药浓度,增强舒张支气管平滑肌作用,但可能加重心悸等不良反应。

(8)使用非保钾利尿药(如噻嗪类利尿药)能引起心电图改变和低钾血症,服用(尤其是超剂量服用)肾上腺素 β 受体激动药可使症状急性恶化,其结果的临床意义尚不明确,本品与非保钾利尿药联用时需谨慎。

9.规格

片剂:2.5mg;5mg。胶囊剂:1.25mg;2.5mg。颗粒剂:1.25mg。口服溶液:100mL:30mg。注射液:1mL:0.25mg;2mL:0.5mg。硫酸特布他林氯化钠注射液:100mL(硫酸特布他林0.25 mg、氯化钠 900mg)。注射用硫酸特布他林:0.25mg;1mg。气雾剂:2.5mL:25mg;2.5mL:50mg;10mL:100mg。吸入粉雾剂:0.5mg(每吸)。雾化溶液:2mL:5mg。

(三)班布特罗

1.其他名称

奥多利、邦尼、帮备、贝合健、啡爽、孚美特、汇杰、罗利。

2.药理作用

本品为支气管扩张药,在体内转化为特布他林,可提高药物的吸水性以及在首过效应中水解代谢时的稳定性,从而延长作用维持时间。特布他林通过激动肾上腺素 β_2 受体,使支气管产生松弛作用;并抑制内源性致痉挛物质释放,抑制由内源性介质引起的水肿;还可提升支气管纤毛的廓清能力。

3.适应证

用于治疗支气管哮喘、哮喘性支气管炎、阻塞性肺气肿及其他伴有支气管痉挛的肺部疾病。

4.用法用量

成人口服给药，推荐起始剂量为10mg，每晚睡前服用。根据临床疗效，在1～2周后可增加到20mg。肾小球滤过率(GFR)小于50mL/min的患者，建议初始剂量用5mg。老年患者应减小初始剂量。

5.不良反应

本药不良反应较其他同类药物为轻，可见有震颤、头痛，精神紧张、强直性肌肉痉挛、心悸和心动过速等，其严重程度与剂量正相关，大部分在治疗1～2周后会自然消失。极少数患者可能出现氨基转移酶轻度升高以及口干、头晕和胃部不适等。

6.禁忌

(1)对本品、特布他林及其他拟交感胺类药过敏者。

(2)特发性肥厚性主动脉瓣下狭窄患者。

(3)快速型心律失常患者。

(4)肝硬化或肝功能不全者。

7.注意事项

(1)肝硬化患者或严重肝功能不全者本品转化为特布他林时有严重阻碍，应直接给予特布他林或其他肾上腺素 β_2 受体激动药。

(2)下列情况应慎用：①新近发生过心肌梗死者。②高血压患者。③糖尿病患者。④甲状腺功能亢进者。⑤对拟交感胺类药物敏感性增加者。⑥孕妇及哺乳期妇女。

8.药物相互作用

(1)本品可能延长琥珀胆碱对肌肉的松弛作用。

(2)与皮质激素、利尿药合用，可加重血钾降低的程度。

(3)肾上腺素 β_2 受体激动药会增加血糖浓度，从而降低降糖药物作用，因此患有糖尿病者，服用本品时应调整降糖药物剂量。

(4)肾上腺素β受体阻滞剂(醋丁洛尔、阿替洛尔、拉贝洛尔、美托洛尔、纳多洛尔、吲哚洛尔、普萘洛尔、噻吗洛尔)能拮抗本品的作用，使其疗效降低。

(5)单胺氧化酶抑制剂、三环类抗抑郁药、抗组胺药、甲状腺素等可能增加本品的不良反应。

(6)与其他支气管扩张药合用时，可增加不良反应。

9.规格

片剂：10mg；20mg。胶囊剂：10mg。颗粒剂：2g：100mg。口服液：100mL：100mg。

二、M胆碱受体拮抗剂

异丙托溴铵：

(一)其他名称

异丙阿托品、爱喘乐定量喷雾剂、溴化异丙托品、异丙托品、爱喘乐。

(二)药理作用

本品为抗胆碱类药，具有较强的支气管平滑肌松弛作用，对慢性阻塞性肺疾病有平喘作用，其作用较明显，起效快，持续时间较长。本品还具有控制黏液腺体的分泌及改善纤毛运动的作用，从而减少痰液阻塞以改善通气，同时痰液的减少也减轻对支气管的刺激所引起的支气管痉挛。与肾上腺素β受体兴奋剂（如异丙基肾上腺素）相比，本品对心血管的不良反应小，与β_2受体兴奋剂（如舒喘灵）相比，本品对痰量的调节作用较强。

（三）适应证

1.用于缓解慢性阻塞性肺疾病（如慢性支气管炎、肺气肿等）引起的支气管痉挛、喘息症状，并可作为维持用药。

2.用于防治支气管哮喘，尤其适用于因不能耐受肾上腺素β受体激动药所致肌肉震颤、心动过速的患者。

（四）用法用量

1.成人

(1)气雾吸入：①一般用法：一次40μg，一日3～4次，或每隔4～6h 1次。②严重发作：一次40～60μg，每2h可重复1次。

(2)雾化吸入：一次100～500μg，用生理盐水稀释至3～4mL，置雾化器中吸入，至症状缓解，剩余的药液应废弃。

2.儿童

(1)气雾吸入：14岁以上儿童同成人。

(2)雾化吸入：应用本品溶液剂。14岁以下者：一次50～250μg，用生理盐水稀释至3～4mL，置雾化器中吸入，一般一日3～4次，必要时每隔2h重复1次。14岁以上者：同成人。

（五）不良反应

1.心血管系统

少见心动过速、心悸。

2.中枢神经系统

常见头痛，可有头晕、神经质。

3.呼吸系统

可见咳嗽、局部刺激，极少见支气管痉挛。

4.肌肉骨骼系统

可有震颤。

5.泌尿生殖系统

少见尿潴留（已有尿道梗阻的患者发生率增加）。

6.胃肠道

常见口干，可有恶心、呕吐，少见口苦、胃肠动力障碍（尤其对于纤维囊泡症的患者，停药后可恢复正常）。

7.眼

可有视物模糊，少见眼部调节障碍。

8.过敏反应

极少见过敏反应，表现为恶心、头晕、皮疹、荨麻疹、皮肤或黏膜肿胀、喉痉挛、血压下降、舌唇和面部神经血管性水肿及过敏症等，大多数患者对其他药物或食物尤其是大豆有既往过敏史。

(六)禁忌

1.对本品及阿托品和其衍生物过敏者。

2.幽门梗阻者。

(七)注意事项

1.本品雾化溶液不能与含有防腐剂苯扎氯铵的色苷酸钠雾化吸入液在同一个雾化器中使用,可以与祛痰药盐酸氨溴索雾化吸入液、盐酸溴己新雾化吸入液和非诺特罗雾化吸入液共同使用。

2.有青光眼易患性的患者应用本品时应使用眼罩保护眼睛。与眼结膜充血和角膜水肿相关的眼痛或不适、视物模糊、虹视或有色成像等可能是急性闭角型青光眼的征象,若上述症状加重,需用缩瞳药。

3.气雾剂含有大豆卵磷脂,故对上述物质过敏者不能使用本品气雾剂。

4.本品误入眼内时,会出现瞳孔散大和轻度、可逆的视力调节紊乱,一旦出现此症状以及其他严重的眼部并发症发生,可予以缩瞳治疗。

5.以下情况应慎用:①闭角型青光眼患者。②前列腺增生者。③膀胱颈梗阻者。

6.FDA 对本药的妊娠安全性分级为 B 级。

(八)药物相互作用

1.本品与非诺特罗、色甘酸钠、茶碱、沙丁胺醇等合用,可相互增强疗效。

2.金刚烷胺、吩嗪类抗精神病药、三环类抗抑郁药、单胺氧化酶抑制药以及某些抗组胺药可增强本品的作用。

3.肾上腺素 β 受体激动药或黄嘌呤制剂可增强本品的支气管扩张作用。有闭角型青光眼病史的患者合用本品与 β 受体激动药时,可增加急性青光眼发作的危险。

4.本品与其他治疗慢性阻塞性肺疾病的常用药物包括拟交感神经性支气管扩张药、甲基黄嘌呤、类固醇、色甘酸钠等合用,药物间无不良相互作用。

(九)规格

气雾剂:10mL(20μg×200 喷)。雾化溶液剂:2mL:0.5mg;2mL;0.5mg;20mL:5mg(0.025%)。

三、磷酸二酯酶抑制剂

(一)氨茶碱

1.其他名称

胺非林、茶碱乙二胺盐、茶碱乙烯双胺、乙二氨茶碱、乙二胺茶碱。

2.药理作用

为茶碱与二乙胺的复盐,其药理作用主要来自茶碱,乙二胺使其水溶性增强。①松弛支气管平滑肌,也能松弛肠道、胆道等多种平滑肌,对支气管黏膜的充血、水肿有缓解作用。②增加心排出量,扩张输出和输入肾小动脉,增加肾小球滤过率和肾血流量,抑制远端肾小管重吸收钠和氯离子。③增加离体骨骼肌的收缩力;在慢性阻塞性肺疾病情况下,改善肌收缩力。

3.适应证

(1)用于支气管哮喘、慢性喘息型支气管炎、慢性阻塞性肺气肿等缓解喘息症状。

(2)用于心源性哮喘。

4.用法用量

(1)成人

1)口服给药:一次 100~200mg,一日 300~600mg;极量为一次 500mg,一日 1g。

2)肌内注射:一次 250~500mg;极量为一次 500mg,一日 1g。

3)静脉注射:一次 125~250mg,一日 500~1000mg,每 125~250mg 用 50%葡萄糖注射液稀释至 20~40mL,注射时间不得少于 10min;极量为一次 500mg,一日 1g。

4)静脉滴注:一次 250~500mg,一日 500~1000mg,用 5%或 10%葡萄糖注射液稀释后缓慢滴注;极量为一次 500mg,一日 1g。

5)直肠给药:一次 250~500mg,一日 1~2 次。宜于睡前或便后使用。

(2)老年人:55 岁以上者应酌情减量。

(3)儿童

1)口服给药:一次 3~5mg/kg,一日 3 次。

2)静脉注射:一次 2~4mg/kg,用 5%或 25%葡萄糖注射液稀释后缓慢注射。

3)静脉滴注:①一般用量:一次 2~3mg/kg,用 5%葡萄糖注射液 500mL 稀释后滴注。②新生儿呼吸暂停:负荷量为 4~6mg/kg,12h 后给予维持量,一次 1.5~2mg/kg,一日 2~3 次。

5.不良反应

(1)常见恶心、呕吐、胃部不适、食欲减退等。也可见头痛、烦躁、易激动、失眠等。

(2)少数患者可出现过敏反应,表现为接触性皮炎、湿疹或脱皮。少数患者由于胃肠道刺激,可见血性呕吐物或柏油样便。

(3)可导致心律失常和(或)使原有心律失常加重。

(4)肌内注射可引起局部红肿、疼痛。

6.禁忌

对本品过敏的患者、活动性消化性溃疡患者和未经控制的惊厥性疾病患者禁用。

7.注意事项

(1)本品严禁与下列药物配伍静脉使用:葡萄糖酸钙、异戊巴比妥钠、维生素 B_6、氨苄西林、泛酸钙、盐酸氯酯醒、琥珀酸钠、氯霉素、庆大霉素、溴化钙、盐酸氯丙嗪、头孢噻吩、青霉素、苯巴比妥钠、毒毛花苷 K、四环素及其盐酸盐、肾上腺素、去甲肾上腺素、促皮质激素、毛花苷 C、万古霉素、水解蛋白、盐酸羟嗪、维生素 C、酒石酸吉他霉素、酚磺乙胺。

(2)本品的有效血药浓度范围窄,个体差异大,应根据血药浓度调整剂量或延长用药间隔时间。长期使用本品者的用量常须大于一般患者用量。具体用量应根据标准体重计算,因茶碱不分布于体内脂肪组织,理论上给予茶碱 0.5mg/kg,即可使茶碱血药浓度升高 1μg/mL。用于慢性病的治疗,测定用药 3d 的血茶碱浓度以 10~20μg/mL 为宜。

(3)使用影响茶碱代谢的药或茶碱清除率降低者用药时应谨慎。长期高热可使茶碱排出减少减慢。

(4)不同制剂给药时注意:①肠溶片:吸收延缓,生物利用度极不规则,不宜使用。②栓剂:经直肠给药后,吸收缓慢,生物利用度尚不确定,且可引起局部刺激,故仅偶用于短期非急症的治疗。给药后6～8h内应避免再次使用。如给药后12h内再口服或注射本品,须注意观察患者的反应,因栓剂经直肠给药后吸收速度的快慢不一致。

(5)不同给药途径时注意:①口服给药:空腹时(餐前半小时至1h,或餐后2h)服药,吸收较快;如在进餐时或餐后服用,可减少对胃肠道的刺激,但吸收较慢。②保留灌肠:吸收迅速,生物利用度确定,但可引起局部刺激。多次给药可致药物在体内蓄积,从而引起毒性反应,尤其是婴幼儿和老年人。③肌内注射:因可刺激局部引起疼痛,目前已少用。必须肌内注射时,须与2%盐酸普鲁卡因合用。④静脉注射:需稀释至浓度低于25mg/mL。注射速度一般以不高于10mg/min为宜,或再次稀释后改用静脉滴注。

(6)使用常规剂量时,如发生急性不良反应,应立即停止给药5～10min或减慢给药速度。

(7)FDA对本药的妊娠安全性分级为C级。

8.药物相互作用

(1)与其他茶碱类药或其他黄嘌呤类药合用,可使本品作用增强,不良反应增多。

(2)与美西律合用,可使茶碱清除率减低,血药浓度升高,需调整剂量。

(3)与地尔硫䓬、维拉帕米合用,可干扰茶碱在肝内的代谢,使本品血药浓度升高,毒性增强。

(4)与某些抗菌药(大环内酯类的红霉素、罗红霉素、克拉霉素;喹诺酮类的依诺沙星、环丙沙星、氧氟沙星、左氧氟沙星;克林霉素、林可霉素等)合用,可使茶碱清除率降低,血药浓度升高,甚至出现毒性反应,其中尤以与红霉素、依诺沙星合用作用更显著。故与以上药物合用时,本品应适当减量或监测其血药浓度。

(5)与西咪替丁合用,可使本品在肝脏的清除率降低,血药浓度升高,甚至出现毒性反应。

(6)与别嘌醇合用,可使本品血药浓度升高,并引起恶心、呕吐、心悸等不良反应。

(7)普罗帕酮对本品代谢有竞争性抑制作用,可使茶碱血药浓度升高,甚至引起中毒,必要时适当调整本品用量。

(8)妥卡尼对本品代谢有轻度抑制作用,可使其清除率降低,半衰期延长。

(9)与咖啡因合用,可使本品的半衰期延长,其作用与毒性增强。

(10)与大蒜新素合用,可使茶碱代谢减慢,半衰期延长,合用时本品应减量。

(11)与口服避孕药合用,可使本品血浆清除率降低。

(12)与麻黄碱及其他拟交感胺类支气管扩张药合用,具有协同作用,但毒性也增加。

(13)与普萘洛尔等非选择性肾上腺素β受体阻断药合用,药理作用相互拮抗,本品的支气管扩张作用可能受到抑制,同时可使本品清除率降低,血药浓度升高。

(14)本品可提高心肌对洋地黄类药物的敏感性,合用时洋地黄毒性增强。

(15)与氟烷合用,易导致心律失常。

(16)硫酸镁可拮抗本品所致的室性心律失常。

(17)与碱性药物合用,可使本品排泄减少。

(18)与酸性药物合用,可使本品排泄增加。

(19)与稀盐酸合用,可使本品在小肠的吸收减少。

(20)活性炭可吸附肠道内的本品及其代谢物,从而使茶碱血药浓度降低。

(21)与泼尼松合用,可使本品的生物利用度降低。

(22)与巴比妥类、利福平、卡马西平及其他肝微粒体酶诱导药合用,可使茶碱的代谢和清除加速,血药浓度降低。

(23)与异丙肾上腺素、异烟肼、呋塞米合用,可使本品的血药浓度降低。

(24)与苯妥英钠合用,可使本品代谢加速,两者血药浓度均降低,合用时本品用量应酌情增加,并监测血药浓度。

(25)与锂盐合用时,可加速肾脏对锂的排出,使锂剂疗效降低。

(26)本品可使青霉素灭活、失效。

(27)与氯胺酮合用,可降低机体的惊厥阈值,从而促发惊厥。

9.规格

片剂:50mg;100mg;200mg。缓释片:100mg。肠溶片:50mg;100mg;200mg。注射剂(肌内注射用):2mL:125mg;2mL:250mg;2mL:500mg。注射剂(静脉注射用):2mL:250mg;2mL:500mg;10mL:250mg。氯化钠注射液:100mL(无水茶碱200mg、氯化钠900mg)。注射用氨茶碱:250mg;500mg。栓剂:250mg;360mg。

(二)茶碱

1.其他名称

埃斯马隆、舒弗美、二氧二甲基嘌呤、葆乐去辉、长效茶碱、希而文、优舒特。

2.药理作用

本品对呼吸道平滑肌有直接松弛作用。其作用机理比较复杂,过去认为通过抑制磷酸二酯酶,使细胞内cAMP含量增研所致。近来认为茶碱的支气管扩张作用部分是由于内源性肾上腺素与去甲肾上腺素释放的结果,此外,茶碱是嘌呤受体阻滞剂,能对抗腺嘌呤等对呼吸道的收缩作用。茶碱能增强膈肌收缩力,尤其在膈肌收缩无力时作用更显著,因此有益于改善呼吸功能。

3.适应证

(1)适用于支气管哮喘、急性支气管炎、喘息型支气管炎、阻塞性肺气肿等,以缓解喘息症状。也适用于慢性支气管炎和肺气肿伴有的支气管痉挛的症状。

(2)可用于心源性哮喘、心源性水肿。

(3)还可用于胆绞痛。

4.用法用量

(1)成人

1)口服给药:①片剂:一次100～200mg,一日300～600mg;极量:一次300mg,一日1g。②缓释片:病情稳定或非急性哮喘状态的患者,起始剂量为一次400mg,一日1次,晚间用100mL开水送服。根据疗效、血药浓度及患者对药物耐受情况调整剂量,可以每隔3d增加200mg,但最大剂量一日不超过900mg,分2次服用。③控释片:一次100～200mg,一日200～

400mg。④缓释胶囊：一般一日 200mg，病情较重者或慢性患者加服 200mg(上午 8～9 点)，但需根据个体差异，从小剂量开始，逐渐增加用量。最大用量不宜超过一日 600mg。剂量较大时，可每日早晚 2 次分服，并尽量根据血药浓度调整剂量。⑤控释胶囊：一次 200～300mg，每 12h 1 次。

2)静脉滴注：使用本品葡萄糖注射液，一次 200mg，一日 1～2 次，每次滴注时间不得小于 30min。

(2)儿童：口服给药。①缓释片：12 岁以下儿童，一日 10～16mg/kg，分 2 次服。12 岁以上儿童，用法用量同成人。②缓释胶囊：3 岁以上儿童可按 100mg 开始治疗，一日最大剂量不应超过 10mg/kg。③控释胶囊：1～9 岁一次 100mg，9～12 岁一次 200mg，12～16 岁一次 200mg，均为每 12h 1 次。

5.不良反应

(1)口服可致胃灼热、恶心、呕吐、心律失常、食欲匮乏、腹胀，还可见血清尿酸测定值增高；长期服用可致头痛、失眠及心悸。

(2)局部刺激性大，肌内注射可引起局部疼痛、红肿，治疗量时可致失眠或不安。

6.禁忌

(1)对本品及其衍生物过敏者。

(2)活动性消化性溃疡患者。

(3)未经控制的惊厥性疾病患者。

(4)急性心肌梗死伴血压下降者。

(5)未治愈的潜在癫痫患者。

7.注意事项

(1)静脉滴注时，应避免与维生素 C、促皮质素、去甲肾上腺素、四环素类盐酸盐配伍。

(2)使用本品时应避免饮用含大量咖啡因的饮料，避免大量食用巧克力，以避免增加本品的不良反应。

(3)本品缓释制剂不适用于哮喘持续状态或急性支气管痉挛发作的患者。

(4)控释片的药片结构特殊，勿碎嚼，否则会破坏其疗效；控释胶囊应整个吞服，或将胶囊中的小丸倒入温水中吞服。

(5)本品代谢慢，用药剂量应个体化。

(6)餐后服用肠溶片可改善胃部不适。

(7)本品可致心律失常，或使原有的心律失常恶化，对心律异常者或心律有任何显著变化者均应进行监测。

(8)治疗量的本品导致失眠不安时，可用镇静药对抗。

(9)以下情况应慎用：①高血压患者。②心律失常患者。③急性心肌损伤患者。④心肌梗死患者。⑤心力衰竭患者。⑥冠状动脉硬化患者。⑦肺源性心脏病患者。⑧甲状腺功能亢进者。⑨低氧血症患者。⑩持续高热者。

(10)FDA 对本药的妊娠安全性分级为 C 级。

8.药物相互作用

(1)某些抗菌药物(如大环内酯类的红霉素、罗红霉素、克拉霉素、醋竹桃霉素;喹诺酮类的依诺沙星、环丙沙星、氧氟沙星;克林霉素、林可霉素等)、美西律、西咪替丁、雷尼替丁、别嘌醇(大剂量)、卡介苗、流感病毒疫苗可降低本品清除率,增高其血药浓度,甚至出现毒性,其中尤以依诺沙星最为显著。当与上述药物合用时,本品应适当减量。

(2)地尔硫䓬、维拉帕米、咖啡因、已酮可可碱、氟康唑、他克林、噻苯咪唑、噻氯匹定、维洛沙嗪、双硫仑、羟乙桂胺、普萘洛尔、口服避孕药、黄嘌呤类药等可增强本品的作用和毒性。

(3)本品与沙丁胺醇合用有协同作用,同时也增加不良反应。

(4)与麻黄碱及其他拟交感胺类支气管扩张药合用可使毒性增强。

(5)阿糖腺苷可升高本品的血药浓度。

(6)抗甲状腺药可减慢机体对本品的代谢,从而使本品血药浓度升高,作用增强。

(7)干扰素可降低本品的清除率。

(8)本品能增强呋塞米的利尿作用。

(9)本品与利舍平合用,可使心率加快。

(10)本品与非选择性肾上腺素β受体阻断药有拮抗作用,此外,合用时本品的清除率会降低。

(11)稀盐酸、硫糖铝可减少本品的吸收。

(12)氨鲁米特可增加本品的清除率。

(13)巴比妥类(如苯巴比妥、戊巴比妥)、苯妥英、卡马西平及其他肝微粒体酶诱导剂,可增加本品的肝脏代谢,加快其清除;同时,本品也干扰苯妥英的吸收,导致两者血药浓度均下降,合用时应调整剂量。

(14)活性炭、磺吡酮、利福平、甲状腺激素、异丙肾上腺素(静脉注射)可降低本品的血药浓度。

(15)与锂盐合用,可使锂盐的肾排泄增加,影响锂盐的作用。

9.规格

片剂:100mg;250mg;400mg。控释片:100mg;250mg;400mg。缓释胶囊(以无水茶碱计):50mg;100mg;200mg;300mg。控释胶囊:50mg;100mg;200mg;300mg。葡萄糖注射液:100mL(茶碱200mg、葡萄糖5g)。

第四章　消化系统药物

第一节　助消化药

助消化药是促进食物消化吸收的药物。其化学成分多为消化液的有效成分，可使食物降解为小分子物质，以利于机体消化吸收，增强胃肠消化功能。临床用于消化不良的治疗。

一、稀盐酸

稀盐酸为10％的盐酸溶液。口服后可提高胃内酸度，激活胃蛋白酶并维持其活性所需酸性；进入十二指肠后，能反射性地刺激胰液和胆汁的分泌；促进 Fe^{2+}、Ca^{2+}、$PO_4{}^{3-}$ 等离子的吸收；有抑制细菌的作用。临床用于各种原因引起的胃酸缺乏症和消化不良等。

二、胃蛋白酶

胃蛋白酶能将蛋白质水解为朊、胨及少量的多肽和氨基酸。胃蛋白酶在酸性环境中被激活且稳定性高，故常与盐酸合用。临床用于消化不良、长期患病所致消化功能减弱、慢性萎缩性胃炎、胃癌。不易与碱性药物配伍。

三、胰酶

胰酶是胰蛋白酶、胰脂肪酶和胰淀粉酶的混合物，能消化蛋白、脂肪和淀粉。此酶在中性或碱性环境中活性高，临床常用其肠溶制剂或与碳酸氢钠配伍使用，治疗胰酶分泌缺乏患者。口服不宜咬碎或与酸性药物配伍。

四、乳酶生

乳酶生又名表飞明，为活的乳酸杆菌，在肠内能分解糖类生成乳酸，提高肠内酸度，抑制腐败菌的生长繁殖，减少发酵和产气，改善胃肠蠕动，促进消化或止泻。用于消化不良和腹泻，特别是小儿消化不良引起的腹泻。小宜与抗菌药或吸附药合用。

第二节　抗消化性溃疡药

消化性溃疡是指发生于胃及十二指肠的慢性溃疡，是消化系统常见病，发病率为10％～12％。本病的发病机制复杂，现认为胃酸分泌过多、幽门螺杆菌感染和胃黏膜保护作用减弱等是主要诱发因素。抗消化性溃疡药是一类能减轻溃疡病症状、促进溃疡愈合、防止和减少溃疡病复发或并发症的药物。临床上常用的抗消化性溃疡药物包括：抗酸药、抑制胃酸分泌药、增强胃黏膜屏障功能药物和抗幽门螺杆菌药物。

一、抗酸药

抗酸药为弱碱性物质，口服后能直接和胃酸发生中和反应，产生抗消化性溃疡的作用。其作用机制主要有：①直接中和胃酸，减轻或消除胃酸对溃疡面的刺激和腐蚀作用；②提高胃液pH，降低胃蛋白酶的活性，阻止对胃黏膜的自身消化。胃液pH在1.5～2.5时，胃蛋白酶活性最强，当pH达4.0时，其活性减弱或者消失。口服抗酸药中和90％的胃酸，可使胃内pH由1.3升到2.3；如中和99％的胃酸，可使胃内pH升至3.3，从而降低胃蛋白酶的活性；③有些抗酸药如氢氧化铝、三硅酸镁等在中和胃酸的同时还能形成胶状物，覆盖于溃疡面，起到保护溃疡面和胃黏膜的作用。

抗酸药物较少单药使用，大多组成复方汤剂，既可增强抗酸作用，又减少了不良反应。

二、抑制胃酸分泌药

盐酸是胃液的主要成分，由壁细胞分泌，受神经、体液调节。壁细胞膜上有三种受体，即组胺受体、胆碱能受体、胃泌素受体，分别受组胺、乙酰胆碱、胃泌素的激活，通过不同的第二信使介导，激洁H^+-K^+-ATP酶（又称H^+泵或质子泵），通过H^+-K^+交换；使H^+由壁细胞内转运

到胃腔，形成胃酸。因此，凡能阻断H_2受体、胆碱能受体、胃泌素受体或抑制H^+-K^+-ATP酶的药物，均可减少胃酸分泌，从而缓解消化性溃疡症状，促进溃疡愈合。

（一）H_2受体阻断药

H_2受体阻断药能选择性阻断胃壁细胞上的H_2受体而抑制胃酸分泌。临床常用的H_2受体阻断药有西咪替丁、雷尼替丁、法莫替丁、尼扎替丁、罗沙替丁、乙溴替丁等。

1.西咪替丁

西咪替丁口服吸收迅速而完全，服用后1h血药浓度达高峰，药效持续5～6h。部分药物在肝内代谢，原形药及其代谢产物经肾排出，肾功能不全者排泄缓慢。

(1)作用：通过竞争性阻断胃壁细胞膜上H_2受体，抑制基础胃酸及各种刺激（如组胺、五肽胃泌素、食物等）引起的胃酸分泌，作用较强，单次口服300mg，可使胃液pH升至5，并保持2h。胃蛋白酶分泌也相对减少，对胃黏膜有保护作用。

(2)临床应用：①主要用于治疗消化性溃疡，能迅速缓解症状，对十二指肠溃疡的疗效优于胃溃疡，服药4～8周后，能明显促进溃疡面愈合；停药后复发率高，延长用药时间可减少复发。②临床也用于上消化道出血、反流性食管炎、卓－艾综合征等疾病的治疗。

(3)不良反应和用药监护：①中枢神经系统反应，以眩晕、头痛、乏力、嗜睡等常见，剂量过大时可有不安、幻觉、昏迷等，多见于老人及肝肾功能不全患者。②消化系统反应：可出现恶心、呕吐、腹胀、腹泻等。③造血系统反应：少数患者偶致粒细胞减少、血小板减少等，用药期间注意检查血常规。④对内分泌的影响具有抗雄激素作用，大量久用时，表现为男性患者乳房发育，女性患者溢乳等，临床应予以注意。⑤本品属酶抑制剂，能抑制细胞色素氧化酶P_{450}的作用，从而减慢华法林、苯妥英钠、普萘洛尔、利多卡因、钙通道阻滞剂等多种药物代谢，使其药理作用和毒性增强，合用时应引起注意。

2.雷尼替丁

口服易吸收，服用后0.5～1h血药浓度达高峰，作用持续8～12h，原形药及部分代谢产物

经肾排出。

(1)作用和临床应用:本药对 H_2 受体的选择性比西咪替丁高,抗酸作用较强,为西眯替丁的 4～10 倍,具有速效、强效;长效和安全的特点。

临床用于胃溃疡及十二指肠溃疡的治疗,远期疗效较西咪替丁好,且复发率较低,对西咪替丁无效的患者,本品仍有效。

(2)不良反应和用药监护:不良反应少而轻,有眩晕、头痛、乏力等,偶见血小板减少、转氨酶升高及抗雄激素作用,停药后可恢复。对肝药酶抑制作用较西咪替丁弱。

3.法莫替丁

本品抑制胃酸分泌作用较强,其抑制胃酸分泌的强度是西咪替丁的 40～50 倍,雷尼替丁的 7～10 倍。显效快,作用持续时间长(12h 以上)。临床用于胃和十二指肠溃疡、应激性溃疡及反流性食管炎等疾病的治疗。

不良反应少,不抑制肝药酶,也无抗雄激素作用。

4.尼扎替丁、罗沙替丁和乙溴替丁

作用和临床应用与雷尼替丁相似。

(二)胆碱受体阻断药

1.哌仑西平

(1)作用和临床应用:能选择性阻断胃壁细胞上的 M1 受体,抑制胃酸分泌;也可减少组胺和胃泌素等物质释放,间接减少胃酸的分泌;并具有解痉作用。每天服用 100～150mg,能显著抑制胃酸分泌,明显缓解溃疡症状。

临床用于胃、十二指肠溃疡的治疗,疗效与西咪替丁相当。

(2)不良反应和用药监护:由于本品对唾液腺、平滑肌、眼、心脏等部位的 M 受体亲和力低,不易透过血脑屏障,故无中枢神经系统作用。主要不良反应有口干、视物模糊、心动过速等。食物可减少其吸收,宜餐前服用。

2.替仑西平

本品作用与哌仑西平相似,但抑制胃酸分泌作用强,是哌仑西平的 6 倍。口服易吸收,维持时间较长,$t_{1/2}$ 约 14h。适用于治疗胃、十二指肠溃疡,不良反应少而轻。

(三)胃泌素受体阻断药——丙谷胺

1.作用和临床应用

本品化学结构与胃泌素相似,能竞争性阻断胃泌素受体,减少胃酸分泌,并具有保护胃黏膜和促进溃疡愈合的作用。适用于治疗消化性溃疡,但疗效不及 H_2 受体阻断药。

2.不良反应和用药监护

偶有口干、腹胀、便秘、腹泻、失眠等。

(四)H^+-K^+-ATP 酶抑制药

胃液中 H^+ 的最高浓度可达 150mmol/L,比壁细胞浆中 H^+ 浓度高约 300 万倍,这主要靠细胞膜上的质子泵,即 H^+-K^+-ATP 酶实现的。H^+-K^+-ATP 酶是一种镶嵌于细胞膜内的转运蛋白,具有转运 H^+、K^+ 和水解 ATP 的功能,将 H^+ 逆浓度差转运到胃腔内。质子泵是各种因素引起胃酸分泌的最后通路,H^+-K^+-ATP 酶抑制药能选择性与胃壁细胞的 H^+

$-K^{+}-ATP$ 酶产生不可逆结合，使酶失活，起到抑制胃酸分泌作用，作用强大而持久。临床常用药物有奥美拉唑、兰索拉唑、泮托拉唑、雷贝拉唑和依索拉唑等。

1.奥美拉唑

奥美拉唑又名洛赛克。

(1)体内过程：口服易吸收，达峰时间 1～3h，血浆蛋白结合率高于 95%，主要分布于胃、十二指肠、肝、肾等脏器，肝内代谢，代谢产物主要经肾排泄。胃内食物充盈时可减少其吸收，故应餐前空腹服用。

(2)作用：①抑制胃酸分泌，本药为弱碱性物质，进入壁细胞分泌小管后，在酸性环境下转化为活性物质亚磺酰胺，并与 $H^{+}-K^{+}-ATP$ 酶不可逆结合，使酶失活，从而起到抑制胃酸分泌作用。对正常人及溃疡患者的基础胃酸分泌及由组胺、五肽胃泌素等刺激引起的胃酸分泌均有明显抑制。在通常剂量(20～40mg/d)下，24h 抑制胃酸分泌有效率超过 90%，连续服用抑制胃酸分泌效应强于单次服用，大剂量甚至可使胃内 pH 升高至 7，是目前最强的抑酸药。由于抑制 $H^{+}-K^{+}-ATP$ 酶的不可逆性，必须待新的 $H^{+}-K^{+}-ATP$ 酶合成后，胃酸分泌才能恢复，因而具有长时间维持有效抑制胃酸分泌的作用。同时胃蛋白酶分泌也减少。②促进溃疡愈合由于抑制胃酸分泌，胃内 pH 升高，反馈性使胃黏膜中的 G 细胞分泌胃泌素，引起血浆中的胃泌素水平增高，从而增加胃黏膜血流量，促进胃黏膜生长，有利于溃疡愈合。③抑制幽门螺杆菌单用抑制幽门螺杆菌作用较弱，合并使用抗菌药物，能增强抗菌药对幽门螺杆菌的根除率。

(3)临床应用：①治疗消化性溃疡，可迅速控制症状，有效缓解疼痛，促进溃疡愈合。十二指肠溃疡治疗 2 周的愈合率为 70%，4 周的愈合率为 90%，6～8 周几乎全部愈合。在其他药物治疗无效时，本药仍能奏效。幽门螺杆菌阳性者，合用抗菌药物，可使转阴率达 90%以上，明显降低复发率。②治疗反流性食管炎、卓－艾综合征、胃肠吻合部溃疡、上消化道出血等。

(4)不良反应和用药监护：①主要有口干、恶心、呕吐、腹胀、腹泻、便秘等胃肠反应及头痛、失眠、嗜睡等中枢神经系统反应，偶见皮疹、外周神经炎、血清转氨酶升高。②对肝药酶有抑制作用，与华法林、地西泮、苯妥英钠等药合用，可使上述药物体内代谢减慢。肝功能减退者慎用或减量。

2.兰索拉唑

本品为第二代质子泵抑制药。口服易吸收，抑制胃酸分泌作用和抗幽门螺杆菌作用较奥美拉唑强，升高血胃泌素、胃黏膜保护作用与奥美拉唑相似。主要用于消化性溃疡和反流性食管炎等胃酸相关疾病的治疗。

不良反应少而轻，主要是腹泻、头痛、恶心、皮疹等。

3.潘多拉唑、雷贝拉唑和依索拉唑

为第三代质子泵抑制药，具有抑制胃酸作用强、作用持续时间长、不良反应少等特点。主要用于消化性溃疡和反流性食管炎等胃酸相关疾病的治疗。

三、胃黏膜保护药

正常胃黏膜具有保护作用，包括黏膜上皮之间的紧密连接、上皮细胞的快速修复与再生、黏膜血流量，黏膜上皮细胞分泌的黏液、HCO_3^-、前列腺素、生长因子等。当胃黏膜防御功能受损时,可导致溃疡病发作。胃黏膜保护药是指能增强胃黏膜防御功能的药物。

(一)米索前列醇

米索前列醇又名喜克溃,为前列腺素 E_1 衍生物。口服吸收良好,血浆蛋白结合率 80%～90%,在胃、肠、肝、肾中浓度高于血液。

1.作用

(1)抑制胃酸分泌作用:对基础胃酸、组胺、五肽胃泌素等刺激引起的胃酸分泌均有抑制作用,且胃蛋白酶分泌也减少。

(2)细胞保护作用:低于抑制胃酸分泌剂量时,能促进胃黏膜分泌黏液和 HCO_3^- 盐;增强黏膜细胞对损伤因子的抵抗力;并具有增加胃黏膜血流量,促进胃黏膜受损上皮细胞的重建和增生作用。

2.临床应用

临床主要适用于消化性溃疡、应激性溃疡及急性胃黏膜损伤出血等,尤其对非甾体类抗感染药所致消化性溃疡和胃出血有特效。

3.不良反应和用药监护

主要不良反应有腹泻、腹部不适、恶心、头痛、眩晕、子宫收缩等。孕妇及对前列腺素类过敏者禁用。

(二)恩前列素

本品为前列腺素 E_2 的衍生物,作用类似于米索前列醇。口服吸收良好,其特点是维持时间长,一次用药抑制胃酸作用可达 12h,并能抑制胃泌素释放,对长期服用奥美拉唑引起的高胃泌素血症,有明显减轻作用。

(三)枸橼酸铋钾

枸橼酸铋钾又名得乐。

1.作用

(1)胃黏膜保护作用:①本品难吸收,在酸性胃液中形成不溶性氧化铋胶体,附着于溃疡面,隔绝了胃酸、胃蛋白酶及食物对溃疡的刺激和侵蚀,从而起到保护胃黏膜作用;②促进胃黏膜合成前列,腺素,增加胃黏液、HCO_3^- 盐分泌,及时消除过多的 H^+,阻止其对黏膜的损伤作用;③通过提高胃内 pH,与胃蛋白酶发生螯合作用,使其活性减弱或消失,有利于溃疡愈合。

(2)抑制幽门螺杆菌作用:具有抑制幽门螺杆菌作用,延缓其对抗菌药耐药性的产生。与抗菌药物合用有协同作用。

2.临床应用

主要用于胃、十二指肠溃疡及慢性胃炎的治疗,疗效与西咪替丁相似,且复发率较低。治疗幽门螺杆菌阳性感染,与抗菌药有协同作用。

3.不良反应和用药监护

(1)不良反应轻,偶有恶心、便秘、腹泻等。服药期间可使舌、粪染黑,口中可能有氨味。

(2)不宜与抗酸药、抑制胃酸分泌药同时使用。

(3)为避免铋在体内过量,不宜连续长期服用。肾功能不全者及孕妇禁用。

(四)硫糖铝

硫糖铝又名胃溃宁,是蔗糖硫酸酯的碱式铝盐。

1.作用

(1)附着作用:在酸性胃液中凝聚成糊状黏稠物,可附着于胃、十二指肠黏膜表面,与溃疡面的亲和力较强,附着尤为显著,是正常黏膜的6~7倍。

(2)保护胃黏膜作用:能刺激胃黏膜合成前列腺素,促进胃黏液和 HCO_3^- 的分泌,增强黏膜的屏障作用;能与胃蛋白酶和胆汁酸结合,减轻其对胃黏膜的损伤,促进溃疡愈合。

(3)抑制幽门螺杆菌作用:抑制幽门螺杆菌繁殖,使胃黏膜中的幽门螺杆菌密度降低,阻止幽门螺杆菌的蛋白酶、脂酶对胃黏膜的破坏。

2.临床应用

适用于消化性溃疡、慢性糜烂性胃炎、反流性食管炎等疾病治疗。

3.不良反应和用药监护

(1)不良反应少,有轻微便秘、口干等。

(2)本药在酸性环境中起保护胃、十二指肠黏膜的作用,故不宜与抗酸药、抑制胃酸分泌药、多酶片同时使用。

四、抗幽门螺杆菌药

幽门螺杆菌(Hp)寄居于胃及十二指肠的黏液层和黏膜细胞之间,对黏膜产生损伤作用,引发溃疡,且Hp阳性与溃疡病的复发有关。消除Hp能提高消化性溃疡的治愈率,降低复发率至6%以下。临床用于抗Hp的药物主要有四类:①抗生素,如阿莫西林、克拉霉素、庆大霉素、四环素等;②合成抗菌药,如呋喃唑酮、甲硝唑等;③铋制剂,如枸橼酸铋钾等;④H^+-K^+-ATP酶抑制药,如奥美拉唑、兰索拉唑等。

为提高Hp根除率,减轻不良反应,临床多采取联合用药,以不同的类别组方成二联或三联疗法。目前临床上比较理想的方案主要有以下几类。

(一)以铋制剂为核心的三联用药方案

枸橼酸铋钾240mg+甲硝唑400mg+阿莫西林500mg,每日2次,疗程2周,根除率达80%~90%;也可以庆大霉素缓释剂代替阿莫西林,替硝唑代替甲硝唑,疗效相似。

(二)采用一种抑酸剂(H^+-K^+-ATP酶抑制药或H_2受体阻断药)加两种抗生素的三联用药方案

1.奥美拉唑20mg(或兰索拉唑30mg)+阿莫西林1g+甲硝唑0.4g,每日2次,疗程2周,根除率达85%,缓解疼痛快,不良反应较少,患者用药依从性较好。

2.雷尼替丁150mg(每日2次)+甲硝唑0.4g(每日3次)+阿莫西林0.5g(每日2次),疗程2周,根除率达85%,不良反应较少。

(三)枸橼酸铋雷尼替丁新型制剂

每800mg含雷尼替丁300mg和枸橼酸铋钾240mg,每日2次,如合用阿莫西林500mg,每日4次(或克拉霉素250mg,每日4次),根除率可分别达89%和83%。

第三节　消化功能调节药

一、助消化药

助消化药多为消化液中主要成分或是促进消化液分泌的药物，有的药物能补偿消化液、分泌的不足，促进对食物的消化，增强胃肠消化功能；有的药物则通过促进消化液的分泌或抑制肠道过度发酵而呈现助消化作用。主要用于消化不良或消化液分泌不足引起的消化功能减弱。

（一）稀盐酸

稀盐酸常用10％盐酸溶液。可增加胃内酸度和增强胃蛋白酶活性；尚可促进胰液和胆汁的分泌，并有助于钙和铁的吸收。主要用于各种胃酸缺乏症和消化不良等。常用量0.5～2.0mL/次，宜在饭前或饭时用水稀释后服用。服后用碱性液漱口，以保护牙齿。胃酸过多者禁用。

（二）胃蛋白酶

胃蛋白酶在胃酸环境中能使蛋白质水解为蛋白胨等物质。此酶在pH为2时活性最高，故常与稀盐酸同服。主要用于消化不良、病后恢复期消化功能减退及慢性萎缩性胃炎、胃癌等胃蛋白酶缺乏患者。本药不宜与碱性药物合用，以免影响疗效。

（三）胰酶

胰酶从猪、牛、羊的胰脏中提取，内含胰蛋白酶、胰淀粉酶和胰脂肪酶。在中性或弱碱性环境中活性较强，遇酸易破坏，故多与等量碳酸氢钠同服或制成肠溶片口服，而不宜与酸性药物同服。用于各种消化不良、食欲匮乏等，尤其适用于肝、胆、胰腺疾病所致消化功能减退。

（四）乳酶生

乳酶生为干燥的活乳酸杆菌制剂，在肠内能分解糖类生成乳酸，使肠内酸度增加，从而抑制腐败菌的生长繁殖，减少发酵、产气。用于消化不良、肠胀气及小儿饮食不当所致腹泻等。不宜与抗菌药、抗酸药及吸附剂合用，以免降低疗效。

二、止吐药

（一）甲氧氯普胺

甲氧氯普胺能选择性的阻断中枢和外周D_2受体，从而产生止吐和增强胃及食管的蠕动作用，促进胃排空。临床上用于胃肠功能紊乱所致的呕吐及放射治疗、术后和药物引起的呕吐。不良反应有便秘、嗜睡、乏力、头晕等，大剂量或长期应用可引起锥体外系反应及高泌乳素血症；注射给药可致直立性低血压。

（二）多潘立酮

多潘立酮选择性阻断外周多巴胺受体，加强胃动力，能增加食管下段括约肌张力，防止胃食管反流；增强胃蠕动，扩张幽门，促进胃肠协调活动而止吐。临床用于治疗各种胃轻瘫、胃胀气、胃滞留、呕吐等，但对术后、麻醉引起的呕吐无效。不良反应包括头痛、促进催乳素释放及胃酸分泌。注射给药可致心律失常。不宜与抗胆碱药合用，以免减弱本药的作用。婴儿及孕妇慎用。

(三)昂丹司琼

昂丹司琼通过阻断外周及中枢的5－HL_3受体发挥强大的止吐作用,对抗肿瘤药引起的呕吐止吐作用强大迅速,明显较甲氧氯普胺强,且无锥体外系反应。主要用于恶性肿瘤的化学治疗和放射治疗引起的呕吐,也可防止手术后恶心呕吐,对晕动症及阿朴吗啡所致的呕吐无效。不良反应可见头痛、头晕、便秘或腹泻等。对本药过敏者禁用,孕妇及哺乳妇女慎用。

同类药物还有格拉司琼、多拉司琼、托烷司琼。

三、泻药

泻药是一类能增加肠内水分、促进肠蠕动,软化粪便或润滑肠道,促使肠内容物排出的药物。按其作用方式可分为容积性、接触性和润滑性泻药三类。

(一)渗透性泻药

1.硫酸镁

硫酸镁(Magnesium Sulfate,泻盐)如采取不同的给药途径,可呈现不同的药理作用。口服给药可发挥导泻和利胆的局部作用。注射给药则呈抗惊厥及降压等全身作用。

(1)药理作用与临床应用:与给药途径有关。①导泻:大量口服在肠道难以被吸收,形成高渗盐溶液而阻止肠内水分吸收,扩张肠道,刺激肠壁,反射性引起肠蠕动而导泻。此外,镁盐通过刺激十二指肠,促进小肠和结肠的分泌和蠕动。一般空腹饮用,并大量饮水,1～3h即可排出稀便或水样便。主要用于药物或食物中毒时排出肠内毒物或与某些驱虫药合用以促进虫体排出,也用于急性便秘。②利胆:口服33%的硫酸镁溶液或用导管直接注入十二指肠内,能直接刺激十二指肠黏膜,引起胆总管括约肌松弛和胆囊收缩,促进胆汁排出,产生利胆作用。可用于慢性胆囊炎、胆石症及阻塞性黄疸等。③抗惊厥:注射硫酸镁后,Mg^{2+}可引起中枢抑制和骨骼肌松弛而产生抗惊厥作用。本药可用于各种原因引起的惊厥,尤其对子痫引起的惊厥有较好疗效。④降压:用注射给药后,Mg^{2+}可直接扩张外周血管,降低血压,且降压作用迅速。也可扩张冠状血管,增加心肌供血供氧。用于高血压危象或高血压脑病,也可用于急性心肌梗死的治疗。⑤消炎止痛:用50%硫酸镁溶液热敷患处可消炎止痛。

(2)不良反应和注意事项:①硫酸镁注射过量或静脉注射速度过快,可引起急性镁中毒,出现中枢抑制、腱反射消失、血压迅速下降、呼吸抑制等。一旦出现中毒症状应立即进行人工呼吸,并静脉注射钙盐解救。②硫酸镁用于导泻时可引起盆腔充血和失水,故孕妇、月经期妇女禁用;吸收后的Mg^{2+}主要经肾脏排泄,故肾功能不全者或老年患者应禁用或慎用。

2.硫酸钠

硫酸钠导泻作用及用法与硫酸镁相同,但作用较弱。临床多用于口服中枢抑制药中毒时的导泻。对肾功能不全者,用硫酸钠导泻较硫酸镁安全。

3.乳果糖

乳果糖口服不吸收,到结肠后被细菌分解成乳酸,刺激结肠局部渗出,引起粪便容积增加,加快肠蠕动而促进排便。乳酸还可抑制结肠对氨的吸收,所以有降血氨作用。甘油和山梨醇有轻度刺激性导泻作用,直肠内给药后,很快起作用,适用于老年体弱和小儿便秘患者。

纤维素类包括蔬菜、水果中天然和半合成的多糖及纤维素衍生物,如甲基纤维素、羧甲基纤维素等不被肠道吸收，增加肠内容积并保持粪便湿软，有良好的通便作用。可防治功能性便秘。

(二)刺激性泻药

1.酚酞

酚酞口服后在碱性肠液中形成可溶性钠盐，刺激结肠黏膜，促进结肠蠕动，抑制水、钠吸收而起缓泻作用。本药约有15%吸收后进入肝肠循环，故作用可维持3～4d。适用于慢性便秘。不良反应轻微，高敏患者可发生皮炎等反应，偶尔致肠绞痛，紫癜，心、肺、肾损害；长期应用可致水、电解质丢失和结肠功能障碍。经肾脏排泄时在碱性尿液中呈红色，应事先告诉患者。

2.比沙可啶

比沙可啶作用及用途与酚酞基本相同，一般口服6h内，直肠给药15～60min起效。但刺激性较强，可致肠痉挛、直肠炎。孕妇慎用。

3.蒽醌类

蒽醌类：大黄、番泻叶等中药含有蒽醌苷类物质，可在肠道内分解释出蒽醌，刺激结肠推进性蠕动，4～8h可排出软便或腹泻。丹蒽醌是游离的蒽醌，口服后6～12h排便。常用于急慢性便秘。

(三)润滑性泻药

液体石蜡为矿物油，口服不被肠道吸收，有润滑肠壁、软化粪便作用，使粪便易于排出。适用于年老体弱、高血压、痔疮及心力衰竭患者的便秘。久服可妨碍脂溶性维生素及钙、磷吸收。不宜应用于婴幼儿。此外，甘油、维生素等也有导泻作用。

四、止泻药

临床常用的止泻药有抑制肠蠕动药、保护肠黏膜免受刺激的收敛药和吸附药等。

(一)阿片类止泻药

地芬诺酯是人工合成的哌替啶衍生物，对肠道运动的影响与吗啡相似，能直接作用于肠道平滑肌，提高其张力，抑制肠蠕动，使肠内水分吸收增多而止泻。可用于急性功能性腹泻。不良反应轻而少见，大量、久服可成瘾。

洛哌丁胺的结构与地芬诺酯相似，其止泻作用更强、快且持久。另外可增加肛门括约肌张力，制止大便失禁和便急。适用于急性腹泻和慢性腹泻。不良反应轻微。1岁以下儿童禁用，孕妇及哺乳期妇女慎用。

(二)收敛性止泻药

鞣酸蛋白能与肠黏膜表面蛋白质结合，减轻对黏膜的刺激，减少炎性渗出而起收敛止泻作用。适用于急性胃肠炎、非细菌性腹泻等。同类药物还有次碳酸铋、次硝酸铋。

(三)吸附性止泻药

药用炭为不溶性的微细粉末，能吸附肠内大量气体、毒物及细菌毒素等，防止毒物吸收并减弱刺激性肠蠕动而止泻。用于腹泻、胃肠胀气及服毒者解救。

(四)菌制剂

1.双歧三联活菌制剂

双歧三联活菌制剂由双歧杆菌、嗜酸乳酸菌和粪链球菌组成的活菌制剂，用于肠道菌群失调及其他原因引起的腹泻。忌与抗菌药物同用,应避光,置干燥处低温(2～8℃)或冷暗处保存,送服水温不宜超过40℃。

2.多维乳酸菌散

多维乳酸菌散由乳酸菌培养物、活粪链球菌、枯草杆菌和维生素等组成,用于防治婴幼儿消化不良、肠道感染性腹泻、功能性便秘和新生儿黄疸。无明显不良反应,对抗生素有耐药性,合用抗生素可提高疗效。送服水温不宜超过40℃。

五、利胆药

利胆药是具有促进胆汁分泌或胆囊排空作用的药物。胆汁的基本成分是胆汁酸,胆汁酸的主要成分是胆酸、鹅去氧胆酸和去氢胆酸,占95%。

(一)熊去氧胆酸

熊去氧胆酸可降低胆汁中胆固醇含量,降低胆固醇在胆汁的相对浓度,促进胆固醇从解释表面溶解。另外,可减弱胆固醇降低时正常补偿的合成,抑制肠道吸收胆固醇。用于不宜手术治疗的胆固醇型胆结石,对胆囊炎、胆管炎也有效。

不良反应主要有腹泻,其次有少见的便秘、变态反应、头痛、头晕、胃痛、胰腺炎及心动过缓等。

(二)去氢胆酸

去氢胆酸系半合成的胆酸氧化的衍生物,可促进胆汁分泌,而固体成分并不增加,使胆汁变稀,发挥胆管内冲洗作用。对脂肪的消化吸收也有一定的促进作用。用于胆囊及胆管功能失调、胆汁郁积、慢性胆囊炎及胆石症。禁用于胆管梗阻和严重肝肾功能减退者。

(三)苯丙醇

苯丙醇有促进胆汁分泌作用,利于泥沙样小结石排出。可促进消化,增加食欲,降低血胆固醇。用于胆囊炎、胆管感染、胆石症、胆管术后综合征和高胆固醇血症等。

第四节　治疗肝性脑病药

一、谷氨酸

肝昏迷多由血氨(NH_3)升高引起,谷氨酸能与血液中过多的氨结合成无害的谷氨酰胺,由尿液排出体外。用于血氨升高的肝性脑病,也可用于癫痫小发作。肾功能不全或无尿患者慎用;不宜与碱性药物合用;可减弱抗胆碱药的作用,不宜合用。

二、氨丁酸

氨丁酸能与血氨结合生成尿素排出体外,并能促进大脑新陈代谢,恢复脑细胞功能。用于治疗各种类型的肝性脑病,也可用于尿毒症,癫痫、催眠药及煤气中毒等所致昏迷。对脑血管病引起的功能障碍(偏瘫、记忆障碍、语言障碍、儿童发育迟缓及精神幼稚症等)也有一定疗效。

三、果乳糖

果乳糖在肠道内分解成乳酸及其他有机酸,使肠腔呈酸性,从而抑制肠腔内产氨细菌的生长,使氨的生成减少。也可使已生成的氨与 H^+ 结合生成难以吸收的铵离子(NH_4^+)降低血氨。用于肝性脑病。此外,本品也可使肠内压升高,促进肠蠕动而导泻,用于慢性便秘的治疗。本品无毒性,偶有腹部不适、腹泻、腹胀等不良反应。与新霉素合用可增强疗效。

四、左旋多巴

左旋多巴进入脑组织后,转变为多巴胺和去甲肾上腺素,竞争对抗伪递质,使脑神经传导功能恢复而具有苏醒作用,但无肝功能改善作用。

不良反应有胃肠反应、直立性低血压、心律失常、精神改变等。应注意调整剂量,必要时停药。消化性溃疡、高血压、精神病、糖尿病、心律失常及闭角型青光眼患者禁用。

五、制剂及用法

胃蛋白酶粉剂:0.2～0.6g/次,3 次/日,饭前或饭时服。合剂:每 10mL 含胃蛋白酶 0.2～0.3g,稀盐酸 0.1mL,10mL/次,3 次/日,饭前服。

1.胰酶

片剂,0.3～0.5g/次,3 次/日,饭前服。

2.乳酶生

片剂,0.3～0.9g/次,3 次/日。

3.干酵母

片剂,0.3～0.5g/次,3 次/日。

4.氢氧化铝

凝胶,4～8mL/次,3 次/日,口服。

5.碳酸钙

0.5～2.0g/次,3 次/日,口服。

6.氧化镁

0.2～1.0g/次,3 次/日,口服。

7.三硅酸镁

为氧化镁及二氧化硅的复合物,口服,0.3～0.9g/次,3 次/日。

8.碳酸氢钠

片剂,用于制酸,0.3～1.0g/次,3 次/日。纠正酸中毒,轻者可口服,较重者可用 4%～5% 碳酸氢钠注射液静脉滴注,0.25g/kg。

9.西咪替丁

片剂,400mg/次,3 次/日,或 800mg,晚饭后服,1 次/日。注射剂:200mg/次,静脉滴注,1～2 次/日。

10.盐酸雷尼替丁

片剂,150mg/次,2 次/日,或 300mg,晚饭后服,1 次/日,4～8 周为一疗程。注射剂:50mg/次,每 6～8h 肌内注射或静脉注射。

11.法莫替丁

片剂,20mg/次,2 次/日,或 40mg,晚饭后服,1 次/日。注射剂:20mg/次,2 次/日,静脉滴注。

12.尼扎替丁

胶囊,150mg/次,2次/日,或300mg,晚饭后服,1次/日,4～8周为一疗程。

13.乙溴替丁

片剂,400mg/次或800mg/次,1次/日,睡前服用。

14.哌仑西平

片剂,50mg/次,2次/日,早、晚饭前1.5h服,疗程4～6周。严重者,可50mg/次,3次/日。

15.奥美拉唑

片剂,20mg/次,1次/日,疗程2～4周。治疗反流性食管炎,20～60mg/次,1次/日。卓一艾综合征,60mg/次,1次/日。

16.米索前列醇

片剂,口服,200μg/次,1次/日。

17.枸橼酸铋钾

片剂,120mg/次,4次/日,餐前、睡前各1次。4～8周一疗程。

18.甲氧氯普胺

片剂,5～10mg/次,3次/日,饭前0.5h服。注射剂:10～20mg/次,每日不超过0.5mg/kg,肌内注射。

19.多潘立酮

片剂,10mg/次,饭前15～30min服,注射剂:8～10mg/次,3次/日,肌内注射或静脉滴注。

20.阿朴吗啡

注射剂,皮下注射,2～5mg/次。极量:5mg/次。

21.硫酸镁

粉剂,5～20mg/次,口服,同时应用大量温水。利胆时,2～5mg/次,3次/日,饭前口服、十二指肠引流,33%溶液30～50mL,导入十二指肠。

22.酚酞

片剂,50～200mg/次,睡前服。

23.蓖麻油

油剂,10～20mL/次,睡前服。

24.液体石蜡

油剂,15～30mL/次,睡前口服。

25.甘油

栓剂,纳入肛门,成人,2.67g/次;儿童,1.33g/次。

26.复方地芬诺酯

片剂,每片含盐酸地芬诺酯2.5mg,硫酸阿托品0.025mg,1～2片/次,3次/日。

27.洛哌丁胺

胶囊,2mg/次,3次/日,首剂加倍。

28.鞣酸蛋白

片剂,1～2g/次,3次/日。

29.次碳酸铋

片剂,0.3～1.0g/次,3次/日。

30.药用炭

片剂,1g/次,3次/日。粉剂:1～3g/次,3次/日。

31.谷氨酸钠

粉剂,11.5g/次,以5%葡萄糖注射液750～1000mL或10%葡萄糖注射液250～500mL稀释后缓慢静脉滴注。一日量不超过23g。

32.氨丁酸

粉剂,1～4g/次,用5%葡萄糖注射液250～500mL稀释后静脉滴注。

33.果乳糖

糖浆剂(60%),30～40mL/次,2～3次/日,口服。

34.左旋多巴

注射剂,0.3～0.4g/d,以5%葡萄糖注射液500mL稀释后静脉滴注或5g以生理盐水100mL稀释后鼻饲或灌肠。

第二篇　中药学

第五章　解表药

凡以发散表邪为主要功效，常用于治疗外感表证的药物，称为解表药。

本类药物依据其性能特点及功效主治之不同，大致可分为发散风寒药、发散风热药两类。

解表药大多味辛，目前按脏腑辨证确定，主入肺经；古代本草多按六经或经络辨证确定，则主入膀胱经，主升浮，长于达表上行。

辛能发散，轻扬升浮，肺合皮毛，膀胱经主一身之表。故解表药善走肌表，疏通腠理，透散外邪或能促进机体发汗，使表邪随汗而解，从而解除表证。即《内经》所谓："其在皮者，汗而发之。"其中发散风寒药性味辛温，以发散风寒为主要功效，主治风寒表证；发散风热药性味以辛凉为主，以发散风热为主要功效，主治风热表证。

部分解表药兼能祛风止痒、祛风湿、止痛、利水消肿、止咳平喘、透疹、止痛、消疮等功效。可用于皮肤瘙痒、风湿痹证、头痛及水肿、咳喘、麻疹、风疹、痛证、疮疡初起等病症。

应用解表药时，应针对外感风寒、风热表邪之不同，相应选择长于发散风寒、发散风热的药物，并作适当的配伍以增强疗效。由于四时气候变化的不同，如冬季多风寒，春季多风热，夏季多夹暑湿，秋季多兼燥邪，故应适时地配伍化湿、祛暑、润燥药；温病初起者，邪在卫分，宜选用发散风热药，配伍清热解毒药；若虚入外感，正虚邪实者，则应根据患者气虚、阳虚、血虚、阴虚之不同，分别与益气、助阳、补血、养阴药配伍，以扶正祛邪。

解表药辛散发汗，尤其是辛温之品发汗力较强，在使用时应注意中病即止，以取微汗出为宜，不可过量，以免汗出过多而耗散阳气，损及津液。并注意因时因地而适当增减药量，如夏天汗多，用量宜轻；冬季腠理致密，用量宜重；北方寒冷用量宜重；南方温暖用量宜轻。又汗为津液，血汗同源，故表虚自汗、阴虚盗汗以及疮疡日久、淋证、失血患者，虽有表证，也应慎用。

解表药大多气味芳香，煎煮时间不宜过长，以免影响药效。

第一节　发散风寒药

本类药物性味多属辛温，以发散风寒为主要功效，发汗作用较强，主要用于风寒表证，症见恶寒发热，无汗或汗出不畅，头身疼痛，鼻塞流涕，口不渴，舌苔薄白，脉浮紧等。部分药尚兼有祛风止痒、止痛、祛风湿、止咳平喘、利水消肿、消疮等功效，又可用治风疹瘙痒、痛证、风湿痹证、咳喘以及水肿、疮疡初起等兼有风寒表证者。

一、麻黄

麻黄为麻黄科亚灌木植物草麻黄、中麻黄或木贼麻黄的干燥草质茎。主产于河北及山西、内蒙古等地。秋季采收，晒干，除去木质茎、残根及杂质，切段。

(二)主要性能

辛、微苦，温。归肺、膀胱经。

(三)功效

发汗解表，宣肺平喘，利水消肿。

(四)应用

1.风寒表证

本品辛温发散之力强，为“发汗解表第一药”。宜用于恶寒发热，无汗头痛，脉浮紧的外感风寒表实证，每与桂枝相须为用，如《伤寒论》麻黄汤。治阳虚外感，发热无汗，脉反沉者，常与附子、细辛等温里散寒之品配伍，以奏助阳解表之功，即《伤寒论》麻黄附子细辛汤。

2.咳喘

本品宣散中兼有降气之功，以利肺司宣降，为治疗肺气壅遏所致喘咳之要药。治风寒外束，肺气壅遏的喘咳实证，常配伍苦杏仁、甘草，如《和剂局方》三拗汤。治寒痰停饮，咳嗽气喘，痰多清稀者，常与温肺化饮之细辛、干姜等同用，如《伤寒论》小青龙汤。若肺热壅盛，高热喘急者，当与清肺平喘之石膏、杏仁、甘草配用，如《伤寒论》麻杏甘石汤。

3.水肿

本品既能宣肺发汗，使肌肤水湿外散，又能通调水道、下输膀胱而利水消肿，宜于风邪袭表，肺失宣降所致水肿初起兼有表证之风水水肿证，每与甘草同用，如《金匮要略》甘草麻黄汤；或与发汗利水之生姜、白术同用，如《金匮要略》越婢加术汤。

此外，取麻黄散寒通滞之功，也可用治风寒痹证，阴疽，痰核。

(五)用法用量

生用、蜜炙或捣绒用。煎服，2～10g。发汗解表宜生用，止咳平喘多蜜炙用。

(六)使用注意

表虚自汗、阴虚盗汗及肺肾虚喘者均当慎用。

二、桂枝

桂枝为樟科常绿乔木植物肉桂的干燥嫩枝。主产于广东及广西、云南等地。春夏采收，除去叶，晒干或切片。

(一)主要性能

辛、甘，温。归心、肺、膀胱、脾经。

(二)功效

发汗解表，温通经脉，助阳化气。

(三)应用

1.风寒表证

本品开腠发汗之力较麻黄温和，但能温通扶阳，助卫实表。对于外感风寒，无论虚实，有汗无汗皆可应用。用于外感风寒，表实无汗之证，常与麻黄同用，以开宣肺气，发汗解表，如《伤寒论》麻黄汤；若外感风寒，表虚有汗而表证不解，恶风、发热者，常与白芍配伍以调和营卫，发汗解肌，如《伤寒论》桂枝汤。

2.寒凝血滞诸痛证

本品具有温通经脉，散寒止痛之功。用治风寒湿痹，肩臂疼痛，可与附子同用，如《伤寒论》桂枝附子汤；若中焦虚寒，脘腹冷痛，则常与白芍、饴糖等同用，如《金匮要略》小建中汤；如妇女寒凝血滞，月经不调，经闭痛经，产后腹痛，多与当归、吴茱萸同用，如《金匮要略》温经汤。

3.胸痹、心悸、痰饮、蓄水证

本品具有助阳化气之功，能上助心阳以通脉，中温脾阳以健运，下温肾阳以助气化，为治阳气不振之胸痹、痰饮、蓄水证之常用药。如胸阳不振，气机不畅，痰瘀痹阻之胸痹，常与薤白、枳实配伍以温通胸阳，化痰散结，如《金匮要略》枳实薤白桂枝汤；若心阳不振，心动悸，脉结代者，则常与补益心气之炙甘草、人参等同用，以补气养血，通阳复脉，如《伤寒论》炙甘草汤；如脾阳不运，水湿内停所致的痰饮者，常与健脾利水渗湿之茯苓、白术同用，如《金匮要略》苓桂术甘汤；如膀胱气化不行，水肿、小便不利者，每与利水消肿之茯苓、猪苓、泽泻等同用，如《伤寒论》五苓散。

(四)用法用量

生用。煎服，3～9g。

(五)使用注意

凡外感热病、阴虚火旺、血热妄行等证，均当忌用。孕妇及月经过多者慎用。

三、紫苏叶

紫苏叶为唇形科一年生草本植物紫苏的干燥叶(或带嫩枝)。我国大部分地区均产。夏季枝叶茂盛花序刚长出时采收。除去杂质，阴干，切段。

(一)主要性能

辛，温。归肺、脾、胃经。

(二)功效

散寒解表，行气和胃。

(三)应用

1.风寒表证

本品散寒解表之力缓和，用治风寒表证，轻者单用，重者与其他发散风寒药同用。因其兼能行气和胃，尤宜于风寒表证，兼有气滞，胸脘痞闷，恶心呕逆者，常与香附、陈皮等药同用，如《和剂局方》香苏散。本品又略能化痰止咳，风寒表证兼有咳喘痰多者，则与前胡、桔梗、杏仁等药同用，如《温病条辨》杏苏散。

2.脾胃气滞证

本品行气以消除胀满，和中止呕，安胎，适宜于中焦气机郁滞之胸脘胀满，恶心呕吐。偏寒者，配砂仁、丁香以温中止呕；偏热者，配黄连、芦根以清胃止呕；治气滞痰凝之梅核气证，配半夏、厚朴等，以理气化痰教结；治气滞胎动不安，胸闷呕吐者，配陈皮、砂仁等，以增强止呕安胎之效。

此外，本品能解鱼蟹毒，适宜于鱼蟹中毒引起的腹痛吐泻，单用或配伍生姜、陈皮、藿香同用。

(四)用法用量

生用。煎服,5～10g,不宜久煎。

四、生姜

生姜为姜科多年生草本植物姜的新鲜根茎。我国各地均产。秋、冬二季采挖,除去须根及泥沙,切片。

(一)主要性能

辛,微温。归肺、脾、胃经。

(二)功效

散寒解表,温中止呕,温肺止咳。

(三)应用

1.风寒表证

本品散寒解表力弱,多用于风寒感冒轻证,可单煎或配红糖、葱白煎服。若治风寒感冒重证,本品多作为辅助药,与桂枝、羌活等辛温解表药同用,以增强发汗解表之力。

2.呕吐

本品能温胃散寒,和中降逆,尤善止呕,素有"呕家圣药"之称,随证配伍可治疗多种呕吐。因其性温,故对胃寒呕吐最宜,如寒犯中焦或脾胃虚寒之胃脘冷痛、食少、呕吐者,可收祛寒开胃,止痛止呕之效,宜与高良姜、白豆蔻等药同用;若痰饮呕吐者,常配伍半夏,即《金匮要略》小半夏汤;若胃热呕吐者,可配黄连、竹茹等清胃止呕药。若脾胃气虚者,宜与人参、白术等补脾益气药同用。

3.肺寒咳嗽

本品能温肺散寒、化痰止咳,用于肺寒咳嗽,不论有无外感,或痰多痰少,皆可选用。若风寒客肺,咳嗽咳痰,每与麻黄、杏仁同用,如《和剂局方》三拗汤。若外无表邪而痰多者,常与陈皮、半夏等药同用,如《和剂局方》二陈汤。此外,本品可解生半夏、生南星等药物之毒,以及鱼蟹等食物之毒,煎汤或取汁冲服。

(四)用法用量

生用。煎服,3～10g,或捣汁服。

(五)使用注意

热盛及阴虚内热者忌服。

(六)附药

1.生姜汁

将生姜洗净捣汁入药。性味辛,微温。功能化痰、止呕。主要适用于恶心呕吐及咳嗽痰多等症。并可用于由于天南星、半夏中毒所导致喉舌麻木肿痛,或呕逆不止、难以下食者,取汁冲服,易于入喉;也可配竹沥,冲服或鼻饲给药,或可用治中风卒然昏厥而痰多者。用量3～10滴,冲服。

2.生姜皮

即生姜的外皮。性味辛,凉。功能利尿消肿,主要适用于水肿、小便不利等症,可配伍冬瓜皮、茯苓皮等同用。3～10g,煎服。

3.煨姜

将鲜生姜洗净,用草纸包裹,放在清水中浸湿,直接放在火中煨,待草纸焦黑,姜熟为度;或直接放火中烤熟。性味辛,温。功能和中止呕,主要适用于脾胃不和,恶心呕吐之症。用量2～3片,煎服。

五、香薷

香薷为唇形科多年生草本植物石香薷或江香薷的干燥地上部分。前者称青香薷,主产于广西、湖南、湖北等地,系野生,多自产自销;后者称江香薷。主产于江西,为栽培品,产量大而质量佳,行销全国。夏、秋二季茎叶茂盛、果实成熟时采割,除去杂质,晒干,切段。

(一)主要性能

辛,微温。归肺、脾、胃经。

(二)功效

发汗解表,化湿和中,利水消肿。

(三)应用

1.风寒表证及暑湿证

本品外能发汗解表,内能化湿和中,多用于风寒感冒而兼脾胃湿困,症见恶寒、发热、头痛身重、无汗、脘满纳差、苔腻,或恶心呕吐、腹泻者。因该证多见于夏日贪凉饮冷之人,感寒夹湿(阴暑证),故前人称"香薷乃夏月之麻黄"。常配伍化湿行气之厚朴、扁豆,如《和剂局方》香薷散。若暑温初起,复感风寒。证见恶寒发热,无汗,心烦面赤,口渴,苔白者。则在香薷散基础上加金银花、连翘以解暑热,如《温病条辨》新加香薷饮。

2.水肿,小便不利

本品发越阳气,通利水湿以利尿退肿,多用于水肿而有表证者。治疗水肿、小便不利以及脚气水肿者,可单用或配伍健脾利水的白术,如《外台秘要》深师薷术丸。

(四)用法用量

生用。煎服,3～10g。利水消肿,量宜稍大,且须浓煎。

(五)使用注意

表虚多汗者及阳暑证当忌用。

六、荆芥

荆芥为唇形科一年生草本植物荆芥的干燥地上部分。主产于江苏、浙江、江西等地。多为栽培。夏、秋二季开花穗绿时采割,除去杂质,晒干,切段用。或只取花穗入药。

(一)主要性能

辛,微温。归肺、肝经。

(二)功效

祛风解表,透疹消疮,炒炭止血。

(三)应用

1.外感表证

本品微温不燥,性较平和,长于祛风解表。对于外感表证,无论风寒、风热或寒热不明显者,均可广泛使用。用治风寒感冒,恶寒发热、头痛无汗者,常与防风、羌活、独活等药同用,如

《摄生众妙方》荆防败毒散；治疗风热感冒，发热头痛者，每与辛凉解表药银花、连翘、薄荷等配伍，如《温病条辨》银翘散。

2.麻疹不透、风疹瘙痒

本品祛风透疹止痒。用治表邪外束，麻疹初起、疹出不畅，常与蝉蜕、薄荷、紫草等药同用；治风疹瘙痒，可配伍苦参、防风、白蒺藜等药。

3.疮疡初起兼有表证

本品祛风解表，而兼消疮之功，用于疮疡初起兼有表证。偏于风寒者，多配伍羌活、川芎、独活等药；偏于风热者，常与银花、连翘、柴胡等药配伍。

4.出血证

本品炒炭则味涩，长于止血，用于吐血、衄血、便血、崩漏、产后血晕等多种出血证。治血热妄行之吐血、衄血，常配伍生地黄、白茅根、侧柏叶等药；治下焦血热便血、痔血，每与凉血止血地榆、槐花、黄芩炭等药同用；治妇女崩漏下血，可配伍棕榈炭、茜草等固崩止血药。

(四)用法用量

生用或炒炭用。煎服，5～10g，不宜久煎。发表透疹消疮宜生用；止血宜妙用。荆芥穗擅长于祛风。

七、防风

防风为伞形科多年生草植物防风的干燥根。主产于东北及内蒙古东部等地。春、秋二季采挖未抽花茎植株的根，除去须根及泥沙，晒干切片。

(一)主要性能

辛、甘，微温。归膀胱、肝、脾经。

(二)功效

祛风解表，胜湿止痛，止痉。

(三)应用

1.外感表证

本品质润和缓，为“风药中之润剂”，治风通用之品。以祛风解表为主，并有胜湿，止痛之功，故外感风寒、风湿、风热表证均可配伍使用。治风寒表证，微恶风寒，头痛身痛，常配以荆芥、羌活、独活等药同用，如《摄生众妙方》荆防败毒散；治外感风湿，头痛如裹、身重肢痛者，常与羌活、独活、川芎等祛风胜湿药同用，如《内外伤辨惑论》羌活胜湿汤；治风热表证，发热恶风、咽痛口渴者，常与薄荷、牛蒡子、连翘等辛凉解表药配伍。又因其发散作用温和，对卫气不足，肌表不固，而感冒风邪者，本品与黄芪、白术等益卫固表药同用，共奏扶正祛邪之效，如《丹溪心法》玉屏风散。

2.风湿痹证

本品为较常用的祛风湿、止痹痛之品。治疗风寒湿痹，肢节疼痛、筋脉挛急者，可配伍独活、桂枝等祛风湿、止痹痛药，如《医学心悟》蠲痹汤。若风寒湿邪郁而化热，关节红肿热痛，成为热痹者，可与地龙、乌梢蛇等药同用。

3.风疹瘙痒

本品祛风止痒，且无伤阴之弊，用于治疗多种皮肤病，因以祛风见长，药性平和，故风湿、风热所致之隐疹瘙痒皆可配伍使用。如风湿、风热侵袭入体，浸淫血脉者，常与苍术、荆芥、蝉蜕等配伍，如《和剂局方》消风散，该方中又常配伍当归、生地、胡麻仁等活血养血药，以寓"治风先治血，血行风自灭"之意，而用于血虚风燥，皮肤瘙痒者；若证属风热者，常配伍薄荷、蝉蜕、僵蚕等药；若兼里实热结者，常配伍大黄、芒硝、黄芩等药，如《宣明论方》防风通圣散。

4.破伤风

本品止痉效力较弱，用治风毒内侵，引动内风所致破伤风，多作辅助药，常与天麻、天南星、白附子等祛风止痉药同用，如《外科正宗》玉真散。

此外，以其升清燥湿之性，亦可用于脾虚湿盛，清阳不升所致的泄泻，可与人参、黄芪、白术等药配伍，如《脾胃论》升阳益胃汤。若用于肝脾不和，肝郁乘脾之腹痛而泻者，常与白术、白芍、陈皮同用，如《景岳全书》痛泻要方。

（四）用法用量

生用或炒炭用。煎服，5～10g。

（五）使用注意

阴血亏虚、热病动风者不宜使用。

八、羌活

羌活为伞形科多年生植物羌活或宽叶羌活的干燥根茎及根。前者主产于四川、云南、甘肃等地。后者主产于四川、青海、陕西等地。春、秋二季采挖，除去须根及泥沙，晒干，切片。

（一）主要性能

辛、苦，温。归膀胱、肝、肾经。

（二）功效

散寒解表，胜湿止痛。

（三）应用

1.风寒夹湿表证

本品气味雄烈，善于升散达表有较强的祛风散寒，胜湿止痛之功。故外感风寒夹湿，症见恶寒发热无汗、头痛项强、肢体酸痛较重者，尤为适宜，常与祛风止痛的防风、细辛、川芎等药同用，如《此事难知》九味羌活汤；若风湿在表，头项强痛，腰背酸重，一身尽痛者，可配伍祛风胜湿止痛的独活、藁本、防风等药，如《内外伤辨惑论》羌活胜湿汤；若风寒、风湿所致的头风痛，可与川芎、白芷、藁本等药配伍，如《审视瑶函》羌活芎藁汤。

2.风湿痹证

本品善祛筋骨间风湿而止痛，有较强的祛风湿，止痛作用，为治风湿痹痛常用之品，因其善入足太阳膀胱经，又以上半身风寒湿痹、肩背肢节疼痛者尤为多用，常与防风、姜黄、当归等药同用，如《百一选方》蠲痹汤。

（四）用法用量

生用。煎服，3～10g。

（五）使用注意

血虚痹痛，阴虚外感，表虚汗多均当忌用。

九、白芷

白芷为伞形科多年生草本植物白芷或杭白芷的干燥根。产于浙江、福建、四川等地，习称“杭白芷”和“川白芷”；产于河南长葛、禹县者，习称“禹白芷”；产于河北安国者，习称“祁白芷”。夏、秋间叶黄时采挖，除去须根及泥沙，晒干或低温干燥。

(一)主要性能

辛，温。归肺、胃、大肠经。

(二)功效

散寒解表，祛风止痛，燥湿止带，宣通鼻窍，消肿排脓。

(三)应用

1.风寒或风湿表证

本品祛风散寒除湿之力较温和，而以止痛、通鼻窍见长，宜于外感风寒湿邪，头身疼痛，鼻塞流涕之证，常与防风、羌活、川芎等药同用，以达祛风散寒除湿止痛之功，如《此事难知》九味羌活汤。

2.多种痛证

本品止痛力强，且善入足阳明胃经，为治阳明经前额头痛、眉棱骨疼痛、牙龈肿痛之要药。属风寒者，可单用，如《百一选方》都梁丸，或与防风、细辛、川芎等祛风止痛药同用，如《和剂局方》川芎茶调散；属风热者，可配伍薄荷、菊花、蔓荆子等药；治疗风冷牙痛，可与配伍细辛、全蝎、川芎等同用，如《御药院方》一捻金散；若风寒湿痹，关节疼痛，屈伸不利者，可与苍术、草乌、川芎等药同用，如《袖珍方》神仙飞步丹。

3.带下证

本品善除阳明经湿邪而燥湿止带。治寒湿下注，白带过多者，可与白术、山药、白扁豆等健脾除湿药同用；若湿热下注，带下黄赤者，宜与车前子、黄檗等，清热利湿、燥湿药同用。

4.鼻塞不通

本品既可疏风散寒燥湿，又善宣肺气，通鼻窍而止疼痛，故可用治风寒湿邪犯肺所致鼻塞不通、浊涕不止、前额疼痛，每与苍耳子、辛夷等散风寒、通鼻窍药同用，如《袖珍方》苍耳子散。

5.疮痈肿毒

本品长于消肿排脓，若疮疡初起，红肿热痛者，每与金银花、当归、穿山甲等药配伍，可收散结消肿止痛之功，如《校注妇人大全良方》仙方活命饮；若脓成难溃者，与人参、黄芪、当归等益气补血药配伍，共奏托毒排脓之功，如《外科正宗》托里消毒散。

此外，本品祛风止痒，可用治皮肤风湿瘙痒。外用可治多种皮肤疾病，如隐疹、湿疹、白癜风、面部色斑、狐臭等。

(四)用法用量

生用。煎服，3～10g。外用适量。

(五)使用注意

阴虚血热者忌服。

十、藁本

藁本为伞形科多年生草本植物藁本或辽藁本的干燥根茎及根。藁本主产于陕西、四川、湖北等地。辽藁本主产于辽宁、吉林、河北等地。秋季茎叶枯萎或次春出苗时采挖，除去泥沙，晒干或烘干。

(一)主要性能

辛，温。归膀胱、肝经。

(二)功效

祛风散寒，除湿止痛。

(三)应用

1.风寒或风湿表证

本品善达巅顶，以发散太阳经风寒湿邪见长，并有较好的止痛作用，常用于风寒或风湿表证头痛，巅顶疼痛，偏头痛，每与羌活、苍术、川芎等祛风湿止痛药同用，如《和剂局方》神术散；若外感风寒夹湿，头身疼痛明显者，常羌活、独活、防风等药，以祛风散寒、除湿止痛，如羌活胜湿汤。

2.风湿痹证

本品能祛除风寒湿邪，蠲痹止痛。治疗风湿入侵，一身尽痛，配伍羌活、防风、苍术等祛风湿药，如《内外伤辨惑论》除风湿羌活汤。

(四)用法用量

生用。煎服，3～10g。

(五)使用注意

阴血亏虚、肝阳上亢、火热内盛之头痛者忌服。

十一、细辛

细辛为马兜铃科多年生草本植物北细辛、汉城细辛或华细辛的干燥根和根茎。前两种习称“辽细辛”，主产于东北地区；华细辛主产于陕西、山东、浙江等地。夏季果熟期或初秋采挖，除去地上部分和泥沙，阴干，切段。

(一)主要性能

辛，温。有小毒。归肺、肾、心经。

(二)功效

散寒解表，祛风止痛，通窍，温肺化饮。

(三)应用

1.风寒表证

本品散寒力佳，又长于祛风止痛，宜于寒邪束表，发热恶寒，无汗，头身疼痛较甚者，常与羌活、防风、白芷等祛风止痛药同用，如《此事难知》九味羌活汤；因其散风寒，又能通鼻窍，多用于风寒感冒而见鼻塞明显者，常配伍白芷、苍耳子等药以达祛风通窍之功；若阳虚外感，邪犯少阴而见恶寒发热、无汗、脉沉者，多用《伤寒论》麻黄附子细辛汤，既能外助麻黄以发汗解表，又能内助附子以扶阳温肾。

2.头痛，牙痛，风湿痹痛

本品祛风散寒，且止痛之力颇强，尤宜于风寒性头痛、牙痛、痹痛等多种寒痛证。用治外感风寒，偏正头痛，常与川芎、白芷、羌活同用，如《和剂局方》川芎茶调散；若治风冷头痛，又当配伍祛风止痛之羌活、独活、川芎等，如《症因脉治》独活细辛汤；治风痰头痛，可配燥湿化痰的制南星、制半夏，如《证治准绳》芎辛导痰汤；治疗风冷牙痛或龋齿牙痛者，可单用或加露蜂房煎水含漱；若胃火牙痛者，又当配伍清胃泻火之生石膏、黄连、升麻等药，如《证治准绳》升麻散、白芷散；治风寒湿痹、骨节疼痛或手足逆冷等证，则与当归、桂枝等同用，如《伤寒论》当归四逆汤。

3.鼻塞不通

本品散风寒，通鼻窍，常用治伤风鼻塞、鼻窒、鼻鼽、鼻渊等鼻科疾病之鼻塞、流涕、头痛者，可与辛夷、白芷、苍耳子等散风寒、通鼻窍药同用。

4.寒饮咳喘

本品外能发散寒邪，内能温肺化饮。治疗外感风寒，水饮内停之恶寒发热，无汗，喘咳，痰多清稀者，常与麻黄、桂枝、干姜等同用，无论有无表寒，均可随证用之，如《伤寒论》小青龙汤、《金匮要略》苓甘五味姜辛汤。

(四)用法用量

生用。煎服，1～3g；散剂每次服 0.5～1g。

(五)使用注意

阴虚阳亢头痛，肺燥伤阴干咳者忌用。不宜与藜芦同用。

十二、辛夷

辛夷为木兰科植物望春花、玉兰或武当玉兰的干燥花蕾。主产于河南、安徽、四川等地。玉兰多为庭园栽培。冬末春初花未开放时采收，除去枝梗，阴干入药用。

(一)主要性能

辛，温。归肺、胃经。

(二)功效

发散风寒，通鼻窍。

(三)应用

1.风寒表证

本品能发散风寒，宣通鼻窍。用治外感风寒之恶寒发热，头痛鼻塞，可配伍白芷、细辛等发散风寒药。若风热感冒而鼻塞头痛者，亦可配薄荷、金银花等疏散风热药。其散寒解表力弱，一般风寒感冒临床少用。

2.鼻塞不通

本品善通鼻窍，为治伤风感冒、鼻窒、鼻鼽、鼻渊等所致头痛、鼻塞、不闻香臭、浊涕常流等症之要药。

偏风寒者，常与白芷、细辛、苍耳子等散风寒、通鼻窍药同用，如《济生方》苍耳子散；偏风热者，多与薄荷、连翘、黄芩等疏风热、清肺热药同用。

(四)用法用量

生用。煎服，3～10g；本品有毛，易刺激咽喉，入汤剂宜用纱布包煎。

(五)使用注意

鼻病若属阴虚火旺者忌服。

十三、苍耳子

苍耳子为菊科一年生草本植物苍耳的干燥成熟带总苞的果实。产于全国各地，多自产自销。秋季果实成熟时采收，干燥，除去梗、叶等杂质。

（一）主要性能

辛、苦，温。有毒。归肺、肝经。

（二）功效

散寒解表，通鼻窍，祛风除湿，止痛。

（三）应用

1.风寒或风湿表证

本品功能发散风寒湿邪，又善通鼻窍、止痛，可用治外感风寒或风湿所致恶寒发热，头身疼痛，鼻塞流涕者，与防风、白芷、藁本等同用。因其发汗解表之力甚弱，故一般风寒感冒少用。

2.鼻塞不通

本品善通鼻窍，又能止痛，为治伤风鼻塞、鼻窒、鼻鼽、鼻渊等鼻疾见头痛、鼻塞、不闻香臭、浊涕常流之要药。若鼻渊而复感风寒者，常与辛夷、白芷等散风寒、通鼻窍药配伍，如《济生方》苍耳子散。若鼻渊证属风热外袭或湿热内蕴者，又常配伍薄荷、黄芩等疏散风热之品。

3.风湿痹证

本品能祛风除湿，通络止痛，用治风湿痹证，关节疼痛，可配伍羌活、威灵仙、木瓜等药。

此外，本品以其散风祛湿之力，与地肤子、白鲜皮、白蒺藜等药同用，治风疹瘙痒。

（四）用法用量

炒去硬刺用。煎服，3～10g。或入丸、散。

（五）使用注意

血虚头痛不宜服用。过量服用易致中毒。

（六）附药

苍耳草。为苍耳的茎叶。性味苦、辛，微寒；有小毒。功能祛风，清热，解毒。主要适用于风湿痹痛，四肢拘急等症。也可用于麻风、疔毒、皮肤瘙痒诸证。本品有毒，内服不宜过量，亦不能持续服用。用量 6～15g，水煎或熬膏及入丸、散。外用适量。本品散气耗血，体虚者慎用。

第二节　发散风热药

本类药物味多辛苦，性偏寒凉，以发散风热为主要功效，发汗解表作用较疏风散寒药缓和。主要用于风热表证以及温病初起邪在卫分，症见发热、微恶风寒、咽干口渴、头痛目赤、舌边尖红、苔薄黄、脉浮数等。

部分疏风清热药分别兼有清头目、利咽喉、透疹、止痒、止咳的功效，又可用治风热所致目赤多泪、咽喉肿痛、麻疹不透、风疹瘙痒以及风热咳嗽等证。

一、薄荷

薄荷为唇形科多年生草本植物薄荷的干燥地上部分。主产于江苏、浙江、湖南等地。夏、秋二季茎叶茂盛或花开至三轮时，选晴天，分次采割，晒干或阴干。

(一)主要性能

辛，凉。归肺、肝经。

(二)功效

疏散风热，清利头目，利咽透疹，疏肝行气。

(三)应用

1.风热表证，温病初起

本品宣散表邪之力较强，有一定发汗作用，为疏散风热常用之品。治风热表证或温病初起、邪在卫分，发热、微恶风寒、头痛等症，常与金银花、牛蒡子、荆芥等配伍，如《温病条辨》银翘散。

2.风热上攻证

本品功善疏散上焦风热，清头目、利咽喉。主治风热上攻，头痛眩晕，宜与川芎、石膏、白芷等药配伍，如《丹溪心法》上清散；治疗风热上攻之目赤多泪，可与桑叶、菊花、蔓荆子等同用；亦可用治风热壅盛，咽喉肿痛，常配伍桔梗、生甘草、僵蚕，如《喉科秘旨》六味汤。

3.麻疹不透，风疹瘙痒

本品有疏散风热，宣散透疹，祛风止痒之功，用治风热束表，麻疹不透，常配伍蝉蜕、牛蒡子、柽柳等药，如《先醒斋医学广笔记》竹叶柳蒡汤；治疗风疹瘙痒，可与荆芥、防风、僵蚕等疏风止痒药同用。

4.肝气郁结证

本品兼能疏肝行气，常配伍柴胡、白芍、当归等疏肝理气调经之品，治疗肝郁气滞，胸胁胀痛，月经不调，如《和剂局方》逍遥散。

(四)用法用量

生用。煎服，3～6g；宜后下。薄荷叶长于发汗解表，薄荷梗偏于疏肝行气。

(五)使用注意

体虚多汗者不宜使用。

二、牛蒡子

牛蒡子为菊科二年生或多年生草本植物牛蒡的干燥成熟果实。中国大部分地区均产。秋季果实成熟时采收果序，晒干，打下果实，除去杂质，再晒干后入药。

(一)主要性能

辛、苦，寒。归肺、胃经。

(二)功效

疏散风热，利咽透疹，解毒消肿。

(三)应用

1.风热表证，温病初起

本品功能疏散风热，发散之力虽不及薄荷等药，但宣肺祛痰，清利咽喉之力强，故多用于风热感冒而见咽喉红肿疼痛者。用治风热感冒，或温病初起，发热，咽喉肿痛等症，常配银花、连翘、桔梗等同用，如《温病条辨》银翘散。

2.麻疹不透，风疹瘙痒

本品能疏散风热，透泄热毒以透疹，用治麻疹不透或透而复隐，常与薄荷、柽柳、竹叶等疏风散热透疹药同用，如《先醒斋医学广笔记》竹叶柳蒡汤。若风湿所致的疮疥瘙痒，常配伍荆芥、蝉蜕、苍术等药，如《外科正宗》消风散。

3.热毒证

本品能外散风热，内解热毒，有清热解毒，消肿利咽之功，故可用治痈肿疮毒、丹毒、痄腮喉痹等热毒病证。用治风热外袭，火毒内结，痈肿疮毒，兼有便秘者，常与泻热解毒通便之栀子、大黄、芒硝等同用；治疗瘟毒发颐、痄腮喉痹等热毒之证，用本品配伍玄参、黄连、板蓝根等清热泻火解毒药，如《东垣试效方》普济消毒饮；治疗乳痈肿痛，尚未成脓者，可与金银花、栀子、瓜蒌等药同用，如《外科正宗》牛蒡子汤；因其兼滑肠通便，故上述病证兼有便秘者尤为适宜。

（四）用法用量

生用或炒用，用时捣碎。煎服，6～12g。炒用可使其苦寒及滑肠之性略减。

（五）使用注意

脾虚便溏者慎用。

三、桑叶

桑叶为桑科落叶乔木植物桑的干燥叶。分布于我国南北各地。初霜后采收，除去杂质，晒干入药。

（一）主要性能

甘、苦，寒。归肺、肝经。

（二）功效

疏散风热，清肺润燥，平肝，明目。

（三）应用

1.风热表证，温病初起

本品疏散风热作用较为缓和，兼能清肺止咳，故常用于风热感冒，或温病初起，症见发热、咳嗽、咽痒等症，常与菊花相须为用，并配伍连翘、薄荷、桔梗等药，以达疏风清热，宣肺止咳之功，如《温病条辨》桑菊饮。

2.肺热燥咳

本品既清肺热，又润肺燥，用于风热或燥热伤肺，咳嗽痰少，色黄而黏稠，或干咳少痰，咽痒等症。轻者可配清肺热、润肺燥之品，如杏仁、沙参、贝母等药同用，如《温病条辨》桑杏汤；重者可配清肺、养阴、润燥之品同用，如生石膏、麦冬、阿胶等，即《医门法律》清燥救肺汤。

3.肝阳上亢证

本品清肝凉肝以平降肝阳，用治肝阳上亢，头痛眩晕，头重脚轻，烦躁易怒者，常与菊花、石决明、白芍等平抑肝阳药同用。

4.目赤昏花

本品又具疏散风热，清肝明目之功，且甘润益阴。故常用治风热上攻、肝火上炎所致的目赤、涩痛、多泪，可配伍菊花、夏枯草、决明子等药以疏散风热，清肝明目；若肝肾精血不足，目失所养，眼目昏花，视物不清，常配伍滋补精血，养肝明目之黑芝麻、枸杞子、桑椹子等药。

此外，本品尚能凉血止血，还可用治血热妄行之咳血、吐血、衄血，宜与其他凉血止血药同用。

(四)用法用量

生用或蜜炙用。煎服，5～10g；或入丸、散。外用煎水洗眼。蜜制长于润肺。

四、菊花

菊花为菊科多年生草本植物菊的干燥头状花序。主产于浙江、安徽、河南等地。四川、河北、山东等地亦产。野生或培栽，以栽培者为佳。9～11月花盛开时分批花采收，阴干或焙干，或熏、蒸后晒干。生用。根据产地和加工方法的不同，分为"亳菊""贡菊""滁菊""杭菊"等，其中以亳菊和滁菊品质最优。由于花的颜色不同，又有黄菊花和白菊花之分。

(一)主要性能

辛、甘、苦，微寒。归肺、肝经。

(二)功效

疏散风热，平肝，明目，清热解毒。

(三)应用

1.风热表证，温病初起

本品功能疏散风热，但发散表邪之力不强。用治风热感冒，或温病初起，温邪犯肺，发热、头痛、咳嗽等症，常与桑叶相须为用，并配伍连翘、薄荷、桔梗等，如《温病条辨》桑菊饮，其运用同桑叶。

2.肝阳上亢证

本品能清肝热、平肝阳。治肝阳上亢，头痛眩晕，可与平肝潜阳药之石决明、珍珠母、白芍等同用；肝火上攻而眩晕、头痛，以及肝经热盛、热极动风者，可与羚羊角、钩藤、桑叶等清肝热、息肝风药同用，如《通俗伤寒论》羚角钩藤汤。

3.目赤昏花

本品能清肝明目。用治肝经风热，或肝火上攻所致目赤肿痛，常与清肝明目之蝉蜕、木贼、白僵蚕等药配伍；若肝肾精血不足，目失所养，眼目昏花，视物不清，又常配伍枸杞子、熟地黄、山茱萸等滋补肝肾、益阴明目药，如《医级》杞菊地黄丸。

4.疮痈肿毒

本品具清热解毒之功，可用治疮痈肿毒，常与金银花、生甘草同用。因其清热解毒、消散痈肿之力不及野菊花，故临床较野菊花少用。

(四)用法用量

生用。煎服，5～10g。疏散风热宜用黄菊花，平肝、清肝明目宜用白菊花。

五、蝉蜕

蝉蜕为蝉科昆虫黑蚱的若虫羽化时脱落的皮壳。中国大部分地区亦产。主产于山东、河北、江苏等地。夏、秋二季采集，除去泥土、杂质，晒干入药。

(一)主要性能

甘,寒。归肺、肝经。

(二)功效

疏散风热,透疹止痒,明目退翳,息风止痉。

(三)应用

1.风热表证,温病初起,咽痛音哑

本品长于疏散肺经风热以宣肺利咽开音,故尤宜于风热表证,温病初起,症见声音嘶哑或咽喉肿痛者。治风热表证或温病初起,发热恶风,头痛口渴者,常配伍疏风散热之薄荷、前胡、牛蒡子等药。治风热火毒上攻之咽喉肿痛、声音嘶哑,可与薄荷、牛蒡子、连翘等疏散风热、解毒利咽药同用。

2.麻疹不透,风疹瘙痒

本品宣散透发,疏风止痒,用治风热外束所致麻疹不透,可与辛凉透疹之葛根、牛蒡子同用;若风湿或风热之邪所致皮肤瘙痒,常配祛风止痒之荆芥、防风、苦参等同用,如《外科正宗》消风散。

3.目赤翳障

本品善疏散肝经风热而有明目退翳之功,故可用治风热上攻或肝火上炎之目赤肿痛,翳膜遮睛,常与清肝明目之菊花、决明子、车前子等同用,如《银海精微》蝉花散。

4.急慢惊风,破伤风证

本品既能疏散肝经风热,又可凉肝息风止痉,故可用治小儿急慢惊风,破伤风证。治疗小儿急惊风,如《幼科释迷》天竺黄散中,以本品配天竺黄、栀子、僵蚕等药;治疗小儿慢惊风,如《幼科释迷》蝉蝎散,以本品配伍全蝎、天南星等药;用治破伤风证牙关紧闭,手足抽搐,角弓反张,常与天麻、僵蚕、天南星同用,如(广州中医学院主编《方剂学》引山西省史全恩家传方)五虎追风散。此外,本品还常用以治疗小儿夜啼不安。

(四)用法用量

生用。煎服,3～10g,或单味研末冲服。止痉用量稍大。

六、柴胡

柴胡为伞形科多年生草本植物柴胡(北柴胡)或狭叶柴胡(南柴胡)的干燥根。北柴胡主产于河北、河南、辽宁等地;南柴胡主产于湖北、四川安徽等地。春、秋二季采挖,除去茎叶及泥沙,干燥。切段入药。

(一)主要性能

苦、辛,微寒。归肝、胆、肺经。

(二)功效

解表退热,疏肝解郁,升举阳气。

(三)应用

1.表证发热,少阳证

本品善于解表退热,疏散少阳半表半里之邪。治外感表证,发热,无论风寒、风热表证,皆可使用。若风寒表证,恶寒发热,常与防风、生姜等药配伍以发散风寒,如《景岳全书》正柴胡饮；治外感风寒，寒邪入里化热，恶寒渐轻，身热明显者，与羌活、黄芩、石膏等同用，如《伤寒六书》柴葛解肌汤以解表清里；若治风热表证，发热，头痛等症，可与菊花、薄荷、升麻等同用以解表退热；对于伤寒邪在少阳，寒热往来、胸胁苦满、口苦咽干、目眩，本品为治少阳证之要药，常与黄芩同用以和解少阳，如《伤寒论》小柴胡汤。

2.肝郁气滞

本品善疏肝解郁，为治肝气郁结证之要药。治肝气郁结之胸胁或少腹胀痛、月经失调、痛经等症，常与疏肝柔肝，行气止痛之香附、白芍、川芎同用，如《景岳全书》柴胡疏肝散；若肝郁血虚，脾失健运所致月经不调，乳房、胁肋胀痛，神疲食少，脉弦而虚者，常配伍疏肝养血，健脾益气之当归、白芍、白术等，如《和剂局方》逍遥散。

3.气虚下陷，内脏脱垂

本品能升举阳气，用治中气不足，气虚下陷所致的久泻脱肛，子宫下垂，肾下垂等证，常与人参、黄芪、升麻等补气升阳之品同用，如《脾胃论》补中益气汤。

此外，本品尚具退热截疟之功，为治疟疾寒热的常用药。

(四)用法用量

生用或醋炙用。煎服，3～10g。

(五)使用注意

阴虚阳亢，肝风内动，阴虚火旺及气机上逆者忌用或慎用。

七、升麻

升麻为毛茛科多年生草本植物大三叶升麻或兴安升麻(北升麻)和升麻的干燥根茎。主产于辽宁、河北、四川等地。夏、秋二季采挖，除去泥沙，晒至须根干时，燎去或除去须根，晒干入药。

(一)主要性能

辛、微甘，微寒。归肺、脾、胃、大肠经。

(二)功效

解表透疹，升举阳气，清热解毒。

(三)应用

1.外感表证

本品发表退热，对外感表证不论寒、热，均可应用。治外感风热表证，温病初起，发热、头痛等症，可与薄荷、桑叶、菊花等同用；若风寒感冒，恶寒发热，无汗，头痛，咳嗽者，常配伍紫苏、白芷等药，如《和剂局方》十神汤。

2.中气下陷证

本品善升举脾胃清阳之气，其升举之力较柴胡力强。常用治中气不足，气虚下陷所致的食少倦怠，久泻脱肛，子宫下垂，肾下垂等脏器脱垂，多与黄芪、人参、柴胡等同用，以补气升阳，如《脾胃论》补中益气汤；若气虚下陷而见短气、神疲，又常以本品配柴胡、黄芪、桔梗等，如《医学衷中参西录》升陷汤；治疗气虚下陷、气不摄血，出现月经量多或崩漏者，则配伍黄芪、人参等补中益气升阳之品，如《景岳全书》举元煎。

3.热毒证

本品为清热解毒之良药,用治热毒所致的多种病证,尤善清阳明热毒。治阳明热盛,胃火上炎所致牙龈肿痛、口舌生疮,多与生石膏、黄连等善清胃火之药同用,如《兰室秘藏》清胃散;若治疗痄腮肿痛,可与黄连、连翘、牛蒡子等药以清热解毒,利咽散结,如《外科枢要》升麻黄连汤;治疗风热疫毒上攻之大头瘟,头面红肿,咽喉肿痛,常与黄芩、玄参、板蓝根等药配伍以增强泻火解毒散结之功,如《东垣试效方》普济消毒饮。

4.麻疹不透

本品长于透发麻疹,用治麻疹初起,透发不畅,或麻疹欲出不出,常与葛根、白芍、甘草等同用,如《阎氏小儿方论》升麻葛根汤。

(四)用法用量

生用或蜜炙用。煎服,3～10g。发表透疹、清热解毒宜生用,升阳举陷宜炙用。

(五)使用注意

麻疹已透,阴虚火旺,以及阴虚阳亢者,均当忌用。

八、葛根

葛根为豆科多年生落叶藤本植物野葛的干燥根。全国大部分地区均产。秋、冬二季采挖,除去外皮,切片,干燥入药。

(一)主要性能

甘、辛,凉。归脾、胃、肺经。

(二)功效

解表退热,透疹,生津止渴,升阳止泻。

(三)应用

1.外感表证

本品具有解表退热之功,又长于缓解外邪郁阻,经气不利,筋脉失养所致颈背强痛。故对外感表证发热,兼颈背强痛者尤宜,无论风寒、风热,均可选用。治风热表证,发热,头痛者,可与薄荷、牛蒡子、菊花等疏风散热药同用;治风寒表证,表实无汗,恶寒,项背强痛者,常与麻黄、桂枝等同用以发表散寒,解肌退热,如《伤寒论》葛根汤;治外感风寒,郁而化热,证见恶寒渐轻,身热无汗者,常与柴胡、石膏等同用以清热解肌,如《伤寒六书》柴葛解肌汤;若表虚汗出,恶风,项背强痛者,常与桂枝、白芍等配伍以发表解肌,调和营卫,如《伤寒论》桂枝加葛根汤。

2.麻疹不透

本品具有发表散邪,透发麻疹之功,故可用治麻疹初起,表邪外束,疹出不畅,常与升麻、芍药、甘草等同用,如《阎氏小儿方论》升麻葛根汤。

3.热病口渴,消渴证

本品既能生津,又能鼓舞脾胃清阳之气上升而助津液的化生与输布,以收止渴之效,可用于热病津伤口渴及消渴证。治热病津伤口渴,常与芦根、天花粉、知母等清热生津药同用;若内热消渴,口渴多饮,体瘦乏力,气阴不足者,又多配伍乌梅、麦冬、黄芪等药,如《沈氏尊生书》玉泉丸。

4.热泄热痢,脾虚泄泻

本品既能透邪解热,又能鼓舞脾胃清阳之气上升而奏止泻止痢之效,故可用治表证未解,邪热入里,身热,下利臭秽,肛门有灼热感,苔黄脉数,或湿热泻痢者,常与黄芩、黄连、甘草同用,如《伤寒论》葛根芩连汤;若脾虚泄泻,常配伍人参、白术、木香等补气健脾止泻药,如《小儿药证直诀》七味白术散。

(四)用法用量

生用或煨用。煎服,10～15g。解肌退热、透疹、生津宜生用,升阳止泻宜煨用。

(五)附药

葛花。为葛的未开放的花蕾。性味甘,平。功能解酒毒,和脾胃。主要适用于饮酒过度,头痛头昏、烦渴、呕吐、胸膈饱胀等症。常用量3～15g。

九、蔓荆子

蔓荆子为马鞭草植物单叶蔓荆或蔓荆的干燥成熟果实。主产于广东、江西、浙江等地区。秋季果实成熟时采收,除去杂质,晒干。

(一)主要性能

辛、苦,微寒。归膀胱、肝、胃经。

(二)功效

疏散风热,清利头目。

(三)应用

1.风热表证

本品解表之力较弱,其性善上行,偏于清利头目、疏散头面之风邪,故风热表证而头昏头痛者,较为多用。常与薄荷、菊花等疏散风热、清利头目药同用;若风邪上攻之偏头痛,常与川芎、白芷、细辛等祛风止痛药配伍。

2.目赤肿痛

本品功能疏散风热,清利头目,可用治风热上攻,目赤肿痛,目暗多泪,常与菊花、白蒺藜、蝉蜕等祛风明目药同用;另本品药性升发,清利头目,又可与黄芪、人参、升麻等补气升阳之品同用,治疗中气不足,清阳不升之内障目昏及耳鸣耳聋,如《东垣试效方》益气聪明汤。

此外,取本品祛风止痛之功,尚可用于风湿痹痛。

(四)用法用量

生用或炒用。煎服,5～10g。

第六章　清热药

凡以清泄里热为主要功效，常用于治疗里热证的药物，称为清热药。

本类药物依据其性能特点及功效主治之不同，大致可分为清热泻火药、清营凉血药、清热燥湿药、清热解毒药及清热解暑药五类。

清热药味多苦，性寒凉，具沉降作用趋向，可使里热得以清解。因其主治病症复杂，故归经不一。

寒能清热，苦能降泄，本类药均有清泄里热的作用，以“热者寒之”(《黄帝内经》)及“疗热以寒药”(《神农本草经》)为应用原则，主治各种里热证候，症见身热、面红、口渴饮冷、尿赤、舌红、苔黄、脉数等。但因里热证的致病因素、病症发展阶段及患者体质不同，其病证复杂，证型多样，既有热在气分、营血分之分，湿热、热毒、暑热之异，当选用不同清热药治疗。其中，清热泻火药以清解气分实热为主要功效，主治气分实热证及脏腑实热证。清营凉血药以清营血分实热为主要功效，主治温热病营分、血分实热证。清热燥湿药以清热燥湿为主要功效，主治湿热泻痢、黄疸等湿热证。清热解毒药以清解热毒或火毒为主要功效，主治热毒炽盛之痈肿疮疡等热毒证。清热解暑药以清解暑热为主要功效，主治暑热病证。

部分清热药又分别兼有生津止渴、退虚热、活血、利尿等作用，可用治热病津伤口渴、阴虚内热证、瘀血证及淋证等病证。

使用清热药时，应准确辨证，根据里热证的证型，合理选用相应清热药，同时针对兼证进行恰当配伍。如里热兼表证未解者，应先解表后清里，或配伍解表药，表里双解；气血两燔者，应清热泻火药与清营凉血药同用，以气血两清；里热兼有积滞者，应配伍泻下药；暑热兼夹湿邪或津气亏损者，当清暑热药与化湿、益气及生津濡润之品同用；而对于阴虚发热者，宜配伍补阴药以标本同治。

本类药物性多寒凉，易伤脾胃，应注意中病即止，避免克伐太过；脾胃虚弱，食少便溏者慎用。苦寒药物易化燥伤阴，故阴虚者慎用，或配伍养阴药同用；阴盛格阳、真寒假热者忌用。

第一节　清热泻火药

本类药物性味多甘寒或苦寒，以清解气分实热为主要功效，常用于治疗温热病邪在气分之高热、汗出、烦渴、谵语、发狂、小便短赤、舌苔黄燥、脉象洪实等气分实热证，以及肺热、胃热、心热、肝热等脏腑实热证。

部分清热泻火药又或分别兼有滋阴润燥、凉血止血，清热解毒，清利湿热等功效，可用治阴虚发热、血热出血、热毒疮疡、湿热黄疸等。本类药药性寒凉，易伤阳气，虚寒证者慎用或忌用。

一、石膏

石膏为硫酸盐类矿物硬石膏族石膏，主要成分为含水硫酸钙。主产于湖北及甘肃、四川等地。全年可采。采挖后,除去泥沙及杂石,碾碎。

(一)主要性能

甘、辛,大寒。归肺、胃经。煅石膏甘、辛、涩,寒。归肺、胃经。

(二)功效

清热泻火,除烦止渴。煅石膏:收湿,敛疮,生肌,止血。

(三)应用

1.气分实热证

本品既能解肌退热,又可清热泻火以除烦止渴,为清泻肺胃气分实热之要药。适宜于温热病,邪在气分之壮热、烦渴、汗出、脉洪大者,常与知母相须为用,如《伤寒论》白虎汤。若热邪渐入血分,气血两燔,高热不退而身显斑疹者,则宜与玄参、牡丹皮、栀子等清热凉血药同用,如《温病条辨》化斑汤。

2.肺热咳喘证

本品清泄肺热力强,适宜于热邪壅肺之高热、咳嗽痰稠、喘促气急等,常与麻黄、杏仁、甘草等同用,如《伤寒论》麻黄杏仁甘草石膏汤。

3.胃火牙痛、头痛

本品善清胃热、泻胃火,常用于胃热亢盛诸证。治胃火亢盛,循经上犯之牙痛、头痛等。治牙龈肿痛,溃烂口臭者,常与升麻、黄连等同用,如《外科正宗》清胃散;头痛头胀者,常与川芎、白芷等同用。若治胃热阴虚之牙痛口渴者,宜与知母、牛膝等同用,如《景岳全书》玉女煎。

4.湿疹、烫伤、疮疡不敛

本品煅后研末外用,有收湿敛疮生肌之功,治疗湿疹、烫伤、疮疡溃后久不愈合,既可单用,也可与清热解毒药或其他收湿敛疮药同用。

此外,本品煅后还可止血,用于外伤出血。

(四)用法用量

生用或煅用。生石膏煎服,15～60g,宜先煎。煅石膏适量外用,研末撒敷患处。清热泻火,除烦止渴宜生用;收湿,生肌,敛疮,止血宜煅用。

(五)使用注意

脾胃虚寒者慎用。

二、知母

知母为百合科多年生草本植物知母的干燥根茎。主产于河北、山西及陕西等地。春、秋两季采挖,除去须根及泥沙,晒干,习称“毛知母”。或除去外皮,晒干,习称“知母肉”。切片。

(一)主要性能

苦、甘,寒。归肺、胃、肾经。

(二)功效

清热泻火,滋阴润燥。

(三)应用

1.气分实热证

本品长于清泻气分之实热,功似石膏而力稍逊,尤长于生津止渴。治温热病,邪在气分之壮热、烦渴、汗出、脉洪大者，常与石膏相须为用，如《伤寒论》白虎汤。

2.肺热咳嗽，阴虚燥咳证

本品既清泻肺热，又滋阴润肺，治肺热咳嗽常与贝母、杏仁、半夏等同用，如《证治准绳》二母汤；治阴虚燥咳常与贝母、麦冬、天冬同用，如《症因脉治》二冬二母汤。

3.胃热津伤及消渴证

本品苦寒清胃热以存津液，甘寒滋阴以生津液。治胃热阴虚，津伤口渴、饮多、尿多者，常与天花粉、葛根等同用，如《医学衷中参西录》玉液汤。

4.阴虚发热证

本品下入肾经，滋肾阴、泻相火、退骨蒸。治阴虚火旺所致的骨蒸潮热、盗汗、心烦等证，常与黄檗、生地黄等同用，以滋阴降火，如《医宗金鉴》知柏地黄丸。

5.肠燥便秘

本品功能滋阴润燥，治阴虚肠燥便秘者，常与生地黄、玄参、麦冬等同用，以润燥通便。

(四)用法用量

生用或盐水炙用。煎服，6～12g。

(五)使用注意

脾虚便溏者不宜用。

三、芦根

芦根为禾本科多年生草本植物芦苇的新鲜或干燥根茎。全国各地均有分布。全年均可采挖，除去芽、须根及膜状叶。

(一)主要性能

甘，寒。归肺、胃经。

(二)功效

清热泻火，生津止渴，止呕，祛痰排脓，利尿。

(三)应用

1.热病烦渴证

本品清透肺胃气分实热之力弱于石膏、知母，然其善能生津止渴、除烦，故常用治热病伤津，烦热口渴者，每与麦门冬、天花粉等同用；或将本品捣汁，与麦冬汁、梨汁、荸荠汁、藕汁同用，如《温病条辨》五汁饮。

2.胃热呕逆证

本品能清胃热而止呕逆，治胃热上逆，干哕呕吐，可单味煎汁频饮，或与竹茹、姜汁等同用，如《千金方》芦根饮。

3.肺热咳嗽，肺痈吐脓

本品能清泄肺热，祛痰排脓，治肺热咳嗽，痰稠色黄，常与黄芩、瓜蒌等清热化痰药同用；治肺痈咳吐脓血，常与薏苡仁、桃仁等同用，如《千金方》苇茎汤。

4.热淋涩痛

本品能清热利尿，治热淋涩痛，小便短赤，常与白茅根、车前子等用。

(四)用法用量

鲜用或切后晒干用。煎服,干品 15～30g;鲜品用量加倍或捣汁用。

四、天花粉

天花粉为葫芦科多年生宿根草质藤本植物栝楼或双边栝楼的干燥根。主产于河南、山东、江苏等地。秋、冬两季采挖,洗净,除去外皮,切段或纵剖成瓣,干燥。

(一)主要性能

甘、微苦,微寒。归肺、胃经。

(二)功效

清热泻火,生津止渴,消肿排脓。

(三)应用

1.热病烦渴或内热消渴证

本品清泻肺胃气分实热之力较弱,而长于生津止渴。治热病伤津,烦热口渴,常与芦根、麦门冬等同用;治阴虚内热,消渴多饮,常与生地、麦冬、五味子等养阴清热,生津润燥药同用,如《类证治裁》天花粉散。

2.肺热燥咳证

本品既能泻火以清肺热,又能生津以润肺燥。治肺热咳嗽,或燥热伤肺,干咳少痰、痰中带血,常与沙参、麦冬等清肺润燥或养肺阴药同用,如《温病条辨》沙参麦冬汤。

3.疮疡肿毒

本品既能清热泻火而解毒,又能消肿排脓以疗疮。治疮疡初起,热毒炽盛之红肿热痛者,常与金银花、白芷、穿山甲等同用,如《妇人良方》仙方活命饮。若疮痈已溃脓未尽者,常与黄芪、甘草等补气药同用,以托毒排脓生肌。

(四)用法用量

生用。煎服,10～15g。

(五)使用注意

孕妇慎用。不宜与川乌、制川乌、草乌、制草乌、附子等乌头类药材同用。

五、竹叶

竹叶为禾本科多年生草本植物淡竹的干燥叶。其卷而未放的幼叶,称竹叶卷心。产于长江流域各地。全年均可采收。

(一)主要性能

甘、辛、淡,寒。归心、胃、小肠经。

(二)功效

清热除烦,生津,利尿。

(三)应用

1.热病烦渴

本品善清心除烦,生津止渴,治热病伤津,烦热口渴,常与石膏、知母、玄参等同用,如《疫疹一得》清瘟败毒饮;治热病后期,气津两伤,常与人参、石膏、麦冬等同用,如《伤寒论》竹叶石膏汤。

2.心火上炎或下移小肠证

本品上清心火，下利小便，治心火上炎之口舌生疮，心烦尿赤，或心移热于小肠之小便短赤涩痛，常与木通、生地黄等同用，如《小儿药性直诀》导赤散。

（四）用法用量

鲜用或晒干生用。煎服，6～15g；鲜品 15～30g。

（五）使用注意

脾胃虚寒者慎用。

六、淡竹叶

淡竹叶为禾本科多年生草本植物淡竹叶的干燥茎叶。主产于浙江、江苏、安徽等地。夏末抽花穗前采割，晒干。切段。

（一）主要性能

甘、淡、寒。归心、胃、小肠经。

（二）功效

清热泻火，除烦止渴，利尿通淋。

（三）应用

1.热病烦渴

本品能清心火以除烦，泄胃火以止渴。治热病伤津，心烦口渴，常与石膏、芦根等同用。

2.心火上炎或下移小肠证

本品上清心经之火，下渗湿利尿导小肠之热。常用治心火炽盛，口舌生疮及热移小肠之小便短赤，可与滑石、白茅根、灯心草等同用；治湿热蕴结膀胱之淋浊涩痛，常与车前子、海金沙、滑石等同用。

（四）用法用量

生用。煎服，6～10g。

（五）使用注意

脾胃虚寒者慎用。

七、栀子

栀子为茜草科常绿灌木植物栀子的干燥成熟果实。主产于江西、浙江、湖南等地。9～11月果实成熟呈红黄色时采收，除去果梗和杂质，蒸至上气或置沸水中略烫，取出，干燥。

（一）主要性能

苦，寒。归心、肺、三焦经。

（二）功效

泻火除烦，清热利湿，凉血解毒。外用消肿止痛，焦栀子：凉血止血。

（三）应用

1.气分实热证

本品能清泻三焦火邪，尤善泻心火而除烦，为治热病心烦、躁扰不宁之要药，症轻者，常与淡豆豉同用，如《伤寒论》栀子豉汤；症重者，三焦火毒炽盛，见高热烦躁、神昏谵语，常与黄芩、黄连、黄檗等同用，如《外台秘要》黄连解毒汤。

2.湿热证

本品通利三焦,能导湿热从小便而出,具有清利湿热,退黄通淋之效。治肝胆湿热郁蒸之黄疸、小便短赤者,常配茵陈、大黄等药用,如《伤寒论》茵陈蒿汤;或配伍黄檗,如《金匮要略》栀子柏皮汤。治湿热淋证,常与配木通、车前子、滑石等药用,如《和剂局方》八正散。

3.血热出血证

本品既能清血分之热,又能止血。治血热妄行之吐血、衄血等证,常与白茅根、大黄、侧柏叶等同用,如《十药神书》十灰散。

4.热毒疮疡

本品泻火解毒,治热毒疮疡、红肿热痛,本品单用,或与金银花、连翘、蒲公英等同用,内服外敷均可。

此外,生栀子粉用水或醋调成糊状,湿敷,对外伤性肿痛有消肿止痛之效。

(四)用法用量

生用或炒用。煎服,6～10g。外用生品适量,研末调敷。生用多走气分而泻火,炒黑多入血分而止血。

(五)使用注意

阴血亏虚,脾虚便溏者不宜用。

八、夏枯草

夏枯草为唇形科多年生植物夏枯草的干燥果穗。主产于江苏、浙江、安徽等地。夏季果穗呈棕红色时采收,除去杂质,晒干。

(一)主要性能

辛、苦,寒。归肝、胆经。

(二)功效

清热泻火,明目,散结消肿。

(三)应用

1.肝火上炎证

本品长于清肝经之实火而明目。治肝火上炎之目赤肿痛,头痛眩晕,常与桑叶、菊花、决明子等同用。治厥阴郁火,目珠疼痛、入夜加剧者,常与香附、甘草等同用,如《简要济众方》夏枯草散。

2.瘰疬,瘿瘤,乳痈,乳癖,乳房胀痛

本品能散肝经郁火而清热散结。治肝郁化火,痰火凝聚之瘰疬,常与贝母、香附等同用如《外科正宗》夏枯草汤;治瘿瘤,常与昆布、玄参等同用如《医宗金鉴》夏枯草膏。治肝郁不舒,痰火蕴结之乳痈,乳癖,乳房胀痛,常与蒲公英、金银花、浙贝母等清热解毒、化痰散结药同用。

此外,尚有降血压作用,可治肝热性高血压之头痛、眩晕等。

(四)用法用量

生用。煎服,9～15g。或熬膏服。

(五)使用注意

脾胃寒弱者慎用。

九、决明子

决明子为豆科一年生草本植物决明或小决明的干燥成熟种子。主产于安徽、广西、四川等地，秋季采收成熟果实，晒干，打下种子，除去杂质。

(一)主要性能

甘、苦、咸，微寒。归肝、大肠经。

(二)功效

清肝，明目，润肠通便。

(三)应用

1.目疾诸证

本品既能清肝火，又能益肝阴，为明目之要药。治肝火上攻之目赤肿痛、羞明多泪或生翳膜，常与车前子、青葙子等清肝明目药同用，如《银海精微》决明子散；治风热目疾，常与菊花、茺蔚子等疏风清热药同用；治肝肾阴亏，视物昏暗，如常与枸杞子、菟丝子、五味子等滋补肝肾药同用。

2.肠燥便秘

本品能清热润肠通便，治内热肠燥，大便秘结，常与火麻仁、瓜蒌仁等同用。

此外，现代研究，本品尚有一定降压、降脂作用，可治高血压、高脂血症等。

(四)用法用量

生用或炒用。用时捣碎。煎服，9～15g；用于润肠通便，不宜久煎。

(五)使用注意

气虚便溏者不宜用。

十、谷精草

谷精草为谷精草科一年生草本植物谷精草的干燥带花茎的头状花序。主产于浙江、江苏、安徽等地。秋季采收，将花序连同花茎拔出，晒干，切段。

(一)主要性能

辛、甘，平。归肝、肺经。

(二)功效

疏散风热，明目退翳。

(三)应用

肝热或风热目疾。本品轻浮升散，善疏散头面风热、明目退翳。治肝热上攻之目赤肿痛，常与夏枯草、决明子等同用；治风热外袭之目赤肿痛、羞明多泪、眼生翳膜，常与荆芥、决明子、龙胆草等同用。此外，本品质轻上浮，能上达巅顶，取其疏散风热之功，治风热所致头痛、牙痛、咽喉肿痛，常与蔓荆子、菊花、牛蒡子等同用。

(四)用法用量

生用。煎服，5～10g。

(五)使用注意

阴虚血亏之眼疾者不宜用。

第二节 清营凉血药

本类药物性味多甘寒或苦寒，主入营、血分，多归心、肝经，以清解营、血分热邪为主要功效，常用于治疗温热病营、血分实热证。如温热病热入营分，热灼营阴，心神被扰，症见身热夜甚、心烦不寐、斑疹隐隐、舌红绛、脉细数等；或热入血分，热盛迫血，症见吐衄便血、斑疹紫暗、舌色深绛、躁扰不安，甚或神昏谵语等，以及其他疾病中的各种血热证。

对于温热病后期，未尽之邪热伏于营血分（血分为主），而阴液已亏，形成虚中夹实之证，致使虚热内生，夜热早凉、热退无汗、舌质红绛、脉象细数等，当以清营凉血之品祛除余热，或退除蒸热，并配滋阴养液之品顾护其阴。若属肝肾阴虚，不能制阳，阳气偏亢，形成阴虚内热之证，症见骨蒸潮热、手足心热、虚烦不寐、盗汗遗精、舌红少苔、脉细数等。则当以滋阴药以治本，而辅以甘寒清热之品以退其热。

部分药物兼有养阴、活血、清热解毒作用，亦可用于治疗阴虚证、瘀血证、热毒证等。

本类药物中，兼能养阴者，性多滋腻，湿滞便溏、纳差者慎用；兼能活血者，妊娠，及月经期妇女慎用。

一、生地黄

生地黄为玄参科多年生草本植物地黄的干燥块根。主产于河南，为“四大怀药”之一。中国大部分地区有栽培。秋季采挖，去除芦头、须根及泥沙。或烘焙至七成干。又称“干地黄”。

（一）主要性能

甘、苦，寒。归心、肝、肾经。

（二）功效

清营凉血，养阴生津。

（三）应用

1.温热病热入营血证

本品既善清营血分之热，又能养阴生津以防治热灼营阴，为清热凉血之要药。治温热病热入营分，身热夜甚、心烦不寐、斑疹隐隐、舌绛而干者，常与玄参、金银花、竹叶等药用，如《温病条辨》清营汤；治温热病热入血分，身热、神昏谵语、吐衄便血、斑疹紫暗、舌深绛，常与水牛角、赤芍、丹皮等凉血散瘀药同用，如《千金方》犀角地黄汤。

2.血热出血证

本品既能清热凉血，又能止血。凡脏腑热盛，以致迫血妄行之吐血、衄血、咳血、便血、尿血及崩漏等证，常与生荷叶、生侧柏叶、生艾叶等凉血止血之品同用，如《妇人良方》四生丸。

3.热病津伤证，阴虚内热证

本品能补五脏之阴，尤长于养胃阴而生津止渴。治热病耗伤胃阴，舌红口干，烦渴多饮，常与麦冬、沙参、玉竹等同用，如《温病条辨》益胃汤；治热盛伤阴，津亏肠燥便秘，常与养阴生津之玄参、麦冬用，如《温病条辨》增液汤；治内热消渴，常与葛根、天花粉、黄芪同用，如《杂病源流犀烛》玉泉饮；其入肾滋阴降火，治阴虚内热，潮热骨蒸，常与知母、地骨皮同用，如《古今医统》地黄膏；治温病后期，余热未尽，夜热早凉、舌红脉数，常与青蒿、鳖甲、知母等同用，如《温病条辨》青蒿鳖甲汤。此外，治肺阴虚之百合固金汤、治心阴虚之天王补心丹、治肝阴虚之一贯煎等名方亦选用本品。

（四）用法用量

鲜用或生用。煎服，10～15g。

（五）使用注意

脾虚湿滞，腹满便溏者不宜使用。

（六）附药

鲜地黄。为玄参科植物地黄的新鲜块根。功能清热生津，凉血，止血。主要适用于热病伤津，舌绛烦渴，温毒发斑，吐血，衄血，咽喉肿痛。煎服，10～15g，或捣汁入药。本品和干地黄气味均为甘苦而寒，功能清热凉血、滋阴生津，均适用于热入营血，血热出血及热邪伤阴诸证。唯鲜地黄苦重于甘，其气大寒，偏于清热凉血，生津除烦，尤宜于热病大热时期；而干地黄甘重于苦，滋阴养血之力较强，对于热病后期伤阴或阴虚内热等，功效更佳。

二、玄参

玄参为玄参科多年生草本植物玄参的干燥根。主产于浙江、江苏、四川等地，野生、家种均有。冬季茎叶枯萎时采挖。除去根茎、幼芽、须根及泥沙，晒或烘至半干，堆放3～6d，反复数次至干燥。

（一）主要性能

甘、苦、咸，微寒。归肺、胃、肾经。

（二）功效

清营凉血，滋阴降火，解毒散结。

（三）应用

1.温热病热入营血证

本品有清营凉血之功。治温热病热入营血，热伤营阴，身热夜甚、心烦口渴、舌绛脉数者，常与生地黄、丹参、连翘等同用，如《温病条辨》清营汤；若热入心包，神昏谵语，常与麦冬、竹叶卷心、连翘心等同用，如《温病条辨》清宫汤；若热毒炽盛，气血两燔而见神昏谵语，身热夜甚，发斑发疹，常与石膏、知母等同用，如《温病条辨》化斑汤。

2.热病伤阴，骨蒸劳嗽，津伤便秘

本品功能清热生津、滋阴润燥。治肺肾阴虚，骨蒸劳嗽，常与百合、生地黄、贝母等药用，如《慎斋遗书》百合固金汤；治热病伤阴，津伤口渴，肠燥便秘，常与生地黄、麦冬等同用，如《温病条辨》增液汤。

3.目赤咽痛，痈肿疮毒，瘰疬

本既能清热凉血，又能泻火解毒。治热毒炽盛，目赤咽痛，常与栀子、桔梗等同用；治痈肿疮毒，常与金银花、连翘、蒲公英等同用；治痰火郁结之瘰疬，常与浙贝母、牡蛎等同用。

（四）用法用量

生用。煎服，10～15g。

(五)使用注意

脾胃虚寒,食少便溏者不宜服用。反藜芦。

三、牡丹皮

牡丹皮为毛茛科多年生落叶小灌木植物牡丹的干燥根皮。主产于安徽、山东、河北等地。秋季采挖根部,除去细根和泥沙,剥取根皮,晒干或刮去粗皮,除去木心,晒干,切片。前者习称"连丹皮",后者习称"刮丹皮"。

(一)主要性能

苦、辛,微寒。归心、肝、肾经。

(二)功效

清营凉血,活血祛瘀。

(三)应用

1.温热病热入营血证

本品善能清营分、血分实热,具清营凉血之功。治温病热入营分,身热夜甚,心烦口渴,常与地黄、丹参、连翘等同用,如《温病条辨》清营汤;治热入血分,斑疹吐衄,常与水牛角、生地黄、赤芍等配伍,如《千金方》解毒地黄汤。

2.血热出血证

本品又能清热凉血止血,治热伤血络,迫血妄行所致的咳血、咯血、吐血、衄血,血色鲜红,舌红,脉数,常与大蓟、小蓟、侧柏叶、茜草等配伍,如《十药神书》十灰散。

3.血瘀证

本品有活血祛瘀之功,可用于瘀血阻滞所致的经闭、痛经、月经不调及跌打伤痛等多种瘀血证,因其性偏寒,故对血瘀有热者尤为适宜。治血滞经闭、痛经,常与桃仁、川芎、桂枝等同用,如《金匮要略》桂枝茯苓丸;若治月经不调而兼肝郁化火者,常与栀子、当归芍药的同用,如《妇人良方》丹栀逍遥散;治跌打伤痛,常与红花、乳香、没药等活血疗伤药同用。

4.痈肿疮疡

本品清热凉血之中,又善散瘀消痈,治火毒炽盛,痈肿疮毒,常与金银花、白芷、蒲公英等同用;治瘀热互结之肠痈初起,常与大黄、桃仁、芒硝等同用,如《金匮要略》大黄牡丹皮汤。

5.阴虚内热证

本品长于清透阴分伏热,而退虚热,善治无汗骨蒸。治温热病后期,余邪未清,阴液已伤,夜热早凉,热退无汗,或低热不退等,常与青蒿、鳖甲等滋阴清热药同用,如《温病条辨》青蒿鳖甲汤。

(四)用法用量

生用或酒炙用。煎服,6～12g。清热凉血宜生用,活血祛瘀宜酒炙用。

(五)使用注意

月经过多及孕妇不宜用。

四、赤芍

赤芍为毛茛科多年生草本植物赤芍或川赤芍的干燥根。赤芍主产于黑龙江、吉林、辽宁等地;川赤芍主产于四川、西藏、山西等地。春、秋两季采挖,除去根茎、须根及泥沙,晒干,切片。

(一)主要性能

苦,微寒。归肝经。

(二)功效

清营凉血,散瘀止痛。

(三)应用

1.温热病热入营血及血热出血证

本品能清营凉血,功同牡丹皮而作用稍弱,常相须为用,以增强其清热凉血之效。治热入营血,温毒发斑,《千金方》解毒地黄汤;治血热吐衄,常与凉血止血之生地黄、白茅根等同用。

2.瘀血证

本品活血散瘀止痛之功强于牡丹皮,凡瘀血阻滞所致诸证,均可使用。治肝郁血滞之胁痛,常与柴胡、牡丹皮等同用,如《博济方》赤芍药散;治血滞经闭、痛经、癥瘕腹痛,常与当归、川芎、延胡索等活血调经同用,如《医林改错》少腹逐瘀汤;治跌打损伤,瘀肿疼痛,常与其他活血止痛药同用。治热毒疮疡,常与金银花、天花粉、乳香等同用,如《妇人良方》仙方活命饮。

3.肝热目疾

本品尚清肝火,治肝热目赤肿痛、羞明多眵,或目生翳障,常与夏枯草、决明子等同用。

(四)用法用量

生用,或炒用。煎服,6～12g。

(五)使用注意

月经过多及孕妇不宜用。反藜芦。

五、紫草

紫草为紫草科多年生草本植物新疆紫草内蒙紫草的干燥根,新疆紫草主产于新疆、西藏,内蒙紫草主产于内蒙古、甘肃。春、秋两季采挖,除去泥沙,干燥。

(一)主要性能

甘、咸,寒。归心,肝经。

(二)功效

清营凉血,活血,透疹。

1.血热毒盛,斑疹紫暗,麻疹不透

本品既善清营凉血活血,又具解毒透疹之功。治温热病营血分热毒壅盛,温毒发斑,斑疹紫黑,常与连翘、赤芍、蝉蜕、大青叶等同用,如《张氏医通》紫草快斑汤。治麻疹不透,疹色紫暗,兼见咽喉肿痛者,常与连翘、牛蒡子、山豆根等同用,如《张氏医通》紫草消毒饮。预防麻疹,本品单用,或与甘草水煎服。

2.疮疡,湿疹,水火烫伤

本品清热解毒,凉血活血,对血热毒盛所致之痈肿疮疡、水火烫伤等多种外科疾患亦有良效,且以外用为主。治痈肿疮疡,常与银花、连翘、蒲公英等清热解毒同用;治疮疡久溃不敛,常与当归、白芷、血竭等生肌敛疮药同用,如《外科正宗》生肌玉红膏;治湿疹,常与黄连、黄檗等同用;治水火烫伤,常以本品用植物油浸泡,滤取油液,外涂患处,或配黄檗、丹皮、大黄等药,麻油熬膏外搽。

(四)用法用量

生用。煎服,5～10g。外用适量,熬膏或用植物油浸泡涂搽。

(五)使用注意

脾虚便溏者忌服。

六、水牛角

水牛角为牛科动物水牛的角。主产于华南、华东地区。取角后,水煮,除去角塞,干燥,镑片或锉成粗粉。现多制成浓缩粉使用。

(一)主要性能

苦,寒。归心、肝经。

(二)功效

清营凉血,定惊,解毒。

(三)应用

1.热入营血证

本品既能清营凉血,又能泻火解毒;定惊,常用于治疗温热病热入营血证。治温热病热入血分,邪陷心包,高热烦躁,神昏谵语,或惊风抽搐,常与清心开窍、息风止痉之麝香、羚羊角等同用,如《外台秘要》紫雪。也可用治中风偏瘫,神志不清,常与醒神开窍、镇心安神之牛黄、珍珠母等同用,如《卫生部药品标准·中成药成方制剂》清开灵注射液。

2.血热出血证

本品能清热凉血。治血热妄行之吐血、衄血、斑疹等,常与牡丹皮、生地黄、侧柏叶等凉血、止血药同用。

(四)用法用量

生用。镑片或粗粉煎服,15～30g,宜先煎3h以上。水牛角浓缩粉冲服,每1.5～3g,每日2次。

(五)使用注意

脾胃虚寒者忌用。

七、地骨皮

地骨皮为茄科植物落叶灌木枸杞或宁夏枸杞的干燥根皮。枸杞主产于河南、山西、江苏等地;宁夏枸杞主产于宁夏、甘肃。初春或秋后采挖根部,洗净,剥取根皮,晒干,切段入药。

(一)主要性能

甘,寒。归肺、肝、肾经。

(二)功效

凉血除蒸,清肺降火。

(三)应用

1.血热出血证

本品既能清泄血分之实热,又能凉血止血。治血热妄行的吐血、衄血、咯血,单用煎服,或与凉血止血之白茅根、侧柏叶等同用。

2.阴虚内热证

本品甘寒，善退肝肾之虚热，除有汗之骨蒸，为退虚热、疗骨蒸之佳品。治阴虚内热，骨蒸盗汗，常与知母、鳖甲、银柴胡等滋阴清热药同用，如《圣济总录》地骨皮汤。

3.肺热咳嗽

本品既清肺中之郁热，又降肺中之伏火。治肺火郁结，肺失清肃，气逆不降，咳嗽气喘，皮肤蒸热，常与桑白皮、甘草等同用，如《小儿药证直诀》泻白散。

此外，本品退热，又兼能生津止渴，治内热消渴，常与生地黄、天花粉、五味子等同用。

(四)用法用量

生用。煎服，9～15g。

(五)使用注意

外感风寒发热及脾虚便溏者不宜用。

八、银柴胡

银柴胡为石竹科多年生草本植物银柴胡的干燥根。主产于宁夏、甘肃、内蒙古等地。春、夏间植株萌发或秋后茎叶枯萎时采挖；栽培品于种植后第三年9月中旬或第四年4月中旬采挖，除去残茎、须根及泥沙，晒干，切片。

(一)主要性能

甘，微寒。归肝、胃经。

(二)功效

清热凉血，退虚热，除疳热。

(三)应用

1.血热出血证

本品具清热凉血之功。治血热妄行之吐衄血、崩漏下血，血淋等，常与凉血、止血之生地黄、蒲黄等同用，如《和剂局方》龙脑鸡苏丸。

2.阴虚内热证

本品甘寒益阴，微寒清热，退热而不苦泄，理阴而不升腾，为退虚热、除骨蒸之常用药。治肝肾阴虚，骨蒸劳热，潮热盗汗，常与地骨皮、青蒿、鳖甲等同用，如《证治准绳》清骨散。

3.小儿疳热

本品能退虚热，消疳热。治小儿食滞或虫积所致的疳积发热，腹部消瘦，毛发焦枯，常与白术、鸡内金、使君子等同用。

(四)用法用量

生用。煎服，3～10g。

(五)使用注意

外感风寒，血虚无热者忌用。

九、胡黄连

胡黄连为玄参科多年生草本植物胡黄连的干燥根茎。主产于云南、西藏。秋季采挖，除去须根及泥沙，晒干。切薄片或用时捣碎。

(一)主要性能

苦,寒。归肝、胃、大肠经。

(二)功效

清热凉血,退虚热,除疳热,清湿热。

(三)应用

1.血热出血证

本品有清热凉血之功。治血热妄行之吐血、衄血,常与生地黄等份为末,用猪胆汁为丸,茅花煎汤送服,如《普济方》胡黄连散。

2.阴虚内热证

本品有退虚热、除骨蒸之功。治阴虚劳热骨蒸,常与银柴胡、地骨皮等同用,如《证治准绳》清骨散。

3.小儿疳热

本品既能退虚热,又能除疳热。治小儿疳积发热,消化不良,腹胀体瘦,低热不退,常与党参、白术、山楂等同用,如《万病回春》肥儿丸。

4.湿热泻痢,痔疮肿痛

本品能清热燥湿,善除胃肠湿热,为治湿热泻痢之良药,常与清热燥湿止痢之黄芩、黄檗、白头翁等配伍。治湿热蕴结肛门,痔疮肿痛,常以本品研末,鹅胆汁调涂取效,或与刺猬皮、麝香等配伍内服,如《外科正宗》胡连追毒丸。

(四)用法用量

生用。煎服,3～10g。

(五)使用注意

脾胃虚寒者慎用。

十、白薇

白薇为萝摩科多年生草本植物白薇或蔓生白薇的干燥根及根茎。我国南北各地均有分布。春、秋二季采挖,洗净,干燥。

(一)主要性能

苦、咸,寒。归胃、肝、肾经。

(二)功效

清营凉血,退虚热,利尿通淋,解毒疗疮。

(三)应用

1.热入营血证

本品善能清营血分实热。治温病热入营血分之高热烦渴,神昏舌绛等,常与地黄、玄参、丹参等清热凉血药同用。

2.阴虚内热证及产后血虚发热证

本品既清营凉血,又益阴除热。治热病后期,余邪未尽,夜热早凉,或阴虚发热,骨蒸潮热,常与地骨皮、知母、青蒿等滋阴清热药同用;治产后血虚发热,低热不退等,常与当归、人参、甘草等补益气血药同用。

3.热淋，血淋

本品清热凉血，又能利尿通淋。治膀胱湿热，血淋涩痛，常与木通、滑石及石韦等清热利尿通淋药同用。

4.疮痈肿毒，咽喉肿痛，毒蛇咬伤

本品有清热凉血，解毒疗疮之功。治疮痈肿毒，单品捣烂外敷，或与蒲公英、连翘等清热解毒药同用；治咽喉红肿疼痛，常与射干、桔梗、山豆根等清热利咽药同用；治毒蛇咬伤，单品捣烂外敷。

此外，本品尚能清泄肺热而透邪，清退虚热而护阴，可用治阴虚外感风热表证，常与薄荷、玉竹等同用，如《通俗伤寒论》加减葳蕤汤。

（四）用法用量

生用。煎服，5～10g。

（五）使用注意

脾胃虚寒、食少便溏者不宜服用。

第三节　清热燥湿药

本类药物性味多苦寒，以清热燥湿为主要功效，常用于治疗湿热证。如湿温或暑温夹湿，湿热蕴结所致的身热不扬、胸脘痞闷等；湿热蕴结脾胃所致的脘腹胀满、恶心呕吐等；湿热下迫大肠所致的泻泄不爽，痢疾腹痛等；湿热郁阻肝胆所致的胁肋胀痛、黄疸尿赤等；湿热下注所致的带下色黄，或热淋灼痛；湿热流注关节所致的关节红肿热痛；湿热浸淫肌肤所致的湿疹、湿疮等。

部分药物兼有清热泻火和清热解毒之功，可用治脏腑实热证及热毒疮疡等。

本类药物苦寒伐胃，性燥伤阴，用量不宜过大；对脾胃虚寒，津伤阴损者当慎用，贵须用时，当配益胃药或养阴药同用。

一、黄芩

黄芩为唇形科多年生草本植物黄芩的干燥根。主产于河北、山西、河南等地。春、秋两季采挖，去除须根及泥沙，晒后撞去粗皮，蒸透或开水润透切片，晒干，切片。

（一）主要性能

苦，寒。归肺、胆、脾、大肠、小肠经。

（二）功效

清热燥湿，泻火解毒，止血，安胎。

（三）应用

1.湿热证

本品善能清热燥湿，广泛用治多种湿热病症，尤以清泄中、上焦湿热见长。治湿温及暑湿证，湿热阻遏气机而致胸闷呕恶、身热不扬、舌苔黄腻者，常与滑石、白豆蔻、通草等同用，如《温病条辨》黄芩滑石汤；治湿热中阻，痞满呕吐，常与黄连、干姜、半夏等同用，如《伤寒论》半夏泻心汤；治湿热蕴结大肠之泄泻、痢疾，常与黄连、葛根等同用，如《伤寒论》葛根黄芩黄连汤；治湿热黄疸，常与茵陈、栀子等同用。

2.脏腑实热证及少阳证

本品能直折火邪，清热泻火力强，可用于脏腑实热证，尤善于清泄肺火及上焦实热。治肺热蕴遏，清肃失司，咳嗽痰黄，单用有效，如《丹溪心法》清金丸；或与胆南星、瓜蒌仁、杏仁等同用，如《医方考》清气化痰丸。治胸膈烦热，面赤唇焦，烦躁口渴等上、中二焦邪热炽盛证，常与连翘、栀子、大黄、芒硝等药配伍，如《和剂局方》凉膈散。本品又清少阳半表半里之热，常与柴胡同用，共收和解少阳之效，如《伤寒论》小柴胡汤。

3.血热出血证

本品既能清热，又能止血。治血热妄行之吐血、衄血、便血、崩漏下血等证，常与地黄、侧柏叶等同用；或单用治疗吐血、衄血，如《圣惠方》黄芩散；或单用治疗崩漏下血，如《瑞竹堂经验方》芩心丸。

4.热毒证

本品清热解毒力强，常用于火毒炽盛之痈肿疮毒，可与黄连、黄檗、栀子等同用，如《外台秘要》黄连解毒汤；治咽喉肿痛，常与山豆根、连翘、桔梗等同用。

5.胎动不安

本品尚有清热安胎之功，治妊娠热盛，热扰冲任，损伤胎气之胎动不安，常与白芍、沙参、地骨皮等养阴清热药同用，如《揣摩有得集》安胎饮；血虚有热者，常与养血安胎之当归、白芍、白术等配伍，如《寿世保元》安胎丸。

(四)用法用量

生用、酒炙或炒炭用。煎服，3～10g。清热多生用，安胎多炒用，清上焦热可酒炙用，止血可炒炭用。

(五)使用注意

脾胃虚寒者慎用。

二、黄连

黄连为毛茛科多年生草本植物黄连、三角叶黄连或云连的干燥根茎。以上三种分别习称“味连”“雅连”“云连”。黄连主产于重庆、四川、湖北，三角叶黄连主产于四川洪雅、蛾眉，云连主产于云南等地。秋季采挖，除去须根及泥沙，干燥，撞取残留须根，切片。

(一)主要性能

苦，寒。归心、脾、胃、肝、胆、大肠经。

(二)功效

清热燥湿，泻火解毒。

(三)应用

1.湿热证

本品大苦大寒，清热燥湿力胜于黄芩，广泛用于湿热诸证，尤长于清泻中焦、大肠湿热。治湿热互结，阻滞中焦，气机不畅所致脘腹痞满、恶心呕吐，常与厚朴、半夏、石菖蒲等同用，如《霍乱论》连朴饮；治湿热泻痢，古今临床视为治泻痢之要药，单用有效，或与黄芩、黄檗、白头翁等同用，如《伤寒论》葛根黄芩黄连汤、白头翁汤；治湿热黄疸，常与茵陈、栀子等同用。

2.脏腑实热证

本品清热泻火，功同黄芩而力强，可用于多种脏腑实热病证，尤长于清心、胃之实热。治三焦火热毒盛，高热烦躁，常与黄芩、黄檗、栀子等同用，如《外台秘要》黄连解毒汤。治心火亢盛之烦躁不眠，心悸不宁，常与朱砂、地黄等同用，如《医学发明》朱砂安神丸。治胃火上攻，牙痛难忍，口气热臭，常与升麻、生地等清胃凉血药同用，如《外科正宗》清胃散。治胃热呕吐，常与半夏、竹茹、橘皮等同用，如《温热经纬》黄连橘皮竹茹半夏汤。治胃火炽盛，消谷善饥，烦渴多饮，常与麦冬同用，如《普济方》治消渴丸。治肝火犯胃所致胁肋胀痛、呕吐吞酸，常与吴茱萸同用，如《丹溪心法》左金丸。

3.疮疡肿毒，湿疹湿疮，耳目肿痛

本品清热解毒效佳，治热毒蕴结之痈肿疖疮，常与黄芩、黄檗、栀子等同用，如黄连解毒汤；治湿热浸淫之皮肤湿疹、湿疮，取本品制为软膏外敷；治耳道流脓，本品浸汁涂患处；治眼目红肿，本品煎汁滴眼。

（四）用法用量

生用或清炒、姜汁炙、酒炙、吴茱萸水炙用。煎服，2～5g。生用清热力较强，炒用能降低其苦寒性，姜汁炙多用于胃热呕吐，酒炙多用于上焦热证，吴茱萸水炙多用于肝火反胃证。外用适量。

（五）使用注意

阴虚津伤者慎用；脾胃虚寒者忌用。

三、黄檗

黄檗为芸香科落叶乔木植物黄皮树的干燥树皮。习称“川黄檗”。主产于四川贵州、湖北等地。剥取树皮后，除去粗皮、晒干压平；润透，切片或切丝。

（一）主要性能

苦，寒。归肾、膀胱经。

（二）功效

清热燥湿，泻火除蒸，解毒疗疮。

（三）应用

1.湿热证

本品清热燥湿之功与黄芩、黄连相似，用于多种湿热病证，尤以清泻下焦湿热见长。治湿热蕴结大肠之泻痢腹痛，常与白头翁、黄连、秦皮等同用，如《伤寒论》白头翁汤；湿热郁蒸之黄疸，常与栀子、甘草等同用，如《伤寒论》栀子柏皮汤；治湿热下注膀胱，小便短赤热痛，常与草薢、茯苓、车前子等同用，如《医学心悟》萆薢分清饮；治湿热下注之带下黄浊臭秽，常与山药、芡实、车前子等同用，如《傅青主女科》易黄汤；治湿热下注之脚气肿痛、痿证，常与苍术、牛膝等同用用，如《医学心悟》三妙丸。治湿疹瘙痒，常与荆芥、苦参、白鲜皮等煎服；或与煅石膏等分为末，外撒或油调搽患处，如石黄散。

2.脏腑实热证及热毒疮痈

本品既能清热泻火,又能清热解毒。治肝热目赤、胃热消渴及口疮等脏腑实热证,本品单用,或与黄芩、黄连等其他清热泻火药配伍应用。治热毒疮痈,本品单用,内服外用均可,或与金银花、连翘、黄连等解毒消痈药配伍,如《外台秘要》黄连解毒汤。治烧烫伤,可与大黄、寒水石、朴硝等研末外涂,如《世医得效方》黄檗散。

3.阴虚火旺证

本品又能降火坚阴,退虚热,治阴虚火旺,骨蒸痨劳热、盗汗、遗精,常与知母相须为用,并与生地黄、山药等同用,如《医宗金鉴》知柏地黄丸;或与熟地黄、龟甲等同用,如《丹溪心法》大补阴丸。

(四)用法用量

生用或盐水炙用。煎服,3～12g。治湿热、热毒及脏腑实热证多生用;治阴虚火旺证多盐水炙用。外用适量。

(五)使用注意

脾胃虚寒者忌用。

四、龙胆

龙胆为龙胆科多年生草本植物条叶龙胆、龙胆、三花龙胆或滇龙胆的干燥根及根茎。前三种习称"龙胆",主产于东北地区;后一种习称"坚龙胆",主产于云南、四川等地。春、秋二季采挖,洗净,晒干,切段。

(一)主要性能

苦,寒。归肝、胆经。

(二)功效

清热燥湿,泻肝胆火。

(三)应用

1.湿热证

本品清热燥湿之中,尤善清下焦湿热,常用治下焦湿热所致诸证。治湿热黄疸,身黄尿赤,常与茵陈、栀子等清热利湿退黄药同用;治湿热下注,阴肿阴痒、带下黄臭、湿疹瘙痒,常与黄檗、苦参、蛇床子等同用。

2.肝胆实热证

本品善泻肝胆实火。治肝胆火盛之胁痛口苦、头痛目赤、耳聋耳鸣,常与柴胡、黄芩、栀子等同用,如《和剂局方》龙胆泻肝汤。肝经热盛,热极生风之高热惊风抽搐,常与牛黄、青黛、黄连等同用,如《小儿药性直决》凉惊丸。此外,本品尚能清热解毒,可用治疮肿等热毒证。

(四)用法用量

生用。煎服,3～6g。

(五)使用注意

脾胃虚寒者忌用,阴虚津伤者慎用。

五、苦参

苦参为豆科多年生落叶亚灌木植物苦参的干燥根。主产于河北等地。春、秋二季采挖,除去根头及小支根，洗净，干燥；或趁鲜切片，干燥。

（一）主要性能

苦，寒。归心、肝、胃、大肠、膀胱经。

（二）功效

清热燥湿，杀虫，利尿。

（三）应用

1.湿热证

本品清热燥湿之中，尤善除下焦湿热，并能利尿，导湿热下行。治湿热蕴结肠胃，下痢脓血，或泄泻腹痛，单用有效，或与木香同用，如《种福堂公选良方》香参丸；治湿热灼伤肠络之肠风下血，痔漏出血，常与生地黄同用，如《外科大成》苦参地黄丸；治湿热蕴蒸之黄疸，常与龙胆、牛胆汁等同用，如《肘后方》治谷疸方；治湿热下注之带下黄稠、阴肿阴痒，常与蛇床子、鹤虱等同用，煎汤内服或外洗；治湿热淋证，小便涩痛，常单用或与蒲公英、石韦等清热解毒、利尿通淋药同用；若治妊娠血虚热郁之小便不利，常与当归、贝母等配伍，如《金匮要略》当归贝母苦参丸。

2.皮肤瘙痒

本品祛风杀虫，燥湿止痒。用于多种皮肤病，可内服或外用。治皮肤瘙痒，常与皂角、荆芥等同用，如《鸡峰普济方》参角丸；治疥癣，常与花椒煎汤外搽，如参椒汤，或配硫黄、枯矾制成软膏外涂。

此外，本品苦寒，入心经，“专治心经之火”，有清心宁心及解毒之功，可用治心火亢盛之心悸不宁和疮肿等。

（四）用法用量

生用。煎服，4.5～9g。外用适量，煎汤洗患处。

（五）使用注意

脾胃虚寒者忌用，反藜芦。

六、秦皮

秦皮为木犀科多年生草本植物苦枥白蜡树、白蜡树、尖叶白蜡树或宿柱白蜡树的干燥枝皮或干皮。主产于吉林、辽宁、河北等地。春、秋二季剥取，晒干，切丝。

（一）主要性能

苦、涩，寒。归肝、胆、大肠经。

（二）功效

清热燥湿，收涩止痢，止带，清肝明目。

（三）应用

1.湿热泻痢、带下

本品功能清热燥湿、收涩止痢、止带，治湿热泻痢，里急后重，常与白头翁、黄连、黄檗等同用，如《伤寒论》白头翁汤；治湿热下注之带下，常与牡丹皮、当归同用。

2.肝热目疾

本品清泻肝火、明目退翳。治肝经郁火之目赤肿痛、目生翳膜，单用煎水洗眼；或与决明子、菊花、夏枯草等清肝明目药配伍。

(四)用法用量

生用。煎服,6～12g。外用适量,煎洗患处。

(五)使用注意

脾胃虚寒者忌用。

七、白鲜皮

白鲜皮为芸香科多年生草本植物白鲜的干燥根皮。主产于辽宁、河北、山东等地。春、秋二季采挖根部,除去泥沙及粗皮,剥取根皮,切片,干燥。

(一)主要性能

苦,寒。归脾、胃、膀胱经。

(二)功效

清热燥湿,祛风解毒。

(三)应用

1.湿热疮毒、湿疹,疥癣瘙痒

本品功长清热燥湿、泻火解毒、祛风止痒,常用于湿热所致的多种皮肤病症。治湿热疮毒、肌肤溃烂、黄水淋漓者,常与苍术、苦参、连翘等清热解毒、燥湿之品同用;治湿疹、风疹、疥癣瘙痒,常与苦参、防风、地肤子等同用,煎汤内服、外洗。

2.湿热黄疸

本品清热燥湿,可用治湿热蕴蒸之黄疸、尿赤,常与茵陈、栀子等同用,如《圣济总录》茵陈汤。

3.风湿热痹

本品既清热燥湿,又祛风通痹。治风湿热痹,关节红肿热痛者,常与忍冬藤、秦艽、薏苡仁等同用。

(四)用法用量

生用。煎服,5～10g。外用适量,煎汤洗或研粉敷。

(五)使用注意

脾胃虚寒者慎用。

八、椿皮

椿皮为苦木科落叶乔木植物臭椿(樗)的根皮或干皮。主产于山东、辽宁、河南等地,全年剥取,晒干,或刮去粗皮,晒干、切段或切丝。

(一)主要性能

苦、涩,寒。归大肠、胃、肝经。

(二)功效

清热燥湿,止泻,收敛止带,止血。

(三)应用

1.湿热泻痢,久泻久痢

本品既能清热燥湿,又可收涩止泻。治湿热泻痢,常与地榆、灶心土等同用,如《太平圣惠方》椿根散;治久泻久痢,常与诃子、母丁香等同用,如《脾胃论》诃黎勒丸。

2.赤白带下

本品既清热燥湿,又收敛止带。治疗湿热下注,带脉失约而致赤白带下者,常与苦参、黄檗等同用,如《摄生众妙方》樗树根丸。

3.崩漏,便血

本品既能清热,又能收敛止血,治阴虚血热崩漏、月经过多者,常与龟板、黄芩、白芍等同用,如《医学入门》固经丸;治便血属热者,常配地榆,如地榆散;治痔漏下血,单用为丸服。

此外,尚有杀虫功效,内服治蛔虫腹痛;外洗治疥癣瘙痒。

(四)用法用量

生用或麸炒用。煎服,6～9g。外用适量。

(五)使用注意

脾胃虚寒者慎用。

第四节　清热解毒药

本类药物性味多苦寒,以清解热毒或火毒为主要功效,常用于治疗各种热毒病证,如温热病、疮痈疔疖、丹毒、痄腮、咽喉肿痛、热毒下痢等。

部分药物又或分别兼有疏散风热、泻火、凉血、活血、解蛇毒、利湿等功效,还可用治风热表证及温病初起、血热证、瘀血证、蛇虫咬伤及湿热证等。

本类药大多药性寒凉,久服或过服易伤脾胃,宜中病即止。

一、金银花

金银花为忍冬科多年生半常绿缠绕性木质藤本植物忍冬的干燥花蕾或带初开的花。中国南北各地均有分布,主产于河南、山东等地。夏初花开放前采摘,阴干。

(一)主要性能

甘,寒。归肺、心、胃经。

(二)功效

清热解毒,疏散风热。

(三)应用

1.疮痈疔肿

本品清热解毒力胜,为治热毒疮痈之要药。治痈疮初起,红肿热痛,单用有效,内服外敷均可,或与皂角刺、穿山甲、白芷等同用,如《妇人良方》仙方活命饮;治热毒壅盛之疔疮坚硬根深者常与紫花地丁、连翘、野菊花等同用,如《医宗金鉴》五味消毒饮;治肠痈腹痛者,常与大黄、牡丹皮、大血藤等同用;治咽喉肿痛,不论热毒内盛或风热外袭者均可,前者常与射干、山豆根等同用,后者常与薄荷、牛蒡子等同用。

2.风热表证,温热病

本品既能疏散风热,又能清热解毒,为治外感风热表证的常用药,亦常用治外感温热病卫气营血各个阶段。

治疗外感风热或温热病初起,邪在卫分,发热,恶风寒,咽痛口渴,常与连翘相须为用,并配以发散风热之薄荷、牛蒡子等,如《温病条辨》银翘散;治气分热盛,壮热面赤,烦渴引饮等,常与石膏、知母等清热泻火药配伍;治热入心营,身热夜甚,神烦少寐,时有谵语,常与清热凉血之水牛角、生地黄、玄参等同用,如《温病条辨》清营汤;治热入营血,高热昏谵,斑疹色紫等,常与清热开窍、凉血止血之水牛角、石菖蒲、紫草等配伍,如《温热经纬》神犀丹。

3.热毒血痢

本品既能清热解毒,又能凉血止痢。治热毒血痢,大便脓血,单用本品浓煎频服,或配伍白头翁、秦皮、黄连等清热燥湿止痢药同用。

此外,以蒸馏法制成金银花露尚能解暑热,治暑热烦渴,小儿痱子及热疮等。

(四)用法用量

生用、炒用或制成露剂使用。煎服,6～15g。疏散风热、清泄里热以生品为佳;炒炭宜用于热毒血痢;露剂多用于暑热烦渴。

(五)使用注意

脾胃虚寒及气虚疮疡脓清者忌用。

(六)附药

忍冬藤为忍冬科植物忍冬的干燥茎叶,又名银花藤。味甘,性寒,归肺、胃经,其功效与金银花相似。本品解毒作用不及金银花,但有清热疏风,通络止痛的作用,故常用于温病发热,风湿热痹,关节红肿热痛,屈伸不利等症。煎服,10～30g。

二、连翘

连翘为木犀科落叶灌木植物连翘的干燥果实。主产于山西、河南、陕西等地。秋季果实初熟尚带绿色时采收,除去杂质,蒸熟,晒干,习称"青翘";果实熟透时采收,晒干,除去杂质,习称"老翘"或"黄翘"。青翘采得后即蒸熟晒干,筛取籽实作"连翘心"用。

(一)主要性能

苦,微寒,归肺、心、小肠经。

(二)功效

清热解毒,消肿散结,疏散风热。

(三)应用

1.痈肿疮毒,瘰疬痰核

本品长于清心火,解疮毒。又能消肿散结,有"疮家圣药"之称,凡外疡内痈,属热毒壅盛者皆宜。治痈肿初起,红肿热痛,常与金银花、蒲公英、野菊花等同用;治疮痈红肿未溃,常与穿山甲、皂角刺等同用;治疮痈溃破脓出,常与桔梗、天花粉等同用;治痰火郁结,瘰疬痰核,常与夏枯草、浙贝母、玄参、牡蛎等同用。

2.风热表证,温热病

本品外散风热,内解热毒,可用治风热外感及温病各阶段。治疗风热外感或温病初起,头痈发热、口渴咽痛,常与金银花相须为用,如《温病条辨》银翘散;治温热病热入营血之舌绛神昏,烦热斑疹,常与水牛角、生地、金银花等同用如《温病条辨》清营汤;若热入心包,高热、烦躁、神昏,常与连翘心、莲子心、竹叶卷心等同用。

此外,本品善清泻心与小肠之火,兼有利尿之功,治疗湿热壅滞所致之小便不利或淋沥涩痛,常与车前子、白茅根、竹叶、木通等药同用。

(四)用法用量

生用。煎服,6～15g。

(五)使用注意

脾胃虚寒或气虚脓清者不宜用。

三、大青叶

大青叶为十字花科二年生草本植物菘蓝的干燥叶。主产于河北、陕西、江苏等地。夏、秋两季分2～3次采收,晒干。

(一)主要性能

苦、寒。归心、胃经。

(二)功效

清热解毒,凉血消斑。

(三)应用

1.疮痈丹毒,咽痛口疮

本品既清心、胃二经实火,又善解瘟疫时毒,有解毒利咽,凉血消肿之效。治血热毒盛之疮痈,丹毒,常与金银花、蒲公英、紫花地丁等同用,内服或外敷均可;治风热或热毒炽盛之咽痛,鲜品捣汁内服,或与板蓝根、牛蒡子等同用;治口舌生疮,常与黄连、栀子等同用。

2.风热表证,温热病

本品既入气分,又入血分,为气血两清之品。治风热表证或温病初起之发热头痛、咽喉肿痛,常与金银花、连翘、牛蒡子等同用;治温热病热入营血,或气血两燔,高热、神昏、斑疹,常与生地、玄参等同用,如《证治准绳》大青汤。

(四)用法用量

鲜用或生用。煎服,9～15g,鲜品30～60g。外用适量。

(五)使用注意

脾胃虚寒者忌用。

四、板蓝根

板蓝根为十字花科二年生草本植物菘蓝的干燥根。主产于河北、陕西、甘肃等地。秋季采挖,除去泥沙,晒干,切片。

(一)主要性能

苦,寒。归心、胃经。

(二)功效

清热解毒,凉血,利咽。

(三)应用

1.咽喉肿痛,大头瘟疫,丹毒,痄腮

本品清热解毒,凉血消肿,长于利咽喉。治咽喉肿痛、大头瘟疫、丹毒、痄腮等多种瘟疫热毒证,常与解毒消肿之玄参、连翘、牛蒡子等配伍,如《东垣试效方》普济消毒饮。

2.风热表证,温热病

本品亦为气血两清之品,虽凉血消斑之力不及大青叶,但解毒利咽之功较强。治外感风热或温病初起,以发热、咽痛者为宜,常与薄荷、金银花、连翘等同用;治温热病热入营血,或气血两燔,高热、发斑,常与黄芩、紫草、生地等同用,如《温热经纬》神犀丹。

(四)用法用量

生用。煎服,9～15g。

(五)使用注意

脾胃虚寒者慎用。

五、青黛

青黛为爵床科植物马蓝、蓼科植物蓼蓝或十字花科植物菘蓝的叶或茎叶经加工制得的干燥粉末、团块或颗粒。主产于福建、河北、云南等地。福建所产品质最优,称“建青黛”。夏秋两季采收茎叶,加水浸泡,至叶腐烂,叶落脱皮时,将茎枝捞出,加适量石灰充分搅拌,至浸液由乌绿色转为深红色时,捞取液面泡沫,晒干而成。研细用。

(一)主要性能

咸,寒。归肝、肺经。

(二)功效

清热解毒,凉血消斑,泻火定惊。

(三)应用

1.痄腮喉痹,疮痈丹毒

本品有清热解毒,凉血消肿之效。治痄腮喉痹,常与金银花、黄芩、玄参等煎服;或单用调涂,或与冰片共用外敷。治疮痈,丹毒,常与蒲公英、紫花地丁等同用。

2.温毒发斑,血热出血证

本品清热解毒、凉血消斑之功与大青叶相似。但解热作用较逊。治温毒发斑,常与生地、生石膏、玄参等泻火、解毒、凉血药同用;治血热妄行的吐血、衄血,常与侧柏叶、栀子、白茅根等同用。

3.肝火犯肺证

本品主清肝火,又泻肺热,且能凉血止血。治肝火犯肺,损伤肺络,咳嗽胸痛,痰中带血,常与海蛤粉同用;治肺热咳嗽,痰黄而稠者,常与海浮石、瓜蒌仁、川贝母等同用。

4.肝热惊痫

本品长于清肝经之实火,有息风止痉之效。治小儿肝热生风,惊痫抽搐及小儿急热惊风,常与钩藤、牛黄等同用,如《小儿药证直诀》凉惊丸。

(四)用法用量

生用。入丸散,1～3g。外用适量。

(五)使用注意

胃寒者慎用。

六、绵马贯众

绵马贯众为鳞毛蕨科多年生草本植物粗茎鳞毛蕨的干燥根茎及叶柄基部。主产于黑龙江、吉林、辽宁三省山区,习称“东北贯众”或“绵马贯众”。秋季采挖,洗净,除去叶柄及须根,晒干。切片。

(一)主要性能

苦,微寒;有小毒。归肝、脾经。

(二)功效

清热解毒,止血,杀虫。

(三)应用

1.风热表证,温毒发斑,痄腮

本品既清气分之实热,又解血分之热毒,凡温热毒邪所致之证皆可用之,并有一定预防作用。防治风热表证或温热病邪在卫分,常与牛蒡子、金银花等发散风热药同用;治温热病热入营血,发斑发疹,常与水牛角、大青叶、升麻等同用,以增强清热解毒,凉血消斑之力;防治痄腮,单用或与板蓝根、金银花等清热解毒药同用。

2.血热出血证

本品有凉血止血之功。治血热所致之衄血、吐血、便血、崩漏等证,尤善治崩漏下血,单用研末调服,或与五灵脂、侧柏叶、黄连等同用。

此外,本品尚能驱虫,可用于绦虫、蛔虫、钩虫等多种肠道寄生虫。

(四)用法用量

生用或炒炭用。煎服,5～10g。杀虫或清热解毒宜生用;止血宜炒炭用。外用适量。

(五)使用注意

用量不宜过大。服用时忌油腻。脾胃虚寒者及孕妇慎用。

七、蒲公英

蒲公英为菊科多年生草本植物蒲公英、碱地蒲公英或同属数种植物的干燥全草。中国各地均有分布。夏至秋季花初开时采挖,除去杂质,洗净,切段,晒干。

(一)主要性能

苦、甘,寒。归肝、胃经。

(二)功效

清热解毒,消肿散结,利尿通淋。

(三)应用

1.热毒疮痈

本品为清热解毒、消痈散结之佳品,凡热毒壅盛之疮痈肿毒,不论内痈或外痈,皆可治之,兼能解郁通乳,尤为治乳痈之要药。治热毒蕴结肝胃之乳痈肿痛,可以鲜品捣汁内服,渣敷患处,或单用浓煎内服,或与全瓜蒌、金银花、牛蒡子等同用;治疔毒肿痛,常与野菊花、紫花地丁、金银花等药同用,如《医宗金鉴》五味消毒饮;治肠痈腹痛,常与大黄、牡丹皮、桃仁等同用;治肺痈吐脓,常与鱼腥草、冬瓜仁、芦根等同用;治咽喉肿痛,常与板蓝根、玄参等同用。鲜品外敷还可治毒蛇咬伤。

2.湿热淋证、黄疸

本品有利尿之功,可使湿热之邪从下而泄以收利水通淋,利湿退黄之效。治热淋涩痛,常与白茅根、金钱草等同用;治湿热黄疸,常与茵陈、大黄等同用。

此外,尚可清肝明目,治肝火上炎之目赤肿痛,单用取汁点眼,或浓煎内服;亦可与菊花、夏枯草、黄芩等同用。

(四)用法用量

鲜用或生用。煎服,10～15g。外用鲜品适量捣敷或煎汤熏洗患处。

(五)使用注意

量大可致缓泻。

八、紫花地丁

紫花地丁为堇菜科多年生草本植物紫花地丁的干燥全草。主产于我国长江下游至南部各地。春秋两季采收,除去杂质。晒干。

(一)主要性能

苦、辛,寒。归心、肝经。

(二)功效

清热解毒,凉血消肿。

(三)应用

热毒疮痈。本品功善清解热毒、凉血散痈,为治热毒内盛兼血热壅滞之疔疖疮痈,红肿热痛的常用药物,尤以治疗毒见长。治疗毒肿痈,鲜品捣汁内服,以渣外敷,或金银花、蒲公英、野菊花等同用,如《医宗金鉴》五味消毒饮;治乳痈,常与蒲公英同用,煎汤内服,并以渣外敷,或熬膏摊贴患处;治肠痈,常与大黄、大血藤、牡丹皮等同用。

此外,取其清热解毒之功,亦可用治咽喉肿痛、痢疾、肝热目疾、蛇虫咬伤及外感热病等。

(四)用法用量

鲜用或生用。煎服,15～30g。外用鲜品适量,捣烂敷患处。

(五)使用注意

体质虚寒者忌服。

九、野菊花

野菊花为菊科多年生草本植物野菊的干燥头状花序。秋、冬两季花初开时采摘,晒干。

(一)主要性能

苦、辛,微寒。归肝、心经。

(二)功效

清热解毒,泻火平肝。

(三)应用

1.痈疽疔疖,咽喉肿痛

本品清热泻火,解毒利咽,消肿止痛力胜,为治热毒疮痈、咽喉肿痛之良药。治热毒蕴结,疔疖丹毒，痈疽疮疡，咽喉肿痛，均可与蒲公英、紫花地丁、金银花等同用，如《医宗金鉴》五味消毒饮。

2.目赤肿痛，头痛眩晕

本品清泻肝火，略兼疏散风热之功，治风火上攻或肝火上炎之目赤肿痛，单用煎汤，滤取澄清液洗眼，或与蝉蜕、密蒙花、菊花等同用；本品能平抑肝阳，也用治肝阳上亢之头痛头晕，常与夏枯草、钩藤、决明子等同用。

(四)用法用量

生用。煎服，9～15g。外用适量。

十、重楼

重楼为百合科多年生草本植物云南重楼或七叶一枝花的干燥根茎。主产于广西、云南、广东等地。秋季采挖，除去须根，洗净，晒干。切片。

(一)主要性能

苦，微寒；有小毒。归肝经。

(二)功效

清热解毒，凉肝定惊，消肿止痛。

(三)应用

1.痈肿疔疮，咽喉肿痛，毒蛇咬伤

本品既能解热毒，又善解蛇毒，为治痈肿疔毒，毒蛇咬伤之要药。治热毒痈肿疔疖，单用研末，醋调外敷，或与黄连、赤芍、金银花等清热解毒消痈之品同用；治咽喉肿痛，常与牛蒡子、连翘、板蓝根等同用；治疗毒蛇咬伤，红肿疼痛，单味煎服或研末冲服，另用其鲜根捣烂外敷患处，也常与半边莲同用。

2.小儿肝热惊风

本品善能清肝热，定惊搐。治小儿肝热生风，四肢抽搐，单味煎服，或与钩藤、菊花、蝉蜕等同用。

3.跌打损伤

本品尚可消肿止痛，治疗外伤出血，跌打损伤，瘀血肿痛，单味研末冲服，或与三七、血竭、自然铜等同用。

(四)用法用量

生用。煎服，3～9g。外用适量，捣敷或研末调涂患处。

(五)使用注意

有小毒，用量不宜过大。阴证疮疡忌服。

十一、土茯苓

土茯苓为百合科多年生常绿藤本植物光叶菝葜的干燥根茎。主产于长江流域及南部各地。夏、秋两季采收，除去残茎和须根，洗净，晒干；或趁鲜切成薄片，干燥。

(一)主要性能

甘、淡，平。归肝、胃经。

(二)功效

清热解毒,除湿,通利关节。

(三)应用

1.痈疮,瘰疬

本品清热解毒,兼可消肿散结。治疗痈疮红肿溃烂,单味研末,醋调外敷;治瘰疬溃烂,本品切片或为末,水煎服或入粥内食之,或与苍术、黄檗、苦参等同用。

2.梅毒

本品解毒利湿,通利关节,又兼解汞毒,故对梅毒或因梅毒服汞剂中毒而致肢体拘挛、筋骨疼痛者疗效尤佳,为治梅毒之要药。单味较大剂量水煎服,或与金银花、白鲜皮、威灵仙等同用;若因服汞剂中毒而致肢体拘挛者,常与薏苡仁、防风、木瓜等配伍治之,如《本草纲目》搜风解毒汤。

3.热淋,带下,湿疹瘙痒

本品甘淡渗利,解毒利湿,为湿热证所常用。治湿热淋证常与木通、篇蓄、蒲公英等同用;治湿热阴痒、带下,单味煎服;治湿热皮肤瘙痒,常与生地、皮等同用。

(四)用法用量

生用。煎服,15～60g。外用适量。

十二、鱼腥草

鱼腥草为三白草科多年生草本植物蕺菜的地上部分。主产于长江以南各地。夏季茎叶茂盛花穗多时采割,除去杂质,洗净,晒干。

(一)主要性能

辛,微寒。归肺经。

(二)功效

清热解毒,消痈排脓,利尿通淋。

(三)应用

1.肺痈,肺热咳嗽

本品善清肺经热邪,有清热解毒,消痈排脓之功,为治肺痈之要药。治热毒壅肺,痈溃成脓,胸痛,咳吐脓血,常与桔梗、芦根、薏苡仁等清肺排脓之品同用;治肺热咳嗽,痰黄黏稠,常与黄芩、贝母、桑白皮等同用。

2.热毒疮痈

本品既能清热解毒,又能消痈排脓,亦为外痈疮毒常用之品,治热毒疮痈,红肿热痛,以鲜品捣烂外敷,或与野菊花、蒲公英、金银花等同用。

3.湿热淋证

本品能清热利尿通淋,治膀胱湿热小便淋沥涩痛,常与车前草、金钱草、海金沙等同用。

此外,尚有清热止痢之功,可治湿热泻痢。

(四)用法用量

生用。煎服,15～25g。本品含挥发油,不宜久煎。鲜品用量加倍,水煎或捣汁服。外用适量,捣敷或煎汤熏洗患处。

(五)使用注意

虚寒证及阴性疮疡忌服。

十三、穿心莲

穿心莲为爵床科一年生草本植物穿心莲的干燥地上部分。主产于广东、广西、福建等地。秋初茎叶茂盛时采收，晒干。切段。

(一)主要性能

苦，寒。归心、肺、大肠、膀胱经。

(二)功效

清热解毒，凉血，消肿。

(三)应用

1.温病初起，肺热咳喘，肺痈

本品能清热解毒，尤善清泻肺热。治温病初起或外感风热表证，发热头痛，咽喉肿痛等，常与金银花、连翘、薄荷等配伍；治肺热咳嗽，常与黄芩等清肺热药配伍；治疗肺痈咳吐脓血，常与鱼腥草、芦根、桔梗等清肺排脓药配伍。

2.热毒疮痈，咽喉肿痛，蛇虫咬伤

本品清热解毒作用广泛，又能凉血消肿。治热毒壅聚，痈肿疮毒者，单用或与金银花、野菊花、蒲公英等同用；治热毒咽喉肿痛，常与山豆根、射干、牛蒡子等解毒利咽要配伍；治蛇虫咬伤者，单用本品捣烂外敷，或与白花蛇舌草、墨旱莲等煎汤服用。

此外，本品尚有清热燥湿之功，可治湿热泻痢，湿疹瘙痒，热淋等湿热证。

(四)用法用量

生用。煎服，6～9g。外用适量。

(五)使用注意

本品味极苦，煎剂易致呕吐，用量不宜过大，现多作丸、散、片剂服用。脾胃虚寒者不宜用。

十四、败酱草

败酱草为败酱科多年生草本植物黄花败酱、白花败酱的干燥带根全草。主产于四川、江西、福建等地。夏、秋两季采收。阴干。切段。

(一)主要性能

辛、苦，微寒。归胃、大肠、肝经。

(二)功效

清热解毒，消痈排脓，祛瘀止痛。

(三)应用

1.肠痈，肺痈，皮肤疮痈

本品既可清热解毒，又可消痈排脓，且能活血止痛，故不论外痈，还是肺痈、肠痈等内痈皆可应用。因其主入大肠经，尤为治肠痈之要药。治肠痈初起，热毒瘀滞，腹痛拒按未化脓者，常与金银花、蒲公英、牡丹皮等同用；肠痈脓已成者，常与薏苡仁、附子同用，如《金匮要略》薏苡附子败酱散。治肺痈咳吐脓血，常与鱼腥草、芦根、桔梗等同用。治痈肿疮毒，无论已溃未溃者皆可，常与金银花、连翘等同用，并以鲜品捣烂外敷。

2.瘀阻腹痛

本品有祛瘀通经止痛之功。治疗瘀血阻滞之妇女痛经，产后瘀阻，腹中刺痛，单用煎服，或与五灵脂、香附、当归等同用。

（四）用法用量

生用。煎服，6～15g。大剂量15～30g。外用适量。

（五）使用注意

孕妇慎用。

（六）附药

墓头回。为败酱科植物异叶败酱及糙叶败酱的根。主产山西、河南、河北西等地。秋季采挖，去净茎苗，晒干。味辛、苦，性微寒。效用与败酱草相似，兼有止血、止带的功效，多用于治疗崩漏下血、赤白带下等证。用法用量同败酱草。

十五、大血藤

大血藤为木通科落叶木质藤本植物大血藤的干燥藤茎。又称红藤。主产江西、湖北、江苏等地。秋、冬两季采收，除去侧枝，截段，干燥。切厚片。

（一）主要性能

苦，平。归大肠、肝经。

（二）功效

清热解毒，活血止痛，祛风通络。

（三）应用

1.肠痈，皮肤疮痈

本品长于清热解毒，消痈止痛，又入大肠经，善散肠中瘀滞，亦为治肠痈之要药，然清热解毒之力不及败酱草，活血止痛之力则胜之，故尤以肠痈初起，热毒瘀滞，腹痛胀满者为宜，常与败酱草、桃仁、枳实等清热解毒、活血行气药同用；治热毒疮痈，常与连翘、金银花、贝母等同用。

2.血瘀证

本品活血祛瘀、消肿止痛，可用于经闭痛经，跌打损伤等多种瘀滞病证。治经闭痛经，常与当归、香附、丹参等同用；治跌打损伤，瘀血肿痛，常与牛膝、续断、赤芍等同用。

3.风湿痹痛

本品具活血止痛，祛风通络之功，广泛用于风湿痹痛，腰腿疼痛，关节不利，常与独活、牛膝、防风等同用。

（四）用法用量

生用。煎服，9～15g。外用适量。

（五）使用注意

孕妇慎服。

十六、射干

射干为鸢尾科多年生草本植物射干的干燥根茎。主产于湖北、河南、江苏等地。春初刚发芽或秋末茎叶枯萎时采挖。除去苗茎、须根及泥沙，洗净，晒干。切片。

(一)主要性能

苦,寒。归肺经。

(二)功效

清热解毒,祛痰,利咽。

(三)应用

1.咽喉肿痛

本品长于清热解毒,祛痰利咽,为治咽喉肿痛之要药,尤宜于痰热壅盛者。治热毒痰火郁结,咽喉肿痛,单用有效,或与升麻、马勃、芒硝等同用。治风热犯肺,咽痛音哑,常与蝉蜕、牛蒡子等同用。

2.痰盛咳喘

本品善清肺火,降气祛痰。治肺热咳喘,痰多色黄,常与桑白皮、贝母、桔梗等药同用;若治寒痰、冷饮所致咳喘,痰多清稀,常与温肺化痰,止咳平喘之半夏、细辛、生姜等同用,如《金匮要略》射干麻黄汤。

(四)用法用量

生用。煎服,3～10g。

(五)使用注意

孕妇慎用。

十七、山豆根

山豆根为豆科小灌木植物越南槐的干燥根及根茎。主产于广西、广东、贵州等地。秋季采挖。除去杂质,洗净,干燥。切片。

(一)主要性能

苦,寒;有毒。归肺、胃经。

(二)功效

清热解毒,消肿利咽。

(三)应用

1.咽喉肿痛

本品具清热解毒、利咽消肿之力,且胜于射干,为治热毒蕴结,咽喉肿痛之要药。轻者单用煎汤含漱,或磨醋含咽;治热毒壅盛者,常与桔梗、升麻、连翘等同用;若治乳蛾喉痹,常与射干、花粉、麦冬等同用。

2.胃火牙痛

本品又善清泻胃火。治胃火上炎之牙龈肿痛、口舌生疮,常与石膏、黄连、升麻等同用。

此外,尚可治湿热黄疸,肺热咳嗽,痈肿疮毒等证。

(四)用法用量

生用。煎服,3～6g。外用适量。

(五)使用注意

本品有毒,过量服用易引起呕吐、腹泻、胸闷、心悸等不良反应,故用量不宜过大。

(六)附药

北豆根为防己科植物蝙蝠葛的干燥根茎。切片生用,为北方地区所习用。本品性味苦寒,有小毒。功能清热解毒,祛风止痛。主要适用于热毒壅盛,咽喉肿痛,泄泻痢疾及风湿痹痛。煎服,3～10g。脾胃虚寒者不宜使用。

十八、马勃

马勃为灰包科真菌脱皮马勃、大马勃或紫色马勃的干燥子实体。脱皮马勃主产于辽宁、甘肃、湖北等地;大马勃主产于内蒙古、河北、青海等地;紫色马勃主产于广东、广西、江苏等地。夏、秋两季子实体成熟时及时采收,除去泥沙,干燥。切成方块,或研成粉。

(一)主要性能

辛,平。归肺经。

(二)功效

清热解毒,利咽,止血。

(三)应用

1.咽喉肿痛,咳嗽失音

本品既能清肺火,又能解毒消肿利咽,为治咽喉肿痛之良品,且性质较平和,故不论热毒、风热或虚火上炎所致咽喉不利,均可用之。治风热及肺火上攻之咽喉肿痛,常与牛蒡子、玄参、板蓝根等同用,如《东垣试效方》普济消毒饮;治肺肾阴虚之咽喉肿痛,常与生地黄、玄参、知母等同用;治肺热咳嗽失音,常与清肺利咽之蝉蜕、桔梗等配伍。

2.出血证

本品内服、外用均有止血之功,可用于多种出血病证。治火邪迫肺,血热妄行引起的吐血、衄血,单用或与侧柏叶、茜草等同用;治外伤及手术出血,研末压敷伤口。

(四)用法用量

生用。煎服,2～6g。外用适量。

十九、白头翁

白头翁为毛茛科多年生草本植物白头翁的干燥根。主产于东北、华北、华东等地。春、秋两季采挖,除去叶及残留的花茎和须根,保留根头白绒毛,晒干。切薄片。

(一)主要性能

苦,寒。归胃、大肠经。

(二)功效

清热解毒,凉血止痢。

(三)应用

热毒血痢。本品善清胃肠湿热及血分热毒,为治热毒血痢之要药。治热痢腹痛,里急后重,下痢脓血,可单用,或与黄连、黄檗、秦皮等同用,如《伤寒论》白头翁汤;治血痢时作时止,腹痛腹泻,大便带血,日久不愈,可单用煎服,或以煎液保留灌肠,或与干姜、赤石脂同用,如《千金方》白头翁汤。

此外,本品与秦皮配伍煎汤外洗,可治疗阴痒带下。

(四)用法用量

生用。煎服,9～15g,鲜品 15～30g。外用适量。

(五)使用注意

虚寒泄痢忌服。

二十、马齿苋

马齿苋为马齿苋科一年生肉质草本植物马齿苋的干燥地上部分。中国大部地区均产。夏、秋两季采收,除去残根和杂质,洗净;或略蒸或烫后晒干后,切段。

(一)主要性能

酸,寒。归肝、大肠经。

(二)功效

清热解毒,凉血止血,止痢。

(三)应用

1.热毒血痢

本品善清大肠热毒,并能凉血止血,为治热毒血痢之常用药。单用水煎服;或鲜品捣汁加蜜调服;或煮粥,空腹服用;或与黄芩、黄连、白头翁等同用。

2.热毒疮疡

本品具有清热解毒,凉血消肿之功。治血热毒盛治疮痈肿痛,单用煎汤内服外洗,再以鲜品捣烂外敷,或与其他解毒消痈药同用。

3.血热出血证

本品有凉血止血之效。治血热妄行、崩漏、便血、痔血等下部出血,单味药捣汁服,或与其他凉血止血药同用。

(四)用法用量

生用。煎服,9～15g,鲜品 30～60g。外用适量,捣敷患处。

(五)使用注意

脾胃虚寒者及孕妇慎用。

二十一、鸦胆子

鸦胆子为苦木科常绿灌木或小乔木植物鸦胆子的干燥成熟果实。主产于广西、广东、云南等地。秋季果实成熟时采收,除去杂质,晒干。去壳取仁。

(一)主要性能

苦,寒。有小毒。归大肠、肝经。

(二)功效

清热解毒,止痢,截疟;外用腐蚀赘疣。

(三)应用

1.热毒血痢,休息痢

本品能清热解毒,尤善清大肠蕴热,凉血止痢。治热毒血痢,或休息痢时轻时重,大便乍红乍白,可单味服用。

2.疟疾

本品能清肝胆湿热，有杀虫截疟之功，治各型疟疾，尤以间日疟及三日疟效果较好，对恶性疟疾也有效，以龙眼肉包裹或装入胶囊服用。

3.鸡眼，赘疣

本品外用有腐蚀作用。治鸡眼、寻常疣等，取鸦胆子仁捣烂涂敷患处，或用鸦胆子油局部涂敷。

(四)用法用量

生用。内服，0.5～2g，以干龙眼肉包裹或装入胶囊包裹吞服，亦可压去油制成丸剂、片剂服，不宜入煎剂。外用适量。

(五)使用注意

本品有毒，对胃肠道及肝肾均有损害，内服需严格控制剂量，不宜多用久服。外用注意用胶布保护好周围正常皮肤，以防止对正常皮肤的刺激。孕妇及小儿慎用。胃肠出血及肝肾病患者，应忌用或慎用。

二十二、半边莲

半边莲为桔梗科多年生蔓生草本植物半边莲的干燥全草。各地均有分布，主产于长江以南各地。夏季采收，除去杂质，切段，晒干。

(一)主要性能

辛，平。归心、小肠、肺经。

(二)功效

清热解毒，利水消肿。

(三)应用

1.疮痈肿毒，蛇虫咬伤

本品既解热毒，又解蛇毒，是治疗热毒疮疡和毒蛇咬伤常用之晶。治热毒疮痈，或蛇虫咬伤，单用鲜品捣烂外敷，或与紫花地丁、金银花、野菊花等同用。

2.臌胀水肿，湿热黄疸

本品有利水消肿之功。可用治臌胀大腹水肿，常与泽泻、茯苓、槟榔等同用；本品既能清热，又可利水，导热下行，用治湿热黄疸，小便不利，常与金钱草、茵陈等同用。

3.湿疮湿疹

本品能清热解毒，又兼利水祛湿之功。治皮肤湿疹湿疮及手足疥癣，单味水煎，局部湿敷或外搽患处。

(四)用法用量

鲜用或生用。煎服，干品 10～15g，鲜品 30～60g。外用适量。

(五)使用注意

虚证水肿忌用。

二十三、白花蛇舌草

白花蛇舌草为茜草科一年生草本植物白花蛇舌草的全草。主产于福建、广西、广东等地。夏、秋两季采收，洗净。或晒干，切段。

(一)主要性能

苦、甘,寒。归胃、大肠、小肠经。

(二)功效

清热解毒,利湿通淋。

(三)应用

1.热毒证

本品清热解毒力强,对疮疡、咽痛、蛇咬伤等热毒证,均有较好疗效。治疗痈肿疮毒,单用鲜品捣烂外敷,或与紫花地丁、连翘、野菊花等同用;治咽喉肿痛,常与射干、板蓝根等同用;治毒蛇咬伤,单用鲜品捣烂绞汁内服或水煎服,渣敷伤口,或与半枝莲、蚤休等同用;治肠痈腹痛,常与红藤、败酱草、牡丹皮等同用。近年来取其清热解毒消肿之功,广泛用治各种癌症见热毒内盛者。

2.湿热淋证

本品能清热除湿通淋,治膀胱湿热,小便淋沥涩痛,常与白茅根、车前草、石韦等同用。

(四)用法用量

生用。煎服,15～60g。外用适量。

(五)使用注意

阴疽及脾胃虚寒者忌用。

二十四、山慈菇

山慈菇为兰科多年生草本植物杜鹃兰、独蒜兰或云南独蒜兰的干燥假鳞茎。前者习称"毛慈菇",后两者习称"冰球子"。主产于四川、贵州等地。夏、秋二季采挖,除去地上部分及泥沙,分开大小,置沸水锅中蒸煮至透心,干燥。切片或捣碎。

(一)主要性能

甘、微辛,凉。归肝、脾经。

(二)功效

清热解毒,化痰散结。

(三)应用

1.痈疽疔毒,瘰疬痰核

本品能清热解毒,消痈散结。治痈疽,疔疮肿毒,瘰疬痰核,常与雄黄、朱砂、麝香等解毒疗疮药配伍,如《片玉心书》紫金锭,内服外用均可。

2.癥瘕痞块

本品有解毒散结消肿之功,近年来常用治癥瘕痞块及多种肿瘤。如治肝硬化,常与穿山甲、土鳖虫、蝼蛄等破血消癥,活血利水药配伍;治甲状腺瘤,常与蚤休、丹参、夏枯草等配伍。

此外,本品尚有化痰之功,还可用治由风痰所致的癫痫等证。

(四)用法用量

生用。煎服,3～9g。外用适量。

二十五、熊胆

熊胆为脊椎动物熊科棕熊、黑熊的干燥胆汁。产于云南者称"云胆",品质最优;产于黑龙江、吉林者称“东胆”。现多以活熊导管引流的熊胆汁干燥后入药,称为“熊胆粉”。研细入药。

(一)主要性能

苦,寒。归肝、胆、心经。

(二)功效

清热解毒,清肝泻火,息风止痉。

(三)应用

1.疮痈肿毒

本品清热解毒之效颇佳,又能消散痈肿,适宜于疮疡痈疽、痔疮肿痛、咽喉肿痛等,可内服,尤多局部外用。如《千金方》外涂熊胆,治疗久痔不瘥;也可用水调化或加入少许冰片,涂于患部,治疗热毒疮痈等。治咽喉肿痛,常与其他利咽药物,作丸剂内服或含化。

2.惊痫抽搐

本品能清肝泻火,息风止痉。治肝火炽盛,热极生风所致惊痫抽搐,常与清热泻火、息风止痉药物配伍。

3.肝热目疾

本品能清肝明目退翳,治肝热目赤肿痛、羞明流泪及目生障翳等症,常与石决明、珍珠、冰片等同用,如《卫生部药品标准·中药成方制剂》白敬宇眼药。

(四)用法用量

生用。内服,0.15～0.6g,入丸、散,本品味腥苦,口服易致呕吐,故宜用胶囊剂。外用适量,调涂患处。

(五)使用注意

脾胃虚寒者忌服。孕妇忌用。

二十六、青果

青果为橄榄科常绿乔木植物橄榄的成熟果实。主产于我国南方及西南等地。秋季果实成熟时采收,干燥。

(一)主要性能

甘、酸,平。归肺、胃经。

(二)功效

清热解毒,利咽,生津。

(三)应用

1.咽喉肿痛,肺热咳嗽

本品能清肺止咳,清利咽喉,尤以利咽见长。治风热上扰或热毒蕴结之咽喉肿痛,常与清热解毒利咽之牛蒡子、冰片等配伍;治肺热咳嗽,咽痛音哑,咳嗽痰滞,鲜品熬膏服用,或与金银花、芦根、桔梗等配伍。

2.津伤口渴

本品能生津止渴,适用于暑热伤津口渴,可单用本品,或捣汁入梨汁、甘蔗汁等饮用。

此外,本品能解鱼蟹、河豚中毒,又能解毒醒酒。尚可用治鱼、蟹、河豚中毒以及饮酒中毒,单用煎汤服即可。

(四)用法用量

生用。煎服,4.5～9g;鲜品尤佳,可用至30～50g。

二十七、木蝴蝶

木蝴蝶为紫葳科落叶乔木植物木蝴蝶的干燥成熟种子。主产于云南、广西、贵州等地,秋、冬二季采收成熟果实,暴晒至果实开裂,取出种子,晒干。

(一)主要性能

苦、甘,凉。归肺、肝、胃经。

(二)功效

清肺利咽,疏肝和胃。

(三)应用

1.喉痹音哑,肺热咳嗽

本品有清肺热,利咽喉之功,为治咽喉肿痛之常用药。治肺热咽痛,声音嘶哑,常与桔梗、蝉蜕、射干等清肺利咽之品配伍。治肺热咳嗽,或小儿百日咳,常与桑白皮、款冬花、甘草等同用,如《现代实用中药》止咳糖浆。

2.肝胃气痛

本品能疏肝和胃止痛。治疗肝气郁滞,肝胃气痛,脘腹、胁肋胀痛等,单用本品研末,酒调送服,或与青皮、佛手、玫瑰花等疏肝行气药配伍。

(四)用法用量

生用。煎服,1～3g。

二十八、肿节风

肿节风为金粟兰科亚灌木草珊瑚的干燥全草,主产于四川湖南、广东等地、夏秋二季采收,晒干。

(一)主要性能

苦、辛,平。归心、肝经。

(二)功效

清热解毒,凉血消斑,活血,祛风通络。

(三)应用

1.热毒证

本品能解毒利咽,清热止痢,消肿散结,可用治热毒所致咽痛音哑、泻痢、肠痈、丹毒等。治外感风热之咽喉肿痛、音哑失音等,常与牛蒡子、板蓝根、蝉蜕等配伍;治急性泻痢,单味煎服,或与黄连、黄檗、马齿苋等同用;治肠痈,常与败酱草、大红藤、芒硝等配伍;治丹毒,常与金银花、连翘、野菊花等配伍。

2.血热斑疹

本品有清热凉血,活血消斑之功。治热入血分,身发斑疹,常与地黄、赤芍、牡丹皮等同用。

3.跌打损伤

本品活血消肿止痛,治跌打损伤,鲜品捣烂外敷,或与续断、三七等配伍。

4.风湿痹痛

本品又能祛风除湿通络,可治风湿痹痛,常与五加皮、桑寄生、独活等配伍,或与猪蹄同煮,略加酒水调服。

(四)用法用量

生用。煎服,9~30g。外用适量。

第五节　清热解暑药

本类药物性味多甘寒或苦寒,以清解暑热为主要功效,常用治暑热病,症见恶热壮热,汗出,口渴多饮,心烦头晕,小便短黄,舌红,苔黄干,脉洪大等。暑为阳邪,易伤津耗气,也可兼见烦渴、神疲、舌红、脉细等。又因暑多夹湿,也可兼见胸脘痞闷,身重乏力等。

本类药中部分药物兼有退虚热、截疟、利尿通淋等功效,还可用治阴虚发热、疟疾、淋证等。

本类药药性多寒凉,易伤阳气,脾胃虚弱,肠滑泄泻者慎用。

一、青蒿

青蒿为菊科一年生草本植物黄花蒿的干燥地上部分。中国大部地区均有分布。夏秋季花将开时采割,除去老茎。切段。

(一)主要性能

苦、辛,寒。归肝、胆经。

(二)功效

清暑热,退虚热,除骨蒸,截疟。

(三)应用

1.暑热证

本品善能清解暑热,内除湿热。用治外感暑热,发热口渴,头昏头痛等症,常与连翘、滑石、西瓜翠衣等同用,如《时病论》清凉涤暑汤。

2.虚热证

本品又能清透阴分伏热,退虚热,除骨蒸,为退虚热之要药。如治温病后期,邪伏阴分,虚热内生,夜热早凉,热退无汗或低热不退等,常与鳖甲、丹皮、生地等养阴药同用,如《温病条辨》青蒿鳖甲汤;治肝肾阴虚,虚火内扰之骨蒸劳热,潮热盗汗,五心烦热,常与知母、鳖甲等同用,如《证治准绳》清骨散。

3.疟疾寒热

本品具解热与截疟之功,可缓减疟疾发作时的寒战壮热,为治疟疾寒热之要药。单用鲜品大剂量绞汁服,或与黄芩、草果、柴胡等同用。

本品又长于清透少阳邪热,亦用治湿热郁遏少阳三焦,气机不利之寒热如疟,胸胁胀闷者,常与黄芩、竹茹、半夏等配伍,如《重订通俗伤寒论》蒿芩清胆汤。

此外,本品尚有退黄之功,治湿热黄疸,常与茵陈、栀子等同用。

（四）用法用量

鲜用或阴干，切段生用。煎服，6～12g，后下；或鲜用绞汁服。

（五）使用注意

脾胃虚弱，肠滑泄泻者忌服。

二、滑石

滑石为硅酸盐类矿物滑石族滑石，主要为含水硅酸镁，主产于山东、江西、辽宁等地。全年可采。研粉或水飞。

（一）主要性能

甘、淡，寒。归膀胱、肺、胃经。

（二）功效

清热解暑，利尿通淋，外用收湿敛疮。

（三）应用

1.暑热证及暑湿、湿温证

本品既能清热解暑，又能渗利小便，为治暑热证及暑湿、湿温证之常用药。若暑热烦渴，小便短赤，常与甘草配伍，即《伤寒标本》六一散；暑温夹湿及湿温初起，头痛恶寒，身重胸闷，常与薏苡仁、白蔻仁、杏仁等宣肺、化湿之品配伍，如《温病条辨》三仁汤。

2.湿热淋证

本品善清膀胱湿热而利尿通淋，治湿热下注，热结膀胱之小便淋沥涩痛，常与木通、车前子、瞿麦等配伍，如《和剂局方》八正散；治石淋，常与海金沙、金钱草等同用。

3.湿疹，湿疮

本品外用清热收湿，敛疮止痒。治湿疹，湿疮，可单用或与煅石膏、黄檗等研末，撒布患处；治痱子，常与薄荷、甘草等研粉外用。

（四）用法用量

生用。煎服，10～20g。宜包煎。外用适量。

（五）使用注意

脾虚、热病伤津及孕妇忌用。

三、绿豆

绿豆为豆科一年生草本植物绿豆的干燥种子。全国大部分地区均有生产。秋后种子成熟时采收，簸净杂质，洗净，晒干。打碎或研粉。

（一）主要性能

甘，寒。归心，胃经。

（二）功效

消暑热，解毒，利水。

（三）应用

1.暑热烦渴

本品能清热消暑，除烦止渴，通利小便，治夏季暑热烦渴尿赤等症，常以之煮汤冷饮，如《景岳全书》绿豆饮；亦可与其他清暑热药同用，以增强疗效。

2.痈肿疮毒

本品清热解毒，以消痈肿。治热毒疮痈肿痛，单用煎汤服，或与大黄为末，加薄荷汁、蜂蜜调敷患处。若与赤小豆、黑豆、甘草同用，可预防痘疮及麻疹。

3.水肿，小便不利

本品可利水消肿。治水肿，小便淋沥不畅等，常与陈皮、冬麻子同用煮食。

此外，本品也可解热性药物及食物中毒，生品研末加冷开水滤汁顿服，或浓煎频服，或与黄连、葛根、甘草等同用。

(四)用法用量

生用。煎服，15～30g。外用适量。

(五)使用注意

脾胃虚寒，肠滑泄泻者忌用。

(六)附药

绿豆衣为绿豆的种皮。将绿豆用清水浸泡后取皮晒干即成。性味甘，寒。归心、胃经。功同绿豆，但解暑之力不及绿豆，其清热解毒之功胜于绿豆；并能退目翳，治疗斑痘目翳。煎服，6～12g。

四、荷叶

本品为睡莲科多年生水生草本植物莲的干燥叶。全国大部地区均产。夏、秋二季采收，晒至七八成干时，除去叶柄，折成半圆形或折扇形，干燥。

(一)主要性能

苦，平。归肝，脾，胃经。

(二)功效

清暑化湿，升发清阳，凉血止血。

(三)应用

1.暑热病证

本品能清暑热，除烦渴，鲜者清暑力甚。若暑热病见头胀胸闷、口渴、小便短赤等，常与鲜银花、西瓜翠衣、鲜扁豆花等同用，如《温病条辨》清络饮。

2.泄泻

本品清暑热，又能升清阳，助运化，治夏季暑热泄泻，常与白术、扁豆等配伍应用；治脾虚气陷，大便泄泻者，常与人参、白术、山药等补脾益气药同用。

3.血热出血证

本品凉血止血而不留瘀，治血热妄行之吐血、衄血，常与生地、生柏叶、生艾叶同用，如《妇人良方》四生丸；若吐血、咯血热象不明显者，可单用研末服；若崩漏下血，常以荷叶烧研与蒲黄、黄芩同用。

(四)用法用量

生用或炒炭用。煎服，3～10g。荷叶炭3～6g。

(五)使用注意

体瘦气血虚弱者慎服。

(六)附药

荷梗。为睡莲科多年生草本植物莲的叶柄或花柄。性味苦,平。归脾、膀胱经。功能解暑清热,理气化湿。主要适用于暑湿胸闷不舒、泄泻、痢疾、淋病、带下。煎服,9～15g。

第七章 泻下药

凡以泻下通便为主要功效，常用于治疗便秘及其他里实积滞证的药物，称为泻下药。

本类药物依据泻下力度的强弱、性能特点及功效主治之不同，大致可分为攻下药、润下药、峻下逐水药三类。

泻下药多为苦味，性寒；作用趋向以沉降为主，主归大肠经，其中峻下逐水药多具毒性。

《素问·灵兰秘典论》云："大肠者，传导之官，变化出焉。"泻下药或苦泻或甘润，入于大肠，具泻下通便之功，且通过泻下，以排除胃肠积滞、燥屎、痰饮水湿及毒、瘀等有害物质，达清解里实积滞之效。主治便秘及其他里实积滞证：如胃肠积滞、实热内盛、水饮内停等。其中攻下药泻下之力较强，攻下导滞，主治便秘及胃肠积滞证；润下药泻下之力平缓，质润，能滑利大肠，促进排便；峻下逐水药泻下之力峻猛，主治水饮内停等实证。

部分药兼有清热泻火、利尿消肿等作用，可用治里热证及水肿、小便不利等。泻下药在临床应用时应根据患者的体质、病情的轻重、病程的长短之不同，而选择不同力度的泻下药，并根据里实积滞证的兼证，如食积、痰湿、瘀血、肠道寄生虫等积滞的不同，适当配伍消食（积）、化（痰）湿、活血化瘀、驱虫等药。又因里实积滞证易阻滞气机，故常配伍行气药，以加强泻下导滞之功。若寒积者，应配伍温里药；热积者，应配伍清热药；若热盛伤津，须配伍清热养阴药；兼正虚者，应与补益药同用，以攻补兼施；兼表邪者，当先解表后攻里，必要时可与解表药同用，以表里双解，免表邪内陷。

泻下药易伤正气、损脾胃，故年老体虚、脾胃虚弱者当慎用；妇女胎前产后及月经期当忌用。其中攻下导滞和峻下逐水药，因其作用峻猛，不良反应大，应中病即止，切勿过剂。有毒药物，要注意用法用量，以免中毒。

第一节 攻下药

本类药物多味苦，性寒，泻下作用较强，以泻下通便为主要功效，主要用于便秘及胃肠积滞证。其寒凉之性及泻下之能，有清热，或导热（火、血）下行，"釜底抽薪"之效，还可用于脏腑火热证以及上部出血证，如高热神昏、谵语、头痛、目赤、咽喉肿痛、牙龈肿痛，以及吐血、衄血、咯血等。以上里热证，无论有无便秘者，均可应用。本类药物泻下力强，孕妇及体虚而无积滞者忌用。

一、大黄

大黄为蓼科多年生草本植物掌叶大黄、唐古特大黄或药用大黄的干燥根及根茎。掌叶大黄和唐古特大黄药材称"北大黄"，主产于青海、甘肃等地。药用大黄药材称"南大黄"，主产于四川。秋末茎叶枯萎或次春发芽前采挖，除去须根，刮去外皮，切块干燥。

(一)主要性能

苦,寒。归脾、胃、大肠、肝、心包经。

(二)功效

泻下攻积,清热泻火,凉血解毒,活血祛瘀,清利湿热。

(三)应用

1.积滞便秘

本品"荡涤肠胃,推陈致新",有较强的泻下作用,为治积滞便秘证之要药。因其性寒,尤宜于热结便秘。可单用,或与芒硝相须为用,如《伤寒论》大承气汤。若热结津伤者,常与滋阴生津之生地、麦冬、玄参等同用,如《温病条辨》增液承气汤;若治热结便秘,气血亏虚者,常与补气养血之人参、当归等同用,如《伤寒六书》黄龙汤;若肠燥津亏便秘,常与润肠通便之麻子仁、苦杏仁等同用,如《伤寒论》麻子仁丸。若治脾阳不足,冷积便秘者,常与温里祛寒之附子、干姜、人参等同用,如《备急千金要方》温脾汤。

2.热毒证

本品苦降,能使上炎之火下泄,有"釜底抽薪"之妙,并能清热解毒。可用治多种热毒证,无论有无便秘,均可应用。如治温热病之高热神昏、烦躁,可单用,也可与清心火之栀子、黄连等同用;治火热上炎之目赤肿痛、咽喉肿痛、牙龈肿痛等,常与清热泻火之夏枯草、连翘、生石膏等同用;治热毒疮痈疔疖,常与清热解毒之金银花、蒲公英、连翘等同用;治乳痈,可与粉草共研末,以酒熬成膏敷痛处,如《妇人经验方》金黄散;治肠痈初起,腹痛者,常与活血消痈散结之牡丹皮、桃仁、芒硝等同用,如《金匮要略》大黄牡丹汤;治口疮糜烂,多与枯矾等份研末擦患处;治烧烫伤,可单用,或与地榆研粉,用麻油调敷患处。

3.出血证

本品凉血止血,且善导热(血)下行,故常用治血热妄行之吐血、衄血、咯血等上部出血证,多炒炭使用。可单用,也可与清热泻火之黄芩、黄连同用,如《金匮要略》泻心汤。

4.血瘀证

本品既可化瘀血,又能清瘀热,为治瘀血证之常用药。又因其性寒,尤善治瘀热互结之证,常与活血化瘀药同用。治妇女产后瘀阻之腹痛、恶露不尽者,常与活血之桃仁、土鳖虫同用,如《金匮要略》下瘀血汤;治下焦蓄血证及妇女瘀血经闭,常与破血通经之桃核、桂枝等同用,如《伤寒论》桃核承气汤;治跌打损伤之胁肋痛者,常与疏肝、活血祛瘀之柴胡、当归、桃仁等同用,如《医学发明》复元活血汤。

5.湿热证

本品具清利湿热之功。治湿热黄疸,常与利胆退黄之茵陈、栀子同用,如《伤寒论》茵陈蒿汤;治湿热痢疾,可单用,也可与清热利湿之黄连、黄芩等同用;治湿热淋证,常与利尿通淋之木通、车前子等同用,如《和剂局方》八正散。

(四)用法用量

生用、酒炒、酒蒸或炒炭用。煎服,3～15g。外用适量。因久煎泻下力减弱,入汤剂应后下,或用开水泡服。生大黄泻下力强;酒制大黄泻下力弱,善凉血解毒;大黄炭善化瘀止血。

（五）使用注意

脾胃虚弱者慎用；孕妇及哺乳期、月经期妇女慎用。

二、芒硝

芒硝为硫酸盐类矿物芒硝族芒硝，经加工精制而成的结晶体。主产于河北、河南、山东等地。

（一）主要性能

咸、苦，寒。归胃、大肠经。

（二）功效

泻下通便，润燥软坚，清热消肿。

（三）应用

1.积滞便秘

本品长于泻热通便，润燥软坚，为治实热积滞、大便燥结之要药，与大黄相须为用，如《伤寒论》大承气汤、调胃承气汤。

2.热毒证

本品外用具清热消肿之功，用治咽喉肿痛、口舌生疮、目赤肿痛、乳痈、肠痈、痔疮肿痛等。治咽喉肿痛、口舌生疮，可与清热消肿之硼砂、冰片、朱砂同用，如《外科正宗》冰硼散；或以本品置西瓜中制成的西瓜霜外用；治目赤肿痛，可用本品置豆腐上化水或用玄明粉配制眼药水，外用滴眼；治乳痈初起，可用本品化水或用纱布包裹外敷；治肠痈初起，可与清热解毒之大黄、大蒜等同用，捣烂外敷；治痔疮肿痛，可单用本品煎汤外洗。

（四）用法用量

冲入药汁内或开水溶化后服，6～12g。外用适量。

（五）使用注意

孕妇慎用；不宜与硫黄、三棱同用。

三、番泻叶

番泻叶为豆科草本状小灌木植物狭叶番泻或尖叶番泻的干燥小叶。前者主产于印度、埃及和苏丹，后者主产于埃及，中国广东、广西、云南亦有栽培。通常于9月采收。晒干。

（一）主要性能

苦，寒。归大肠经。

（二）功效

泻热通便，利水。

（三）应用

1.热结便秘

本品长于泻积热，通大便，善治热结便秘，腹部胀满者。小剂量缓下。治热结便秘证，可单味泡服；若兼腹满胀痛者，可与行气之枳实、厚朴同用，以增强泻下导滞之功。

2.腹水肿胀

本品具利水消胀之功，治腹水肿胀，二便不利，可单味泡服，或与泻下逐水之牵牛子等同用。

(四)用法用量

生用。煎服,2～6g,后下或开水泡服。

(五)使用注意

孕妇忌用;哺乳期及月经期妇女忌用。大剂量服用,有恶心、呕吐、腹痛等不良反应。

四、芦荟

芦荟为百合科多年生常绿植物库拉索芦荟叶的液汁浓缩干燥物。习称"老芦荟"。主产于非洲北部地区,中国云南、广东、广西等地有栽培。全年可采,割取植物的叶片,收集流出的液汁,置锅内熬成稠膏,倾入容器,冷却凝固后即得。

(一)主要性能

苦,寒。归大肠、肝、胃经。

(二)功效

泻热通便,清肝泻火,杀虫疗疳。

(三)应用

1.热结便秘

本品能泻热通便,善治热结便秘。又因其"味极苦,气极寒,诸苦寒药无出其右者",故较少用之。

2.肝经实热(火)证

本品清肝泻火之功较强,"凡属肝脏为病,有热者,用之必无疑也。"治肝经实热(火)之便秘尿赤、烦躁易怒、头痛眩晕、癫痫抽搐等,常与清热泻火之大黄、栀子、龙胆草等同用,如《医略六书》当归龙荟丸。

3.小儿疳积

本品泻热导滞,能通胃肠,疗疳积,用治小儿疳积之虫积腹痛、面色萎黄、形体消瘦等。常与消食、驱虫之神曲、使君子等同用;或与健脾益气之人参、白术等同用。

此外,本品外用可治癣疮。

(四)用法用量

生用。入丸剂,每次2～5g。外用适量。

(五)使用注意

孕妇慎用;脾胃虚弱,食少便溏者慎用。

第二节　润下药

润下药多为植物种子或种仁,质润,味甘,性平,泻下作用平缓,以润肠通便为主要功效,适用于年老津枯、热病伤津、产后血虚及失血之肠燥津枯便秘。

一、火麻仁

火麻仁为桑科一年生草本植物大麻的干燥成熟果实。全国各地均有栽培。主产于山东、河北、黑龙江等地。秋季果实成熟时采收,除去杂质,晒干。

(一)主要性能

甘,平。归脾、胃、大肠经。

(二)功效

润肠通便。

(三)应用

肠燥便秘证。本品能润肠通便,略有滋养补虚作用,适用于老人、产妇及体弱津血不足之肠燥便秘,可单用,或与养阴生津之熟地黄、玄参、麦冬等同用。若兼有燥热者,可与泻热通便、行气之大黄、厚朴等同用,以加强其通便作用,如《伤寒论》麻子仁丸。

(四)用法用量

生用,用时打碎。煎服,10～15g。

二、郁李仁

郁李仁为蔷薇科落叶灌木植物欧李、郁李或长柄扁桃的干燥成熟种子。前二种习称"小李仁",后一种习称"大李仁"。主产于辽宁、内蒙古、河北等地。夏、秋二季采收成熟果实,除去果肉及核壳,取出种子,干燥。

(一)主要性能

辛、苦、甘,平。归大肠、小肠、脾经。

(二)功效

润肠通便,利水消肿。

(三)应用

1.肠燥便秘

本品辛散苦降,性平质润,其润肠通便之功同火麻仁,且兼行大肠之气滞。常与润肠通便之火麻仁、柏子仁、杏仁等同用,如《世医得效方》五仁丸。若治产后肠胃燥热,大便秘结,可与凉血、养血之当归、生地等同用。

2.水肿

本品辛开苦泄,甘淡利水,又具下气利水之功,用治水肿腹满,脚气水肿,小便不利者,可与利水消肿之桑白皮、赤小豆等同用,如《圣济总录》郁李仁汤。

(四)用法用量

生用,去皮捣碎用。煎服,6～10g。

(五)使用注意

孕妇慎用。

第三节　峻下逐水药

本类药物大多有毒,味苦,性寒,部分药味辛,性温。泻下作用峻猛,服药后能引起剧烈腹泻,部分药兼能利尿消肿,使体内潴留的水液从二便排出。适用于正气未衰,邪气偏盛之全身水肿,胸腹积水之痰饮积聚,喘满壅实等证。

本类药攻伐力强,不良反应大,易伤正气,应“中病即止”,不可久服。使用时要注意本类药物的炮制、剂量、用法及禁忌等,以确保用药安全、有效。体虚者慎用,孕妇忌用。

一、甘遂

甘遂为大戟科多年生草本植物甘遂的干燥块根。主产于山西、河北、陕西等地。春季开花前或秋末茎叶枯萎后采挖,除去外皮,晒干。

(一)主要性能

苦,寒。有毒。归肺、肾、大肠经。

(二)功效

峻下逐饮,消肿散结。

(三)应用

1.水肿,臌胀,胸胁停饮证

本品善行经隧之水湿,峻下逐水力强,药后可连续泻下,使体内潴留之水饮从二便排出。凡水肿、臌胀、胸胁停饮证,正气未衰者,均可用之。

可单用研末服,或与峻下逐水之京大戟、芫花各等份为末,枣汤送服,如《伤寒论》十枣汤。亦可与牵牛子同用,如《圣济总录》二气汤。

2.风痰癫痫

本品尚有逐痰涎作用。以甘遂为末,入猪心煨后,与朱砂末为丸服,可用于风痰癫痫之证,如《济生方》遂心丹。

3.疮痈肿毒

本品外用能消肿散结,用甘遂末水调外敷,可用治疮疡肿毒。

(四)用法用量

醋制用。入丸散剂,每次0.5～1.5g。外用适量。本品有效成分不溶于水,故不入煎剂。

(五)使用注意

孕妇忌用;虚弱者忌用。不宜与甘草同用。

二、京大戟

京大戟为大戟科多年生草本植物大戟的干燥根。主产于江苏、四川、广西等地。秋、冬二季采挖,洗净,晒干。

(一)主要性能

苦,寒。有毒。归肺、脾、肾经。

(二)功效

峻下逐饮,消肿散结。

(三)应用

1.水肿、臌胀、胸胁停饮证

本品峻下逐水之功同甘遂而稍逊,偏行脏腑之水湿,治水肿、臌胀、胸胁停饮证,正气未衰者,与峻下逐水之甘遂、芫花各等份为末,枣汤送服,如《伤寒论》十枣汤。

2.痈肿疮毒,瘰疬痰核

本品消肿散结,内服外用均可。可生用,鲜品捣烂外敷治热毒痈肿疮毒。治痰火凝聚之瘰疬痰核者,可与鸡蛋同煮,食鸡蛋。

(四)用法用量

醋制用。入丸散剂,每次1g。外用生品适量。

(五)使用注意

孕妇忌用。不宜与甘草同用。

(六)附药

红大戟。为茜草科多年生草本植物红大戟的干燥块根。味苦,性寒。功效与京大戟略同,但京大戟峻下逐水力强,红大戟消肿散结力强。用法用量与使用注意同京大戟。

三、芫花

芫花为瑞香科落叶灌木植物芫花的干燥花蕾。主产于安徽、江苏、浙江等地。春季花未开放前采摘,去除杂质,干燥。

(一)主要性能

苦、辛,温。有毒。归肺、脾、肾经。

(二)功效

峻下逐水,祛痰止咳。外用:杀虫疗疮。

(三)应用

1.水肿、臌胀、胸胁停饮证

本品峻下逐水之功与甘遂、京大戟同而力稍逊,且以泻胸胁水饮,祛痰止咳见长。适用于饮停胸胁所致的喘咳、胸胁引痛、心下痞及水肿、臌胀等证。常与峻下逐水之甘遂、京大戟同用,如《伤寒论》十枣汤。

2.咳嗽痰喘

本品祛痰止咳,性温散寒,用于寒痰咳喘之咳嗽、痰证。可单用或与大枣煎服。

3.顽癣秃疮,痈肿

本品外用能杀虫疗疮,可治头疮、白秃、顽癣等皮肤病及痈肿等。可研末单用,或加雄黄研末,猪脂调敷。

(四)用法用量

醋制用。煎服,1.5～3g;入散剂,每次0.6～0.9g。外用适量。内服醋制用以降低毒性。

(五)使用注意

孕妇忌用。不宜与甘草同用。

四、牵牛子

牵牛子为旋花科一年生攀缘草本植物裂叶牵牛或圆叶牵牛的干燥成熟种子。全国大部分地区均产。秋末果实成熟、果壳未开裂时采收,晒干。

(一)主要性能

苦,寒。有毒。归肺、肾、大肠经。

(二)功效

泻下,逐水,去积,驱虫。

(三)应用

1.水肿、臌胀

本品既能泻水,又能利尿,使水湿从二便排出,其峻下逐水之功同甘遂、京大戟而力稍缓,但仍为峻下之品,以水饮停蓄,正气未衰者为宜。可单用研末服;病情较重者,与峻下逐水之甘遂、京大戟等同用。

2.痰饮喘咳

本品泻肺气,逐痰饮,用治肺气壅滞,饮停胸胁之痰饮喘咳,面目水肿者,可与泻肺平喘之葶苈子、桑白皮等同用。

3.虫积腹痛

本品能驱虫,用治蛔虫、绦虫及虫积腹痛,可与驱虫之槟榔、使君子等同用。

(四)用法用量

生用或炒用,用时捣碎。入煎剂,3～9g。入丸散剂,每次 1.5～3g。炒用,药性趋缓。

(五)使用注意

孕妇忌用。不宜与巴豆、巴豆霜同用。

五、巴豆霜

巴豆霜为大戟科乔木植物巴豆的干燥成熟果实的炮制加工品。主产于四川、广西、云南等地。秋季果实成熟时采收。取净巴豆仁,照制霜法治霜。

(一)主要性能

辛,热;有大毒。归胃、大肠经。

(二)功效

峻下冷积,逐水退肿,祛痰利咽;外用蚀疮。

(三)应用

1.寒积便秘

本品峻下寒积,荡涤胃肠沉寒痼冷,有"斩关夺门之功",适用于寒邪食积,阻结肠道,大便不通,腹满胀痛,病起急骤,气血未衰者,可单用装入胶囊服,或与温里、泻下之干姜、大黄同用制丸服,如《金匮要略》三物备急丸。

2.腹水臌胀

本品有较强的逐水退肿之功,其荡涤肠胃,祛痰逐湿,对大腹水肿,臌胀且二便不通者有良效,可与杏仁同用为丸。

3.喉痹痰阻

本品能祛痰利咽以利呼吸,治喉痹痰涎壅塞气道,呼吸困难,甚则窒息欲死者,可单用少许吹入喉部,催吐排出痰涎,缓解诸症。

4.痈疽、疥癣、恶疮

本品外用有疗疮毒、蚀腐肉之功,治疮疡肿毒成脓未溃者,常与消肿生肌之乳香、没药等熬膏外敷,以消肿,促其破溃排脓;若疮疡肿毒溃后腐肉不去,可与拔毒生肌之雄黄、轻粉等同用,以去腐,促其创面愈合。

(四)用法用量

入丸散剂,每次 0.1～0.3g。外用适量。

(五)使用注意

孕妇忌用。不宜与牵牛子同用。

(六)附药

巴豆为大戟科乔木植物巴豆的干燥成熟果实。性能功效同巴豆霜而毒性更大,多做外用,具有蚀疮之功,主要适用于恶疮疥癣,疣痣。用时取适量,研末涂患处,或捣烂以纱布包擦患处。

第八章　祛风湿药

凡以祛除风湿，解除痹痛为主要功效，常用于治疗风湿痹证的药物，称为祛风湿药。

根据药性和功用特点，本章药物可分为祛风湿散寒药、祛风湿清热药和祛风湿强筋骨药三类。

祛风湿药多具辛、苦，温；或辛、苦，寒；或苦、甘，温之性，主入肝、脾、肾经；个别药物有毒。

辛以行散，苦能燥湿，脾主肌肉四肢，肝主筋，肾主骨，本类药物善于祛除留着于肌表、经络、肌肉、筋骨、关节之风湿邪气，以祛风湿、止痹痛。主治风湿痹证，症见肌肉、筋骨、关节等部位酸痛或麻木、重着、屈伸不利，甚或关节肿大灼热等。其中祛风湿散寒药，药性偏温，兼能散寒、止痛，主治风寒湿痹证；祛风湿清热药，药性偏寒，兼能清热，主治风湿热痹证；祛风湿强筋骨药，甘者能补，兼能补肝肾强筋骨，主治风湿日久损及肝肾者或肝肾亏虚兼有风湿者。

部分药物兼能舒筋、通络、补肝肾、强筋骨，又可治筋脉拘挛、肢体麻木、半身不遂、下肢痿弱等症。

使用祛风湿药时，应根据风、寒、湿、热邪气的偏盛及病程的新久、病位之差异等，作相应的选择与适当的配伍。如风寒湿痹，宜选择祛风湿散寒药，其中风邪偏盛者，宜适当配伍祛风通络、活血养营药；寒邪偏盛者，配伍温经散寒止痛药；湿邪偏盛者，配伍燥湿健脾或利湿药。风湿热痹，宜选择祛风湿清热药，适当配伍清热燥湿或凉血解毒之品。若寒热错杂，则每常选择祛风湿散寒药与祛风湿清热药联用。痹证日久损及肝肾或耗伤气血者，宜选择祛风湿强筋骨药，适当配伍补益肝肾或益气养血之品。而痹痛每因血行不畅而为病，应适当配伍活血通络药，以增其效。

本类药物大多辛香苦燥，易伤阴血，阴血亏虚者慎用；对有毒之品，应注意炮制及用量用法，以免中毒。痹证多属慢性疾病，为便于服用，可制成酒剂或丸散剂。酒尚能温经通脉及助溶，以助药力。也可制成贴膏剂剂型外用。

第一节　祛风湿散寒药

本节药物味多辛、苦，性温，以祛风除湿，散寒止痛为主要功效，主要用于风寒湿痹证，症见筋脉拘挛，关节疼痛，痛有定处，得热痛减，遇寒加重等。取其祛风湿，止痛之功，经配伍清热药亦可用于风湿热痹。

一、独活

独活为伞形科多年生草本植物重齿毛当归的干燥根。主产于四川、湖北、安徽等地。春秋二季采挖，除去须根及泥沙，烘至半干，堆置 2～3d，发软后再烘至全干。切片。

(一)主要性能

辛、苦，微温。归肾、膀胱经。

(二)功效

祛风除湿,通痹止痛,散寒解表。

(三)应用

1.风寒湿痹证

本品有较强的祛风除湿、止痛之功,为治风湿痹痛之要药,凡风寒湿痹不论何种邪气偏盛,不问新久,均可应用。因其性善下行,尤宜于下部寒湿所致的腰膝、腿足关节疼痛。可与其他祛风湿药同用以增其效。若痹证日久,肝肾不足,腰膝酸软者,常与桑寄生、当归、人参等配伍,如《千金方》独活寄生汤。

2.风寒挟湿表证

本品发散风寒湿邪而解表,用治风寒表证,常与荆芥、防风配伍,如《摄生众妙方》荆防败毒散;尤宜于外感风寒挟湿所致的头痛头重,一身尽痛,可与羌活、藁本、防风等伍用,如《内外伤辨感论》羌活胜湿汤。

此外,本品止痛之功,亦可用于少阴头痛、头风痛、牙痛等痛症;其祛风湿之功尚可用治皮肤湿痒等。

(四)用法用量

生用。煎服,3～10g。外用适量。

(五)使用注意

阴虚血燥者慎用。

二、威灵仙

威灵仙为毛茛科攀援性灌木植物威灵仙、棉团铁线莲或东北铁线莲的干燥根及根茎。前一种主产于江苏、安徽、浙江等地,应用较广。后两种主产于东北、华北等地,仅部分地区应用。秋季采挖,除去泥沙,晒干。切段。

(一)主要性能

辛、咸,温。归膀胱经。

(二)功效

祛风除湿,通络止痛。

(三)应用

风湿痹证。本品既能祛风除湿,又善通络止痛,为治风湿痹痛之要药。凡风湿痹痛,筋脉拘挛,屈伸不利,肢体麻木者,均可应用。因其力猛善行,通行十二经,且散寒止痛力佳,故尤宜于风、寒邪气偏胜之行痹、痛痹。可单用,制蜜丸服,或温酒送服,亦可与独活、防风、川芎等同用;若治风湿热痹,当与祛风湿清热药如防己、秦艽等同用。

此外,本品通络止痛之功,可治跌打伤痛、头痛、牙痛等;尚能消痰水,用于噎膈、痞积、痰饮。

传统用于小骨、软骨鲠咽,有软化骨鲠之效,可单用煎汤,缓缓咽下,或与砂糖、米醋、砂仁等同用,有一定疗效。

(四)用法用量

生用。煎服,6～10g,治骨鲠可用30～50g。

三、川乌

川乌为毛茛科多年生草本植物乌头的干燥母根。主产于四川、云南、陕西等地。6 月下旬至 8 月，上旬采挖，除去子根、须根及泥沙，晒干。切片。

(一)主要性能

辛、苦，热。有大毒。归心、肝、肾、脾经。

(二)功效

祛风除湿，散寒止痛。

(三)应用

1.风寒湿痹证

本品长于祛风除湿、温经散寒，尤善止痛，为治风寒湿痹之佳品，尤宜于寒邪偏盛之痛痹。治寒湿侵袭，关节疼痛，不可屈伸者，常与麻黄、芍药、甘草等同用，如《金匮要略》乌头汤；治寒湿瘀血阻滞经络，筋脉挛痛，关节屈伸不利者，常与草乌、地龙、乳香等配伍，如《和剂局方》活络丹。

2.寒凝痛证

本品散寒止痛力强，可用于寒凝诸痛证。治阴寒内盛，心痛彻背，背痛彻心者，常配附子、干姜、蜀椒等，如《金匮要略》乌头赤石脂丸；用治寒疝，绕脐腹痛，手足厥冷者，每与蜂蜜同煎，如《金匮要略》大乌头煎。

此外，本品止痛之功，可用于跌打损伤，瘀肿疼痛；古方还常以本品配伍生半夏、生南星、蟾酥等，用于手术局部麻醉，如外敷麻药方。

(四)用法用量

制用。煎服，1.5～3g。应先煎 0.5～1h 以减低毒性。外用适量。

(五)使用注意

生品有大毒，内服一般应炮制后用；不可久服，孕妇忌用；不宜与半夏、瓜蒌、天花粉、川贝母、浙贝母、白蔹、白及同用。

(六)附药

草乌。为毛茛科植物北乌头的块根。性味辛、苦，热。有大毒。归心、肝、肾、脾经。功能祛风除湿，散寒止痛。主要适用于风寒湿痹证，寒凝诸痛及跌打伤痛，麻醉止痛等。用法用量及使用注意同川乌。本品功同川乌，毒性比川乌更强，用之宜慎。

四、木瓜

木瓜为蔷薇科灌木植物贴梗海棠的干燥近成熟果实。习称“皱皮木瓜”。主产于安徽、四川、湖北等地。安徽宣城产者称“宣木瓜”，质量较好。夏、秋果实绿黄时采收，置沸水中烫至外皮灰白色，对半纵剖，晒干。切片。

(一)主要性能

酸，温。归肝、脾、胃经。

(二)功效

舒筋活络,化湿和胃。

(三)应用

1.风湿痹痛,筋脉拘挛

本品祛风除湿,药力和缓,可用于多种痹证。但尤善舒筋活络,为风湿痹证见筋脉拘挛者之要药。治风寒湿痹,日久不愈,常与蕲蛇、川芎、威灵仙等同用;治筋急项强,不可转侧,常与乳香、没药、生地等同用,如《普济本事方》木瓜煎。若治风湿热痹,可与祛风湿清热药如防己、秦艽等同用。

2.脚气肿痛

本品能除湿舒筋,可用治脚气肿痛,常与吴茱萸、槟榔、苏叶等同用,如《朱氏集验方》鸡鸣散。

3.吐泻转筋

本品既能化湿和胃,又善舒筋活络,故为治湿阻中焦,吐泻转筋之要药。偏寒者,常配吴茱萸、茴香、紫苏等,如《三因方》木瓜汤;偏热者,多配蚕沙、薏苡仁、黄连等,如《霍乱论》蚕矢汤。

此外,本品有消食之功,可用于食积不化;并能生津止渴,可治津伤口渴。

(四)用法用量

生用。煎服,6～12g。

(五)使用注意

胃酸过多者慎用。

五、马钱子

马钱子为马钱科植物马钱的干燥成熟种子。主产于印度、越南、缅甸等地。冬季采收成熟果实,取出种子,晒干。用砂烫至鼓起并显棕褐色或深棕色。

(一)主要性能

苦,温。有大毒。归肝、脾经。

(二)功效

通络止痛,散结消肿。

(三)应用

1.风湿顽痹,麻木瘫痪

本品长于搜筋骨间风湿,通络止痛力强。治风湿顽痹,筋脉拘挛疼痛,肢体麻木瘫痪等,可单用,或与独活、川乌、乳香等祛风湿、活血通络药同用。

2.跌打损伤,骨折肿痛

本品善能散结消肿止痛,为伤科疗伤止痛之佳品。治跌打损伤,骨折肿痛,可与三七、乳香、没药等活血消肿止痛药同用。

3.痈疽肿痛

本品能散结消肿,攻毒止痛。治痈疽肿痛,可单用为末,香油调涂;亦可与炮山甲、制僵蚕为末,米糊为丸服,如《外科方外奇方》青龙丸。

(四)用法用量

制用。炮制后入丸散用,0.3～0.6g。外用适量,研末调涂。

(五)使用注意

本品有大毒,过量服用可引起肢体颤动、呼吸困难、惊厥昏迷等中毒症状。内服不宜生用及多服久服。其所含有毒成分能被皮肤吸收,故外用不宜大面积涂敷。孕妇禁用。运动员慎用。

六、蕲蛇

蕲蛇为蝰科动物五步蛇的干燥体。主产于湖北、江西、浙江等地。多于夏、秋二季捕捉,剖腹去内脏,洗净,干燥。去头、鳞,切段。

(一)主要性能

甘、咸,温。归肝经。

(二)功效

祛风,通络,止痉。

(三)应用

1.风湿顽痹,半身不遂

本品性善走窜,功长祛风通络,其内走脏腑,外达皮肤,有"透骨搜风"之能,为治风要药。凡风湿痹证无不宜之,尤善治风湿顽痹,麻木拘挛,以及中风口眼歪斜,半身不遂者,常与防风、羌活、当归等配伍,如《濒湖集简方》白花蛇酒。

2.小儿惊风,破伤风

本品祛外风,搜内风,而定惊止痉。治小儿急慢惊风、破伤风之痉挛抽搐,常与乌梢蛇、蜈蚣等同用,如《圣济总录》定命散。

3.麻风,疥癣,皮肤瘙痒

本品外彻皮肤以祛风止痒,可用于风毒壅于肌肤之皮肤病。治麻风,每与大黄、蝉蜕、皂角刺等同用,如《秘传大麻风方》追风散;治疥癣,可与荆芥、薄荷、天麻同用,如《医垒元戎》祛风膏。治皮肤瘙痒,常与刺蒺藜、蝉蜕、地肤子等配伍,以增祛风止痒之功。

(四)用法用量

生用或酒炙用。煎服,3～9g;研末吞服,1次1～1.5g,每日2～3次。亦可制成丸、散、膏、酒剂服用。

(五)使用注意

阴虚内热者慎用。

(六)附药

1.金钱白花蛇

为眼镜蛇科动物银环蛇的幼蛇干燥体。药性、功效、应用与蕲蛇相似而药力较强。煎服,2～5g;研粉吞服,1～1.5g;亦可浸酒服。

2.乌梢蛇

为游蛇科动物乌梢蛇的干燥体。药性、功效、应用与蕲蛇相似而药力较缓。煎服,6～12g;研末,每次2～3g;或入丸剂、浸酒服。

3.蛇蜕

为游蛇科动物王锦蛇、红点锦蛇和黑眉锦蛇等多种蛇蜕下的皮膜。性味甘、咸,平。归肝经。功能祛风,定惊,退翳,解毒止痒。主要适用于惊风癫痫,翳障,喉痹,口疮,痈疽疔毒,瘰疬,皮肤瘙痒,白癜风等。煎汤,1.5～3g;研末,每次0.3～0.6g。外用适量。孕妇忌服。

七、伸筋草

伸筋草为石松科多年生草本植物石松的干燥全草。中国大部分地区均产。夏、秋二季茎叶茂盛时采收,除去杂质,晒干。切段。

(一)主要性能

微苦、辛,温。归肝、脾、肾经。

(二)功效

祛风除湿,舒筋活络。

(三)应用

1.风寒湿痹

本品既能祛风湿,又善舒筋活络。治风寒湿痹,关节酸痛,筋脉拘挛,屈伸不利,可与独活、桂枝、威灵仙等配伍;若肢体软弱,肌肤麻木,宜与当归、鸡血藤、五加皮等同用。

2.跌打损伤

本品能舒筋活络,消肿止痛。用于跌打损伤,瘀肿疼痛,常与红花、土鳖虫、苏木等同用。

(四)用法用量

生用。煎服,3～12g。外用适量。

(五)使用注意

孕妇慎用。

八、路路通

路路通为金缕梅科乔木植物枫香树的干燥成熟果序。全国大部分地区有产。冬季果实成熟后采收,除去杂质,干燥。

(一)主要性能

苦,平。归肝、肾经。

(二)功效

祛风通络,利水消肿,通经下乳。

(三)应用

1.风湿痹痛,中风半身不遂

本品善能祛风通络,且药性平和,凡风湿痹痛,麻木拘挛,无论寒热虚实,用之皆宜,常与伸筋草、络石藤、秦艽等同用。治中风后半身不遂属气血瘀滞,脉络痹阻者,可与丹参、川芎、红花等同用。

2.跌打损伤

本品通络以行瘀止痛,治跌打损伤,瘀肿疼痛,常与三七、红花、苏木等活血疗伤药同用。

3.水肿,小便不利

本品能利水消肿,治水肿胀满,小便不利,多与利水渗湿之茯苓、猪苓、泽泻等配伍。

4.经行不畅，乳汁不通

本品又能通经下乳。治气滞血瘀之经行不畅，或闭经，常与当归、川芎、茺蔚子等同用。治乳汁不通，乳房胀痛，每与青皮、穿山甲、王不留行等配伍。

此外，本品能祛风止痒，用治风疹瘙痒，可与苦参、地肤子、蒺藜等配伍，内服、外洗均可。

(四)用法用量

生用。煎服，5～10g。外用适量。

(五)使用注意

月经过多及孕妇忌用。

第二节　祛风湿清热药

本节药物味多辛苦，性偏寒凉，以祛风湿、止痛、清热消肿为主要功效，主要用于风湿热痹证，症见局部关节疼痛，灼热红肿，得冷稍舒，痛不可触，苔黄燥，脉滑数等。以其祛风湿、止痛之功，经配伍也可用于风寒湿痹证。部分药物兼有通经络之功，亦可用于经络不通之中风不遂、肢体麻木、筋脉拘挛者。

一、秦艽

秦艽为龙胆科多年生草本植物秦艽、麻花秦艽、粗茎秦艽或小秦艽的干燥根。前三种按性状不同分别习称“秦艽”和“麻花艽”，后一种习称“小秦艺”。主产于甘肃、四川、内蒙古等地。夏、秋二季采挖，除去泥沙；秦艽及麻花艽晒软，堆置“发汗”至表面呈红黄色或灰黄色时，摊开晒干，或不经“发汗”直接晒干；小秦艽趁鲜时挫去黑皮，晒干。切片。

(一)主要性能

辛、苦，平。归胃、肝、胆经。

(二)功效

祛风湿，止痹痛，舒筋络，清湿热，退虚热。

(三)应用

1.风湿痹证

本品药性平和，质润不燥，为风药中之润剂，善祛风除湿、舒筋通络，凡风湿痹证，筋脉拘挛者，无论寒热、虚实、新久均可配伍应用。其性偏寒，尤宜于热痹，常与防己、络石藤、忍冬藤等同用。治风寒湿痹，可配伍温经散寒之桂枝、羌活、川芎等，如《医学心悟》蠲痹汤。治痹证日久，肝肾不足、气血两亏，见腰膝酸痛、关节屈伸不利、麻木不仁，每与杜仲、桑寄生、当归等补肝肾养血药同用，如《备急千金要方》独活寄生汤。

2.中风半身不遂

本品有祛风舒筋活络之功，用治中风半身不遂、口眼歪斜、手足拘挛、舌强不语，可单用或与它药配伍。遇风邪中络兼见恶风寒者，常与升麻、葛根、防风等疏风药同用，如《卫生宝鉴》秦艽升麻汤；若血虚中风者，常配伍当归、熟地、白芍等补血药，如《不知医必要》秦艽汤。

3.湿热黄疸

本品能清肝胆湿热以退黄,用治湿热黄疸,可单用为末服;也可配伍茵陈、栀子、大黄等,如《圣济总录》山茵陈丸。

4.虚热证

本品善退虚热、除骨蒸,为治虚热要药,可用治多种虚热证。治阴虚内热,骨蒸潮热者,常与鳖甲、生地黄、地骨皮等养阴清热药同用,如《卫生宝鉴》秦艽鳖甲散。治小儿疳积发热,多与炙甘草、薄荷配伍,如《小儿药证直诀》秦艽散。

(四)用法用量

生用。煎服,3～10g。

二、防己

防己为防己科多年生木质藤本植物粉防己的干燥根,又称"汉防己"。主产于安徽、浙江、江西等地。秋季采挖,洗净,除去粗皮,切段,粗根纵切两半,晒干。切片。

(一)主要性能

苦,寒。归膀胱、肾、脾经。

(二)功效

祛风湿,止痛,利水消肿。

(三)应用

1.风湿痹证

本品功长祛风湿、止痛,因其性寒,尤宜于风湿热痹,关节红肿疼痛、屈伸不利者,常与滑石、薏苡仁、蚕砂等同用,如《温病条辨》宣痹汤。若治风寒湿痹,关节冷痛,则需配伍乌头、肉桂、白术等温经散寒药,如《千金方》防己汤。

2.水肿,脚气肿痛

本品善清膀胱湿热而利水消肿,尤宜于下焦湿热壅盛之水肿、小便不利,常与椒目、葶苈子、大黄等同用,如《金匮要略》己椒苈黄丸。治表虚水肿,身重、汗出恶风者,常与黄芪、白术、甘草等同用,如《金匮要略》防己黄芪汤。治虚寒性水肿,常与黄芪、桂枝、茯苓等同用,如《金匮要略》防己茯苓汤。治脚气肿痛,可与木瓜、吴茱萸、槟榔等同用。

此外,本品清利湿热之功,还可用治湿疹、疮毒,常与金银花、土茯苓、苦参等同用。

(四)用法用量

生用。煎服,5～10g。

(五)使用注意

胃纳不佳及阴虚体弱者慎用。

三、桑枝

桑枝为桑科乔木植物桑的嫩枝。全国各地均有分布,主产于浙江、江苏、湖南等地。春末夏初采收,晒干。切片。

(一)主要性能

微苦,平。归肝经。

(二)功效

祛风湿,通经络。

(三)应用

风湿痹证。本品能祛风湿、通经络、利关节,且药性平和,故治风湿痹痛,不论寒热、新久均可应用,尤以肩臂酸痛、肢体麻木者为宜。可单用,但力薄,常随证配伍他药:偏寒者,常与威灵仙、桂枝等同用;偏热者,常与络石藤、忍冬藤等同用;偏气血虚者,常与黄芪、当归等同用;偏肝肾不足者,常配伍杜仲、续断等。

此外,本品兼有利水消肿之功。可用治水肿,常与茯苓、猪苓、大腹皮等同用;若治脚气水肿,常配伍木瓜、蚕砂等。

(四)用法用量

生用或炒用。煎服,9～15g。外用适量。

四、雷公藤

雷公藤为卫矛科灌木植物雷公藤的干燥根或根的木质部。主产于安徽、福建、浙江等地。秋季采挖根部,去净泥土,晒干,或去皮晒干。切片。

(一)主要性能

苦、辛,寒;有大毒。归肝、肾经。

(二)功效

祛风除湿,活血通络,消肿止痛,杀虫解毒。

(三)应用

1.风湿顽痹

本品祛风湿、活血通络之力强,为治风湿顽痹之要药。又苦寒清热,消肿止痛功效显著,故尤宜于关节红肿热痛、肿胀难消、屈伸不利,甚至关节变形者,可单用,内服或外敷均可;或与独活、威灵仙、防风等同用。

2.麻风,顽癣,湿疹,疥疮

本品功能清热燥湿、杀虫攻毒,可用治疥癣等皮肤病,单用或入复方均可。治麻风,常配伍黄檗、金银花等。治湿疹,常与苦参、白鲜皮等同用。治顽癣、疥疮等,常与防风、荆芥、蒺藜等同用。

3.热毒疮疡

本品能清热解毒、消肿止痛。治热毒疔疮肿毒,可与蟾蜍配伍以增其效。

(四)用法用量

生用。煎服,1～3g,先煎。外用适量。

(五)使用注意

本品有毒,内服应慎。孕妇及体虚者禁用。心、肝、肾功能不全及白细胞减少者慎用。

五、络石藤

络石藤为夹竹桃科木质藤本植物络石的干燥带叶藤茎。全国各地均有分布,主产于江苏、安徽、山东等地。冬季至次春采割,除去杂质,晒干。切段。

(一)主要性能

苦,微寒。归心、肝、肾经。

(二)功效

祛风通络,凉血消肿。

(三)应用

1.风湿痹证

本品善祛风通络,性偏微寒,风湿痹痛兼热者尤为适宜。治风湿热痹,筋脉拘挛、关节红肿疼痛,常与秦艽、地龙、忍冬藤等同用。治风湿寒痹,腰膝酸痛,常配伍木瓜、桑寄生、五加皮等。

2.喉痹,痈肿

本品功能清热利咽、凉血消肿。治热毒壅盛之喉痹,咽喉肿痛,可单用水煎,慢慢含咽;或配伍连翘、牛蒡子、射干等。治热毒疮痈,常与乳香、没药、连翘等同用,如止痛灵宝散。

3.跌扑损伤

本品能凉血消肿、通经络。治跌仆损伤,瘀肿疼痛,常与红花、桃仁、三七等同用。

(四)用法用量

生用。煎服,6～12g。外用适量。

第三节　祛风湿强筋骨药

本节药物味多辛甘苦,性温或平,主归肝、肾经,以祛风湿、补肝肾、强筋骨为主要功效,主要用于风湿痹证兼有肝肾虚损,筋骨不健者,症见腰膝酸软,筋骨无力等。其补肝肾强筋骨之功,亦可用治肾虚腰痛,筋骨痿弱等证。

一、桑寄生

桑寄生为桑寄生科灌木植物桑寄生的干燥带叶茎枝。主产于广西、广东、福建等地。冬季至次春采割,除去粗茎,干燥,或蒸后干燥。切片或切段。

(一)主要性能

苦、甘,平。归肝、肾经。

(二)功效

祛风湿,补肝肾,强筋骨,安胎。

(三)应用

1.风湿痹证

本品既能祛风湿,又长于补肝肾、强筋骨,尤适用于痹证日久,累及肝肾,腰膝酸软、筋骨无力者,常与祛风湿、强筋骨、益气血之独活、牛膝、当归、人参等同用,如《千金方》独活寄生汤。

2.肝肾不足,筋骨痿软

本品补肝肾、强筋骨之功,亦常用于肝肾虚损、腰膝酸软、筋骨无力者,可与杜仲、续断、牛膝等补肝肾药同用。

3.崩漏下血，胎动不安

本品能补肝肾而固冲任，以安胎固经。治肝肾亏虚，妇人崩漏，月经过多者，可与阿胶、当归、香附等配伍，如《证治准绳》桑寄生散；治肾虚滑胎，及妊娠下血，胎动不安，胎萎不长者，常与阿胶、菟丝子、续断等同用，如《医学衷中参西录》寿胎丸。

(四)用法用量

生用。煎服，9～15g。

(五)附药

槲寄生。桑寄生科植物槲寄生的带叶茎枝，其性能、功效与应用均与桑寄生相似，过去作桑寄生应用，《中国药典》已将其单独收载，未标甘味。

二、加皮

加皮为五加科灌木植物细柱五加的干燥根皮。习称"南五加皮"。主产于湖北、河南、安徽等地。夏、秋二季采挖根部，剥取根皮，晒干。切厚片。

(一)主要性能

辛、苦，温。归肝、肾经。

(二)功效

祛风湿，补肝肾，强筋骨，利水。

(三)应用

1.风湿痹证

本品既善祛风湿，又能补肝肾、强筋骨，尤宜于痹证日久，肝肾不足，筋骨不健者。治风湿痹证，腰膝酸痛，筋脉拘挛，可单用或配伍补血强筋之当归、牛膝等浸酒服，如《本草纲目》五加皮酒；或配伍祛风湿舒筋络之木瓜、松节等同用，如《沈氏尊生书》五加皮散。

2.肝肾不足，筋骨痿软

本品补肝肾，强筋骨，用治肝肾不足，筋骨痿软，常与补肝肾，强筋骨之牛膝、杜仲、淫羊藿等同用，如《卫生家宝》五加皮散。治小儿行迟，可配伍益肾强筋健骨之龟甲、牛膝、木瓜等，如《保婴撮要》五加皮散。

3.水肿，脚气水肿

本品利水消肿，用治水肿，小便不利，常与利水之茯苓皮、大腹皮等同用，如《和剂局方》五皮散。治脚气水肿，常与除湿之木瓜、远志等同用，如《瑞竹堂经验方》五加皮丸。

(四)用法用量

生用。煎服，5～10g；或浸酒、入丸散服。外用适量。

三、狗脊

狗脊为蚌壳厥科多年生草本植物金毛狗脊的干燥根茎。主产于四川、江西、福建等地。秋、冬二季采挖，除去泥沙，干燥；或去硬根、叶柄及金黄色绒毛，切厚片，干燥，为"生狗脊片"；蒸后，晒至六、七成干，切厚片，干燥，为"熟狗脊片"。

(一)主要性能

辛、苦，微温。归肝、肾经。

(二)功效

祛风湿,补肝肾,强筋骨。

(三)应用

1.风湿痹证

本品既善祛散风寒湿邪,又能补肝肾、强筋骨。对肝肾不足,兼有风寒湿邪之腰痛脊强,不能俯仰者最为适宜,常配伍补肝肾、强筋骨、祛风湿之杜仲、续断、海风藤等,如《易简方便》狗脊饮。

2.肝肾亏虚证

本品补肝肾、强筋骨之功,可用于肝肾虚损所致腰膝酸软、下肢无力,常与补肝肾、益精血之牛膝、菟丝子、熟地黄等同用。其温补固摄之功,亦可用于肾虚不固之尿频、遗尿、遗精者,常与益智仁、补骨脂、杜仲等温补肾阳药同用;治冲任虚寒,带下量多,色白清稀,则配伍鹿茸、艾叶等,以温肾散寒止带。

此外,狗脊的绒毛有止血作用,外敷可用于金疮出血。

(四)用法用量

生用或砂烫用。煎服,6～12g。外用适量。

(五)使用注意

肾虚有热,小便不利或短涩黄赤者慎用。

第九章　利水渗湿药

凡以通利水道，渗泄水湿为主要功效，常用于治疗水湿内停病证的药物，称为利水渗湿药。

本类药物依据其性能特点及功效主治之不同，大致可分为利水消肿药、利尿通淋药、利湿退黄药三类。

利水渗湿药味多甘淡，性平或寒凉，作用趋于下行，主归膀胱、肾经，次归小肠、脾经；其中利湿退黄药主归肝、胆经。

淡能渗湿，肾主水，司膀胱气化，“小肠主液”泌别清浊，故本类药物主要通过使尿量增加，小便通畅，从而促进体内蓄积的水湿从小便排泄，而有利水渗湿的作用，主治水湿内停所致水肿、小便不利、淋证、黄疸、痰饮、泄泻、带下、湿疮、湿温、湿痹等病证。其中利水消肿药以利尿除湿为主要功效，主治水湿内停所致的水肿，小便不利，及泄泻、痰饮等病证；利尿通淋药性偏寒凉，以清利下焦湿热、利尿通淋为主要功效，主治湿热蕴结于膀胱所致的各种淋证；利湿退黄药以清利肝胆湿热为主要功效，主治肝胆湿热之黄疸等。

部分药物分别兼有健脾、清热泻火解毒或祛风湿、祛风止痒之功，可用于脾虚泄泻、脏腑热证、疮疡肿毒及风湿痹证、湿疹湿疮等。

应用利水渗湿药时，应视不同病证，探明病因及兼证，选择相应药物，并作适当配伍以增强疗效。如风邪袭表者，配宣肺解表药；湿热合邪者，配清热燥湿药；寒湿并重者，配温里散寒药；脾肾阳虚者，配温补脾肾药；热伤血络而尿血者，配凉血止血药。此外，气行则水行，此类药还常与行气药配伍，以提高疗效。

本类药物易耗伤津液，故阴亏津少者应慎用或忌用；有些药物有较强的通利作用，孕妇慎用或忌用。

第一节　利水消肿药

本类药物味多甘淡，性平或微寒，以利水消肿为主要功效，主要用于水湿内停之水，肿、小便不利，及痰饮、泄泻等证。部分药物兼能健脾，对脾虚有湿者，有标本兼顾之功。本类药的渗利水湿之功，还常用于淋证、黄疸、带下、湿疮、湿温、湿痹等多种水湿相关病证，正如古人所云：“治湿不利小便，非其治也。”

一、茯苓

茯苓为多孔菌科真菌茯苓的干燥菌核。寄生于松科植物赤松或马尾松等树根上。野生或栽培，主产于云南、安徽、湖北等地。产云南者称“云苓”，质较优。7～9 月采挖，除去泥沙，堆置“发汗”后，摊开晾至表面干燥，再“发汗”，反复数次至现皱纹、内部；水分大部散失后，阴干，称为“茯苓个”。取之浸润后稍蒸，及时切片，晒干；或将鲜茯苓按不同部位切制，阴干，分别称为“茯苓块”和“茯苓片”。

(一)主要性能

甘、淡,平。归脾、肾、心经。

(二)功效

利水渗湿,健脾,安神。

(三)应用

1.水肿,小便不利

本品药性平和,既可祛邪,又可扶正,利水而不伤正气,为利水消肿之要药,可用于寒热虚实各种水肿:治水湿内停所致之水肿、小便不利,常与泽泻、猪苓、白术等同用,如《伤寒论》五苓散;治脾肾阳虚水肿,可与附子、生姜同用,以温阳利水,如《伤寒论》真武汤;用于水热互结,阴虚小便不利、水肿,与清热滋阴药如滑石、泽泻、阿胶等合用,如《伤寒论》猪苓汤。

2.痰饮证

本品渗湿健脾之功,对痰饮证有标本兼治之能。治湿痰,常配伍半夏、陈皮、甘草,如《和剂局方》二陈汤;治痰饮停于胸胁之胸胁胀满,目眩心悸,与桂枝、白术、甘草同用以温阳化饮,如《金匮要略》苓桂术甘汤;若治饮停于胃而呕吐者,多与半夏、生姜相伍,如《金匮要略》小半夏加茯苓汤。

3.脾虚证

本品功长健脾,又能渗湿,且性平和缓,为治脾虚诸证之佳品。治脾虚湿盛泄泻,可与山药、白术、薏苡仁等同用,以补脾益气、除湿止泻,如《和剂局方》参苓白术散;治疗脾胃虚弱,倦怠乏力,食少便溏,常配补脾益气之人参、白术、甘草,如《和剂局方》四君子汤。

4.心神不安证

本品又善宁心安神,为治心神不安之心悸失眠之良药。治心脾两虚,气血不足之心悸,失眠,常与黄芪、当归、远志等同用,如《济生方》归脾汤;若治心气虚,惊恐而不安卧者,每与人参、龙齿、远志等配伍,如《医学心悟》安神定志丸。

(四)用法用量

生用。煎服,10～15g。

(五)附药

茯苓皮为茯苓菌核的黑色外皮。性味甘、淡,平。归脾、肾、心经。功能利水消肿。主要适用于皮肤水肿。煎服,15～30g。

茯神为茯苓菌核中间带有松根的部分。性味甘、淡,平。归脾、肾、心经。功能宁心安神,主要适用于心神不安、惊悸、健忘等。煎服,10～15g。

二、猪苓

猪苓为多孔菌科真菌猪苓的干燥菌核。寄生于桦树、枫树、柞树的根上。主产于陕西、山西、云南等地。春秋二季采挖,去泥沙,晒干。切片。

(一)主要性能

甘、淡,平。归肾、膀胱经。

(二)功效

利水渗湿。

(三)应用

水湿内停证。本品淡渗利水作用强于茯苓，常用于水湿内停之水肿、小便不利、泄泻及湿热淋证等。治水湿内停之水肿、小便不利，可单用或与茯苓、泽泻、桂枝等配伍，如《伤寒论》五苓散；若水热互结，阴虚小便不利、水肿，则与滑石、泽泻、阿胶等泻热滋阴药合用，如《伤寒论》猪苓汤。治湿盛泄泻，与茯苓、泽泻、白术配用，如《丹溪心法》四苓散；治热淋，小便不通，淋沥涩痛，配生地黄、栀子、木通等，如《医宗金鉴》十味导赤汤。

(四)用法用量

生用。煎服，6～12g。

三、泽泻

泽泻为泽泻科多年生沼生草本植物泽泻的干燥块茎。主产于福建、四川、江西等地。冬季茎叶开始枯萎时采挖，洗净，干燥，除去须根及粗皮，切片。晒干。

(一)主要性能

甘、淡，寒。归肾、膀胱经。

(二)功效

利水渗湿，泄热。

(三)应用

1.水湿内停证

本品淡渗利水作用较强，治水湿内停之水肿、小便不利，常与茯苓、猪苓、桂枝等配伍，如《伤寒论》五苓散；治痰饮停聚，清阳不升之头目昏眩，配白术同用，如《金匮要略》泽泻汤；治脾湿过盛，水肿泄泻，有利小便以实大便之功，与厚朴、苍术、猪苓相伍，如《丹溪心法》胃苓汤。

2.淋证，带下

本品既能利水渗湿，又善泄膀胱及下焦之热。治湿热淋证，可与木通、车前子等同用；治湿热下注，妇人带下，常与木通、车前子、龙胆等同用，如《医方集解》龙胆泻肝汤。

此外，取本品泻肾经之火之功，治肾阴不足，相火亢盛之遗精盗汗、耳鸣腰酸，常与滋补肾阴之熟地黄、山茱萸、山药配伍，如《小儿药证直诀》六味地黄丸。

(四)用法用量

生用；麸炒或盐水炒用。煎服，6～10g。

四、薏苡仁

薏苡仁为禾本科多年生草本植物薏苡的干燥成熟种仁。中国大部分地区均产，主产于福建、河北、辽宁等地。秋季果实成熟时采割植株，晒干，打下果实，再晒干，除去外壳及种皮。

(一)主要性能

甘、淡，凉。归脾、胃、肺经。

(二)功效

利水渗湿，健脾止泻，除痹，清热排脓。

(三)应用

1.水肿、小便不利，脚气

本品既能渗湿，又能健脾，利水不伤正，补脾不滋腻，为淡渗清补之品。故凡水湿为犯均可用之，尤宜于脾虚湿滞者。治水湿内停之水肿、小便不利，常与茯苓、猪苓、泽泻等配伍；对脾虚湿盛之水肿腹胀，小便不利，多与茯苓、白术、黄芪等药同用，以益气健脾利水；治脚气水肿，可与防己、木瓜、槟榔等同用。

2.脾虚泄泻

本品渗湿健脾以止泻，治脾虚湿盛之泄泻，常与补脾益气之人参、茯苓、白术等同用，如《和剂局方》参苓白术散。

3.风湿痹证

其渗湿舒筋缓急之功，善治风湿痹证而筋脉拘挛者，常与独活、防风、苍术同用，如《类证治裁》薏苡仁汤；因其性寒，尤宜于风湿热痹，骨节烦疼，每与防己、滑石、栀子等配伍，如《温病条辨》宣痹汤；若治风湿日久，筋脉挛急，水肿，用薏苡仁煮粥服，如《食医心镜》薏苡仁粥；治风湿在表，身痛发热者，可与麻黄、苦杏仁、炙甘草合用，如《金匮要略》麻黄杏仁薏苡甘草汤。

4.肺痈肠痈

本品善清肺肠之热，排脓消痈，为肺痈肠痈所常用。治肺痈胸痛，咳吐腥臭脓痰者，常与苇茎、冬瓜仁、桃仁等配伍，如《千金方》苇茎汤；治肠痈腹痛，可与附子、败酱草同用，如《金匮要略》薏苡附子败酱散。

(四)用法用量

生用或炒用。煎服，9～30g。清利湿热宜生用，健脾止泻宜炒用。

五、赤小豆

赤小豆为豆科植物赤小豆或赤豆的干燥成熟种子。前者主产于广东、广西、江西等地，后者中国大部分地区均产。秋季果实成熟而未开裂时采收，晒干，打下种子，除去杂质，再晒干。

(一)主要性能

甘、酸，平。归心、小肠经。

(二)功效

利水消肿，解毒排脓。

(三)应用

1.水肿，小便不利，黄疸

本品性善下行，利水以消肿，渗湿以退黄，且性质平和，为渗利之佳品。常用于水湿内停之水肿小便不利及黄疸等证。治水肿、小便不利，可单用，或与茯苓、猪苓、泽泻等同用；治脚气水肿，可与桑白皮、生姜等配用；治湿热阳黄，可与茵陈、栀子等同用；若黄疸初起有表证者，可配伍麻黄、连翘、桑白皮等，如《伤寒论》麻黄连翘赤小豆汤。

2.痈疮肿毒

其解毒排脓之功，亦为痈疮肿毒所常用。治痈疮疖肿，可研末调敷患处；治肠痈腹痛，可与薏苡仁、甘草同用，如《医宗金鉴》赤豆薏苡仁汤。

(四)用法用量

生用。煎服，9～30g。外用适量，研末调敷。

六、冬瓜皮

冬瓜皮为葫芦科一年生草本植物冬瓜的干燥外层果皮。中国大部分地区有产。均为栽培。夏末初秋果实成熟时采收,洗净,削取外层果皮,晒干。切块或宽丝。

(一)主要性能

甘,凉。归脾、小肠经。

(二)功效

利尿消肿,清热解暑。

(三)应用

1.水肿,小便不利

本品善走肌肤以行水消肿,用治水肿、小便不利,可药食两用,或配五加皮、姜皮,煎服;若治体虚水肿,可与冬瓜皮、赤小豆、红糖同煮,食豆服汤。

2.暑热烦渴

本品又可清解暑热,亦为暑热烦渴所常用。治夏日暑热口渴,小便短赤,可与西瓜翠衣同用,煎水代茶饮;若治暑湿证,可与薏苡仁、滑石、扁豆花等合用,以清解暑热。

(四)用法用量

生用。煎服,9～30g。

(五)附药

冬瓜子为冬瓜的种子。又称冬瓜仁。性味甘、凉。归脾、小肠经。功能清肺化痰,利湿排脓。用于治疗肺热咳嗽、肺痈、肠痈、带下、白浊等证。煎服,10～15g。

第二节　利尿通淋药

本类药物多为味苦或甘淡,性寒之品。以利尿通淋为主要功效,主要用于下焦湿热所致小便频急,淋漓不尽,尿道涩痛,小腹拘急,痛引腰腹为症候特征的热淋、血淋、石淋、膏淋等诸淋证。大多药物兼能清热利湿,尚可用治暑温湿温、湿疹瘙痒等。

一、车前子

车前子为车前科多年生草本植物车前或平车前的干燥成熟种子。前者分布中国各地,后者分布北方各地。夏、秋二季种子成熟时采收果穗。晒干,搓出种子,除去杂质。

(一)主要性能

甘,寒。归肝、肾、肺、小肠经。

(二)功效

利尿通淋,渗湿止泻,清肝明目,清肺化痰。

(三)应用

1.淋证,水肿

本品善通利水道、清膀胱之热,以治湿热淋证及水湿停滞之水肿、小便不利。治湿热淋证,小便淋沥涩痛者,常与滑石、木通、瞿麦等同用,如《和剂局方》八正散;治水肿、小便不利,可与茯苓、猪苓、泽泻配伍;若治病久肾虚,腰重脚肿者,可与牛膝、熟地黄、肉桂等同用,以温肾化气、利水消肿，如《济生方》济生肾气丸。

2.泄泻

本品又善渗湿止泻，利小便以实大便，尤宜于湿盛之水泻，可单用本品研末，米饮送服；治暑湿泄泻，可与香薷、茯苓、猪苓等同用，如《杨氏家藏方》车前子散；治脾虚湿盛泄泻，可配健脾渗湿之白术、茯苓、泽泻等。

3.目疾

本品尚能清肝明目，用治肝热目赤涩痛，常与菊花、决明子等同用；若用于肝肾阴亏，目暗昏花，则配养肝明目之熟地黄、菟丝子等，如《圣惠方》驻景丸。

4.痰热咳嗽

其清肺化痰之功可用治肺热咳嗽痰黄者，每与黄芩、浙贝母、瓜蒌等清肺化痰药同用。

(四)用法用量

生用或盐水炙用。煎服，9～15g。包煎。

(五)使用注意

肾虚精滑及内无湿热者慎用。

(六)附药

车前草为车前的全草。性味甘、寒。归肝、肾、肺、小肠经。功能利尿通淋，渗湿止泻，清肺化痰，凉血止血，清热解毒。主要适用于热淋涩痛，水肿尿少，暑湿泄泻，吐血衄血，痈肿疮毒等证。煎服，10～20g。鲜品加倍。外用适量。

二、木通

木通为木通科植物木通、三叶木通或白木通的干燥藤茎。木通主产于陕西、山东、江苏等地；三叶木通主产于河北、山西、山东等地；白木通主产于西南地区。秋季采收，截取茎部，除去细枝，阴干，洗净润透，切片，晒干。

(一)主要性能

苦，寒。归心、小肠、膀胱经。

(二)功效

利尿通淋，清心除烦，通经下乳。

(三)应用

1.淋证，水肿

本品善泄膀胱与小肠湿热以利尿通淋，治湿热蕴结于膀胱所致的小便短赤，淋沥涩痛者，常与车前子、滑石、瞿麦等同用，如《和剂局方》八正散；治水湿停滞之水肿、小便不利，可与猪苓、桑白皮等利水消肿药配伍。

2.心火亢盛证

本品上清心火，下利湿热，能导湿热从小便出。善治心火上炎，口舌生疮，或心火下移小肠之心烦尿赤等证，常与生地黄、甘草、竹叶等同用，如《小儿药证直诀》导赤散。

3.血瘀经闭，乳少

本品功能通经脉，下乳。治血瘀经闭，配桃仁、红花、丹参等活血药同用；治乳汁不通或乳少，每与通乳之王不留行、穿山甲等配伍。

4.湿热痹证

其清湿热、利血脉、通关节之功，尚可用治湿热痹痛，可与祛风湿清热之防己、秦艽、海桐皮等同用。

（四）用法用量

生用。煎服，3～6g。

（五）使用注意

内无湿热及津亏、精滑者及孕妇慎用。

（六）附药

川木通。为毛茛科植物小木通或绣球藤的藤茎。性味苦，寒。归心、小肠、膀胱经。功能利尿通淋，清心除烦，通经下乳。用于治疗淋证，水肿，心烦尿赤，口舌生疮，经闭乳少，湿热痹痛。煎服 3～6g。孕妇慎用。

通草。为五加科植物通脱木的茎髓。性味甘、淡，微寒。归肾、肺、胃经。功能利尿通淋，通气下乳。主要适用于淋证，水肿，产后乳汁不畅或不下。煎服 3～6g。孕妇慎用。

通草、木通名称不同，气味有别。但今之木通，唐代《本草拾遗》以前称为"通草"。今之通草，出自《本草拾遗》，当时称为"通脱木"，当知区别，不可混淆。

三、瞿麦

瞿麦为石竹科多年生草本植物瞿麦和石竹的干燥地上部分。中国大部分地区有分布，主产于河北、河南、辽宁等地。夏、秋二季花果期采割，除去杂质，晒干。切段。

（一）主要性能

苦，寒。归心、小肠经。

（二）功效

利尿通淋，活血通经。

（三）应用

1.淋证

本品善清心与小肠火，导热下行，有利尿通淋之功，为治淋常用药，尤宜于热淋、血淋。治膀胱湿热所致之小便不利，淋沥涩痛，可与篇蓄、木通、车前子同用，如《和剂局方》八正散；治小便淋沥有血，则与栀子、甘草等同用，如《和剂局方》立效散。

2.血瘀经闭，月经不调

本品能活血通经，治血热瘀阻之经闭或月经不调，常与活血调经之桃仁、红花、丹参等同用。

（四）用法用量

生用。煎服，9～15g。

（五）使用注意

孕妇忌用。

四、萹蓄

萹蓄为蓼科一年生草本植物篇蓄的干燥地上部分。中国大部分地区均产，主产于河南、四川、浙江等地。野生或栽培。夏季叶茂盛时采收。割取地上部分，除去杂质，切段，晒干。

(一)主要性能

苦,微寒。归膀胱经。

(二)功效

利尿通淋,杀虫止痒。

(三)应用

1.淋证

本品善清膀胱湿热而利尿通淋。治膀胱湿热所致之小便不利,淋沥涩痛,可与木通、瞿麦、车前子同用,如《和剂局方》八正散;治血淋,则与凉血止血之大蓟、小蓟、白茅根等配伍。

2.虫证,湿疹,阴痒

其杀虫止痒之功,可用治虫积腹痛,湿疹阴痒。治蛔虫腹痛,可以单味浓煎服用;治小儿蛲虫,单味水煎,空腹饮之,还可以本品煎汤,熏洗肛门;治湿疹、湿疮、阴痒等证,可单用煎水外洗,亦可配伍地肤子、蛇床子、荆芥等煎水外洗。

(四)用法用量

生用。煎服,9～15g。鲜品加倍。外用适量,煎洗患处。

五、海金沙

海金沙为海金沙科多年生缠绕草质藤本植物海金沙的干燥成熟孢子。主产于广东、浙江等地。秋季孢子成熟尚未脱落时采集采割藤叶,晒干,搓揉或打下孢子,除去藤叶。

(一)主要性能

甘、咸,寒。归膀胱、小肠经。

(二)功效

清利湿热,通淋止痛。

(三)应用

淋证,水肿。本品善清膀胱、小肠湿热以利尿通淋,尤善止尿道涩痛,为治诸淋涩痛之要药。治热淋,可以本品为末,甘草汤送服;治血淋,可与凉血止血之白茅根、小蓟同用;治石淋,与鸡内金、金钱草等配伍;治膏淋,则与滑石、麦冬、甘草相合,如《世医得效方》海金沙散。其利湿消肿之功,亦可用于水肿、小便不利,每与利水消肿之猪苓、泽泻、防己等配伍,以增其功。

(四)用法用量

生用。煎服,6～15g。包煎。

(五)附药

海金沙藤。为海金沙的全草。性味甘、咸,寒。归膀胱、小肠经。功能清利湿热,通淋止痛,清热解毒。主要适用于淋证,水肿,痈肿疮毒,痄腮和黄疸。煎服,15～30g。外用适量,煎汤外洗或捣敷。

六、石韦

石韦为水龙骨科多年生草本植物庐山石韦和石韦或有柄石韦的干燥叶。各地普遍野生。主产于浙江、湖北、河北等地。全年均可采收。除去根茎及根,拣去杂质,洗去泥沙,晒干或阴干,切段。

(一)主要性能

甘、苦,微寒。归肺、膀胱经。

(二)功效

利尿通淋,清肺止咳,凉血止血。

(三)应用

1.淋证

本品善清利膀胱湿热而利尿通淋,为湿热淋证所常用,因兼能止血,尤宜于血淋。治热淋,可以本品与滑石为末服;治血淋,与当归、蒲黄、芍药等同用,如《千金方》石韦散;治石淋,常与金钱草、鸡内金、海金沙等配伍。

2.肺热咳喘

本品又善清肺热,止咳喘。用治肺热咳喘痰多,可与清肺化痰之鱼腥草、黄芩、芦根等同用。

3.血热出血

其凉血止血之功,用治血热妄行之吐血、衄血、尿血、崩漏等,可单用或配伍侧柏叶、栀子、小蓟等凉血止血药。

(四)用法用量

生用。煎服,6～12g。

七、萆薢

萆薢为薯蓣科多年生草本植物绵萆薢、福州薯蓣或粉背薯蓣的干燥根茎。前两种称"绵萆薢",主产于浙江、福建;后一种称"粉萆薢",主产于浙江、安徽、江西等地。秋、冬二季采挖。除去须根,洗净,切片,晒干。

(一)主要性能

苦,平。归肾、胃经。

(二)功效

利湿去浊,祛风除湿。

(三)应用

1.膏淋,带下

本品善利湿而分清去浊,为治膏淋之要药。治膏淋,小便混浊,白如米泔,常与乌药、益智仁、石菖蒲等配伍,如《杨氏家藏方》萆薢分清饮;治湿浊下注之带下,可与猪苓、白术、泽泻等同用。

2.风湿痹证

本品又具祛风除湿、舒筋通络之功,且药性平和,可用于寒湿及湿热痹证,见腰膝酸痛,关节屈伸不利者。偏于寒湿者,可与附子、牛膝等同用,如《圣济总录》萆薢丸;属湿热者,则与黄檗、忍冬藤、防己等配伍。

(四)用法用量

生用。煎服,10～15g。

第三节　利湿退黄药

本类药物多味苦性寒凉，以清利湿热、利胆退黄为主要功效，主要用于湿热黄疸证，症见目黄、身黄、小便黄等。亦可用于湿温病、湿疮、湿疹等。部分药物兼有解毒消肿之功，还可用于痈肿疮毒、蛇伤等。

一、茵陈

茵陈为菊科多年生草本植物滨蒿或茵陈蒿的干燥地上部分。主产于陕西、山西、安徽等地。春季幼苗高6～10cm时采收或秋季花蕾长成至初开时采割。除去杂质及老茎，晒干。春季采收的习称"绵茵陈"，秋季采割的称"茵陈蒿"或"花茵陈"。

(一)主要性能

苦、辛，微寒。归脾、胃、肝、胆经。

(二)功效

清利湿热，利胆退黄。

(三)应用

1.黄疸

本品功善清利脾胃、肝胆湿热，为退黄之要药，尤宜于湿热之阳黄，寒湿阴黄亦可配伍应用。对湿热郁蒸，身目发黄，黄色鲜明，小便短赤，常与栀子、大黄配伍，如《伤寒论》茵陈蒿汤；若黄疸湿邪偏重，可与茯苓、泽泻同用，如茵陈五苓散。对寒湿郁滞，黄色晦暗之阴黄，则须配伍附子、干姜等以温化寒湿，如《卫生宝鉴》茵陈四逆汤。

2.湿温，湿疮，湿疹

其利湿清热之功，尚可用于湿温病、湿疮、湿疹等。治湿温证湿热并重者，与滑石、黄芩等同用，如《温热经纬》甘露消毒丹；治湿疮、湿疹，可单用或与苦参、白鲜皮、地肤子等同用。

(四)用法用量

生用。煎服，6～15g。外用适量，煎汤熏洗。

二、金钱草

金钱草为报春花科多年生草本植物过路黄的干燥全草。江南各地均有分布。夏、秋二季采收。除去杂质，晒干，切段。

(一)主要性能

甘、咸，微寒。归肝、胆、肾、膀胱经。

(二)功效

利湿退黄，利尿通淋，解毒消肿。

(三)应用

1.湿热黄疸，胁痛

本品功长清利湿热，利胆退黄，为治湿热黄疸之良品，常与茵陈、栀子等同用；兼可消石，用于肝胆结石引起的胁肋胀痛，可配伍疏肝利胆之柴胡、郁金、枳实等。

2.淋证

其清热利湿，又善通淋排石，为治石淋之要药，亦为湿热淋证所常用。治石淋，可单用大剂量煎汤代茶，或与海金沙、鸡内金等同用；治湿热淋证，小便涩痛，常与车前子、蔚蓄等相伍。

3.痈肿疔疮，蛇虫咬伤

本品尚能解毒消肿，治痈疮肿毒、毒蛇咬伤，可用鲜品捣汁内服或捣烂外敷，亦可与蒲公英、野菊花等同用。

(四)用法用量

生用。煎服，15～60g。外用适量。

三、虎杖

虎杖为蓼科多年生草本植物虎杖的干燥根茎和根。主产于江苏、江西、山东等地。春、秋二季采收，除去须根，洗净，趁新鲜切短段或厚片，干燥。

(一)主要性能

微苦，微寒。归肝、胆、肺经。

(二)功效

利湿退黄，清热解毒，散瘀止痛，止咳化痰。

(三)应用

1.湿热黄疸，淋浊，带下

本品既善清泄肝胆湿热，又能除湿利尿，常用治湿热黄疸，淋浊带下等证。治湿热黄疸，常与茵陈、金钱草等配伍；治湿热蕴结膀胱之小便涩痛，淋浊带下，可单用，或与篇蓄、车前草等利尿通淋药同用。

2.疮痈肿毒，水火烫伤，毒蛇咬伤

本品又善清热解毒凉血，可用于疮疡肿毒，水火烫伤及毒蛇咬伤等。治热毒疮痈，可与清热解毒之金银花、蒲公英、紫花地丁等同用；亦可以虎杖根烧灰贴，或煎汤洗患处。水火烫伤肌肤灼痛或溃后流黄水者，可单用本品研末或与地榆、冰片共研末，香油调敷患处。若毒蛇咬伤，可取鲜品捣烂敷患处。

3.瘀血证

其活血祛瘀，通经止痛之功，可用于血瘀经闭、痛经、跌打伤痛等证。治经闭、痛经，常与活血通经止痛药如桃仁、延胡索等配伍；对于跌打损伤者，可与赤芍同为细末，温酒调下，如虎杖散，亦可与乳香、没药、红花等同用，以活血疗伤定痛。

4.肺热咳嗽

本品并能清肺化痰止咳，治肺热咳嗽痰多，可与枇杷叶、黄芩等清肺化痰止咳药同用。

此外本品尚有泻热通便之功，可用治热结便秘。

(四)用法用量

生用。煎服，9～15g。外用适量，制成煎液或油膏涂敷。

(五)使用注意

孕妇慎用。

参考文献

[1]张艳秋.现代药物临床应用实践[M].北京:中国纺织出版社,2021.

[2]范晓素.重点疾病诊疗与药物应用指南[M].天津:天津科学技术出版社,2020.

[3]王潞.实用药物学进展[M].北京:科学技术文献出版社,2020.

[4]傅超美,刘中秋.中药药剂学[M].北京:中国医药科技出版社,2020.

[5]滕佳林.中药学[M].济南:山东科学技术出版社,2020.

[6]杨红梅.药剂学[M].天津:天津科学技术出版社,2020.

[7]刘辉.实用常用药物与合理用药[M].北京:科学技术文献出版社,2020.

[8]刘林夕.药物学基础与临床实践[M].哈尔滨:黑龙江科学技术出版社,2020.

[9]李范珠.药剂学 新世纪 第2版[M].北京:中国中医药出版社,2020.

[10]吴正红.药剂学[M].北京:中国医药科技出版社,2020.

[11]崔瑛,张一昕.中药学[M].北京:人民卫生出版社,2020.

[12]张喜武.实用中药学与西药学新进展[M].天津:天津科学技术出版社,2020.

[13]余亮.临床药学治疗精要[M].北京:科学技术文献出版社,2020.

[14]沈柏蕊.精编临床药物基础与应用[M].沈阳:沈阳出版社,2020.

[15]姚再荣.药事管理与药剂学应用[M].北京:中国纺织出版社,2020.